Carl-Auer

Dieses Buch ist
Milton H. Erickson, M. D.,
für seine Hingabe gewidmet.

Jeffrey K. Zeig

Hypnotische Induktionen

Das Hervorrufen von Ressourcen und Potenzialen in Trance

Aus dem Amerikanischen von Theo Kierdorf

2015

Reihe »Hypnose und Hypnotherapie«,
hrsg. von Bernhard Trenkle
Umschlaggestaltung: Uwe Göbel
Umschlagfoto: Beate Ch. Ulrich
Satz: Drißner-Design u. DTP, Meßstetten
Printed in Germany
Druck und Bindung: CPI books GmbH, Leck

MIX
Papier aus verantwortungsvollen Quellen
FSC
www.fsc.org
FSC® C083411

CPI
Mehr Bäume. Weniger CO_2.
www.cpibooks.de/klimaneutral

Erste Auflage, 2015
ISBN 978-3-8497-0052-2

Die Originalausgabe ist erschienen unter dem Titel
»The Induction of Hypnosis.
An Ericksonian Elicitation Approach«

Bibliografische Information der Deutschen Nationalbibliothek:
Die Deutsche Nationalbibliothek verzeichnet diese Publikation
in der Deutschen Nationalbibliografie; detaillierte bibliografische
Daten sind im Internet über http://dnb.d-nb.de abrufbar.

Informationen zu unserem gesamten Programm, unseren Autoren
und zum Verlag finden Sie unter: www.carl-auer.de.

Wenn Sie Interesse an unseren monatlichen Nachrichten aus der Vangerowstraße haben,
können Sie unter http://www.carl-auer.de/newsletter den Newsletter abonnieren.

Carl-Auer Verlag GmbH
Vangerowstraße 14
69115 Heidelberg
Tel. +49 6221 6438-0
Fax +49 6221 6438-22
info@carl-auer.de

Inhalt

Vorwort: Von der Induktion zur evokativen Grammatik

Carl Whitaker hat mir Jeffrey Zeig im Dezember 1980 anlässlich des ersten International Congress of Ericksonian Approaches to Hypnosis and Psychotherapy in Phoenix, Arizona, vorgestellt. Weil ich damals noch ziemlich schüchtern war, entgingen mir die Implikationen dieser scheinbar beiläufigen Begegnung.

Wie Milton Erickson tat auch Carl Whitaker nur selten etwas, das nicht vielfältige Implikationen hatte. Beispielsweise erlebte ich, als ich ihn einmal in Wisconsin besuchte, auf meine Kosten die »indirekte« Korrektur meiner Skepsis hinsichtlich der Hinzuziehung eines Co-Therapeuten bei der Arbeit mit Familien. Carl nahm mich damals zum Kanufahren auf dem Lake Mendoza mit, und in dieser für mich sehr angenehmen Situation stellte er mich zur Rede und brachte mich dazu, Co-Therapie als wirksame Methode zu akzeptieren. Aber was mich letztlich vom Sinn der Co-Therapie überzeugte, war ein Erlebnis, das ich am nächsten Tag hatte. Er sagte zu mir: »Heute muss ich arbeiten; aber wenn Sie wollen, können Sie heute Morgen allein mit dem Kanu losziehen.« Als ich dann versuchte, das Kanufahren allein, also ohne Carls Gegengewicht, zu genießen, fiel ich ziemlich bald in den kalten See.

Heute sehe ich die beiden geschilderten Episoden und ihre Beziehung zueinander als ein Art Belehrung über den Sinn von Zusammenarbeit, die sowohl den Bereich der Familientherapie als auch den der ericksonschen Hypnose betrifft. Und seit jener ersten Begegnung mit Jeff Zeig kann ich mich in der Welt ericksonscher Hypnose nicht mehr ohne eine ständige Verbindung zu ihm sehen – eine Beziehung, zu der Carl Whitaker vor 33 Jahren den Anstoß gegeben hat.

Was mich auf Jeff von Anfang an neugierig machte, war, wie dieser junge Mann es geschafft hatte, sich eine so unglaubliche Konferenz auszudenken, sie zu allem Überfluss auch noch selbst zu organisieren und bei alldem entspannt zu bleiben und ständig zu lächeln. Ich habe zwar nie mit ihm darüber gesprochen, aber ich glaube, mir ist jetzt klar, wie er das hat schaffen können: Er hat all dies gekonnt, weil er in tiefer Trance war. Was mich seit jenem Kongress und bis zu dem hier vorliegenden neuen Buch an Jeff immer wieder überrascht, ist die Art, wie er lehrt. Der beste Vergleich, der mir dazu einfällt, ist der mit Benvenuto Cellini, einem der größten Künstler der italienischen

Renaissance. Cellini war in erster Linie Goldschmied, und als solcher konnte er kleine und große Kunstwerke von stets gleichbleibender Komplexität schaffen. Ich halte Jeff hinsichtlich seiner Fähigkeit, ein komplexes Konzept zu dekonstruieren, für Cellini ebenbürtig. In seinem neuen Buch hat er genau das getan – indem er wichtige Details der Induktion separat vorstellt. Wie Cellini trennt er die verschiedenen Elemente zunächst voneinander und vereint sie später auf eine ganz bestimmte Weise wieder, was seine Lehrtätigkeit wie auch seine Therapie mit einem vitalen Geist erfüllt. Das Resultat ist ein Konstrukt von einem Facettenreichtum und einer Komplexität, das trotz seiner Farbigkeit nie einschüchternd und immer plausibel wirkt. Lernende, die seine vielgestaltige Arbeit wie eine Sammlung von Kostbarkeiten Stück für Stück entdecken, werden vorsichtig Schritt für Schritt durch den therapeutischen Prozess geleitet. *Hypnotische Induktionen* ist eines der wenigen Bücher, die viel mehr bieten, als ihr Titel ahnen lässt. Die Induktion ist nur das Mittelstück der Darstellung, weil im Text die gesamte Hypnose – einschließlich ihrer Geschichte, der falschen Vorstellungen von ihr und existierender Definitionen – erforscht wird. Gleichzeitig legt das Buch Zeugnis ab von Zeigs Philosophie und von seinem evokativen Lehrstil.

Die riesige Menge an Informationen, die das Buch enthält, könnte leicht untergehen, hätte der Text nicht eine so intensive Wirkung. Immer wieder sind in den Text kreative vielschichtige Botschaften eingestreut, beispielsweise im Kapitel »Salvador Dalí trifft Milton H. Erickson« und in Form der Idee, die Filmproduktion als Modell für die Dekonstruktion und Rekonstruktion des Therapieprozesses zu verstehen. Einen ähnlichen Einfall hatte schon der toskanische Maler Piero della Francesca. Aufgrund seines Studiums der Geometrie und Mathematik nutzte er in seinen Gemälden eine neue Art von Perspektive, wodurch sie an Tiefe gewannen und eine stärkere emotionale Wirkung hervorriefen. Jeff Zeig gelingt Ähnliches, doch statt Gemälde durch eine neuartige Perspektive lebendiger wirken zu lassen, bereichert er den Induktionsprozess um die evokative Wirkung großer Kunst.

Auch der berühmte venezianische Barockmusiker Antonio Vivaldi ist eine weitere Quelle der Inspiration hinsichtlich indirekter, mehrere Ebenen umfassender Kommunikation; er nutzte als einer der Ersten die Funktionsharmonik, um kunstvollere Kompositionen schaffen zu können, und er experimentierte außerdem mit neuen instrumentalen Spieltechniken. Wie Erickson durch seine Nutzung von Formen indirekter Kommunikation kreierte auch die Barockmusik einen größeren Zusammenhang, indem sie nicht nur direkt die benutzten Töne veränderte, sondern auch indirekt den Zuhörer beeinflusste. Sie bereicherte nicht nur die Ausdrucksmöglichkeiten und die Komplexität der Musik, sondern auch die Vielfalt des Instrumentalspiels.

Nun besteht bei barocken Verzierungen immer die Gefahr, dass das Resultat ein wenig überladen und damit »abgehoben« klingt. Doch in Jeff Zeigs Verständnis von Ericksons therapeutischem Ansatz und insbesondere in einigen der komplizierteren Techniken dieser Methode spielen für die Therapieziele eine sekundäre Rolle. Komplexität und Ornamente haben nicht zwingend zur Folge, dass etwas schwer zu verstehen ist. Im Übrigen ist »einfach« nicht das Gegenteil von »komplex«, sondern von »kompliziert«. Beispielsweise gelang es Federico Fellini in seinen Filmen, anhand simpler Alltagserlebnisse seiner Protagonisten starke Emotionen darzustellen. Doch Einfachheit kann ein kreativer Akt der Fantasie sein, sie muss nicht unbedingt auf der Beschreibung eines realen persönlichen Erlebnisses basieren. Fellini hat dies wie folgt ausgedrückt: »Mir scheint, ich habe fast alles erfunden – die Kindheit, den Charakter, Nostalgien, Träume, Erinnerungen –, aus Freude daran, anderen Menschen von alldem erzählen zu können.« Man vergleiche diese Äußerung mit einer Passage aus Kapitel 9 des vorliegenden Buches: »Eine Induktion kann auch darin bestehen, mit dem Patienten über ein Thema zu sprechen, das ihn interessiert, beispielsweise Fahrradfahren oder Walking. Sogar eine so alltägliche Aktivität wie das Betreten eines Raumes kann für die Induktion genutzt werden. Das Thema dient dem Therapeuten nur als sozialer Kontext, in den er Induktionsthemen und -prinzipien einstreut.«

Und wenn wir, wie Jeff Zeig schreibt, akzeptieren, dass die Tätigkeiten des Bildhauerns, Malens und Musizierens, des Produzierens von Filmen und das Praktizieren von Psychotherapie bestimmte »Zustände« hervorrufen können, dann können wir sagen, dass Fellini wie Zeig ihre Bemühungen ihrer jeweiligen Kunst widmen – dass sie die evokative Grammatik nutzen, um »Zustände« hervorzurufen.

Unter den vielen Demonstrationssitzungen, die ich Jeff habe durchführen sehen, ist mir eine besonders gut in Erinnerung geblieben.

Während eines Kongresses in Rom bat eine Frau, die nicht mehr rauchen wollte, Jeff um eine entsprechende Intervention. In der Therapiesitzung, die er daraufhin mit ihr durchführte, erwähnte er kein einziges Mal Zigaretten, und er gab der Frau auch keine Ratschläge, wie sie eine schlechte Gewohnheit ablegen könnte. Vielmehr sprach er über »neuartige und befriedigendere Erlebnisse« und über das »Entdecken echter Interessen und vernachlässigter Freuden«. Am Ende der Sitzung erklärte die Frau, das Rauchen interessiere sie nicht mehr. Etwas unerwartet war das Verhalten des Übersetzers. Obwohl er von Beruf Dolmetscher war, häuften sich bei ihm nach etwa 15 Minuten ziemlich unglaubliche Fehler. Allen Anwesenden außer ihm war klar, dass er hypnotisiert war. Irgendwann im Laufe der Sitzung sagte er: »Ich bin müde. Ich würde jetzt gern mit dem Übersetzen aufhören.« Die Zuhörer glaubten, er wolle seine Arbeit in der laufenden Therapiesitzung unterbrechen. Erst später erfuhr ich, dass als Nebenwirkung von Jeffreys therapeutischer Arbeit mit der Frau bei diesem Übersetzer der Wunsch entstanden war, mit dem Übersetzen völlig aufzuhören und sein Leben ganz grundsätzlich zu verändern. Zwei Jahre später, als ich ihn bat, bei einem Kongress als Dolmetscher mitzuwirken, erklärte er, dass er nach Jeffs Raucherbehandlung beschlossen habe, seinen Beruf aufzugeben und sich seinen wahren Interessen und den Dingen, die ihm Freude machten und die er bisher vernachlässigt hatte, zu widmen. Heute lebt dieser Mann in Sizilien und baut Wein an, und sein Wein ist ausgezeichnet. Als wir das letzte Mal miteinander sprachen, hatte er gerade geheiratet, und seine Frau war schwanger. All dies hatte er offenbar unter einem »neuartigen und befriedigenderen Erlebnis verstanden«.

Und falls es Sie überraschen sollte zu hören, dass Jeffrey Zeig trotz meiner zahlreichen Anspielungen auf die evokative italienische Kunst und auf italienische Künstler kein Italiener ist, kann ich nur mit den berühmten letzten Worten aus einem wundervollen Film von Billy Wilder *(Manche mögen's heiß)* antworten: *»Well, nobody's perfect.«*

Camillo Loriedo

Prolog

In diesem Buch wird ein fundamentales Modell hypnotischer Induktion aus ericksonscher Perspektive beschrieben, und das ist nur der Anfang. Meine Absicht ist, die Leser zu motivieren, sowohl die der Hypnose innewohnenden Möglichkeiten zu erforschen als auch mehr darüber herauszufinden, inwieweit sich die bemerkenswerten Beiträge Milton H. Ericksons, seine Hypnosemodelle und seine Sichtweisen in jede Form von Therapie einbeziehen lassen, damit sie deren Wirkung verstärken.

Vielleicht haben einige Leser die Widmung am Anfang des Buches bemerkt: »Dieses Buch ist Milton H. Erickson, M. D., für seine Hingabe gewidmet.« Ich habe in meiner Bibliothek ein handsigniertes Exemplar des Buches *Hypnotherapy: An exploratory casebook* von Erickson und Rossi (1979, dt. [1981] *Hypnotherapie: Aufbau – Beispiele – Forschungen*). Als Milton Erickson mir dieses Buch schenkte, schrieb er folgende Widmung hinein: »Ersetzen Sie dieses Buch durch ein detaillierteres und besser organisiertes.«

Es hat lange gedauert, bis ich auf seine Suggestion reagiert habe. Ich hoffe, meiner Aufgabe gerecht zu werden.

Jeffrey K. Zeig, Ph. D.

Eine Metapher

Ich habe als Erwachsener einmal Unterricht im Skilaufen genommen. Damals war ich auf der Zugspitze, dem höchsten Berg Deutschlands. Ich stand vor dem Skilehrer, und er sah, dass ich mit der Komplexität der Aufgabe, mit der ich mich konfrontiert sah, nicht fertigwurde. Er sagte: »Lassen Sie sich fallen.« Tatsächlich gelang es mir, mein Unbehagen an der Situation eine Weile außer Kraft zu setzen und mich fallen zu lassen. Dann fuhr er fort: »Und so stehen Sie wieder auf.« Durch seine nützlichen Informationen ermutigt, übte ich weiter, mich fallen zu lassen und wieder aufzustehen.

Als Nächstes erklärte der Skilehrer, ich solle mein Körpergewicht nach vorn verlagern und meine rechte Hand in die rechte Kniekehle drücken. Das hatte zur Folge, dass ich mich nach links drehte. Und wenn ich die linke Hand in meine linke Kniekehle drückte, drehte ich mich nach rechts. Nachdem ich dies geschafft hatte, trug er mir auf, mir vorzustellen, dass ich ein Tablett mit Speisen und Getränken hielte. Es zu kippen würde mich eine Kehrtwendung machen lassen.

Als ich mich umschaute, sah ich Skifahrer im Alter zwischen 8 und 80 Jahren, die mit graziösen Bewegungen den Berg hinunterfuhren. Keiner von ihnen stieß sich die Hände in die Kniekehlen oder kippte ein Tablett. Aber mir war klar, dass ich, wenn ich das, was ich gerade gelernt hatte, weiterübte, schließlich mein Ziel erreichen würde.

Ähnlich lernte ich, ein Flugzeug zu steuern. Mit einem Flugzeug Drehungen auszuführen ist ziemlich schwierig. Ich kann die erforderlichen Schritte unterrichten. Ich kann erklären, wie die verschiedenen Bestandteile eines Flugzeugs funktionieren. Aber Fliegen ist mehr als die Summe dieser Einzelheiten. Und mit der Hypnose verhält es sich ebenso.

Ein Überblick

Milton Ericksons enge Beziehung zur Hypnose ist allgemein bekannt. Die Hypnose war allerdings nur eines der Werkzeuge, die er benutzte, wenn auch ein sehr wirksames. Ich werde in diesem Buch meine Interpretationen einiger hypnotischer Techniken von Erickson vorstellen, und es geht dabei in erster Linie um die hypnotische Induktion. Ich beschreibe die Grundlagen ericksonscher Hypnose, so wie ich sie verstehe. Hypnose ist nach meiner Auffassung ein Syndrom. Man braucht sie nicht als besondere Entität zu verstehen, wie Experten es häufig tun.

Im Übrigen ist die Bezeichnung »Induktion« irreführend. Hypnose wird elizitiert, also hervorgerufen, nicht induziert. Aber weil der Begriff »Induktion« allgemein mit Hypnose assoziiert wird, benutze auch ich ihn, denke aber, wenn ich »Induktion« schreibe, an »Elizitation«.

Die Kapitel des vorliegenden Buches beinhalten eine kurze Einführung in die Kunst und Praxis ericksonscher Induktion:

- eine Einführung in die Hypnose unter besonderer Berücksichtigung der Sicht des Patienten
- eine Vorstellung Milton H. Ericksons und der Milton H. Erickson Foundation
- eine Genealogie, die in Form eines Stammbaums Aufschluss über Ericksons Einfluss auf seine Schüler und Anhänger gibt
- eine Erläuterung des Begriffs »Zustände«, eines integralen Konzepts dieser Darlegung der Hypnose
- eine empirische Einführung in die erlebensbasierte Methode
- das traditionelle Modell der Hypnose – der Nährboden, auf dem sich das Hypnosemodell Ericksons entwickelt hat
- Ericksons Modell hypnotischer Induktion einschließlich der Induktionsprinzipien und eines Vergleichs von Ericksons Innovationen mit dem traditionellen Ansatz
- einen an den Phänomenorientierten Ansatz hypnotischer Arbeit, ein tieferes Verständnis der Hypnose aus der Sicht des Patienten
- die Sprache der Hypnose als poetische Grammatik zur Elizitation von »Zuständen« und als Methode, Suggestionen als Geschenke zu verpacken, damit sie wirksamer werden

- das ARE-Induktionsmodell als Rückgrat eines ericksonschen Induktionsansatzes.

Schon viele Autoren haben versucht, bestimmte Aspekte der Arbeit Ericksons zu systematisieren, unter ihnen Erickson, Rossi und Rossi (1976, dt. 1978), Erickson und Rossi (1979, dt. 1981, 1981, dt. 2004, 1989, dt. 1991), Bandler und Grinder (1975, dt. 1996), Haley (1973, dt. 1978, 1984, dt. 1989); Gilligan (1987, dt. 1989); Yapko (1984), Lankton und Lankton (1983), Beahrs (1971) und O'Hanlon (1987). O'Hanlon verweist auf verschiedene Rahmen, mit deren Hilfe versucht wird, Erickson zu verstehen. Nemetschek (2012) steuert eine persönliche Orientierung bei. Indem man viele unterschiedliche Orientierungen studiert, gewinnt man einen umfassenderen Eindruck. Ich hoffe, die Gesamtschau zu bereichern, indem ich den bereits vorhandenen Bemühungen eine weitere Perspektive hinzufüge.

Zentrale Konzepte

Ich hoffe, es ist Ihnen als Lesern von Nutzen, wenn ich dem Text des Buches eine Liste zentraler Konzepte voranstelle, mit denen Sie im Laufe der Darstellung konfrontiert werden. Die Reihenfolge der Begriffe hat keine besondere Bedeutung:

- Ziele setzen
- Geschenke verpacken
- Maßschneidern (von Induktionen)
- SIFT (set-up; intervene; follow-through)
- die Haltung des Therapeuten
- Utilisation
- Mehrebenenkommunikation
- Reaktion auf minimale Hinweise
- Säen
- experientielle (erlebensbasierte) Methoden
- Orientierung hin auf
- hypnotische Konstellation
- Ratifikation/Ratifizierung (Bestätigung)
- Phänomene der Hypnose
- Destabilisierung
- hypnotische Phänomene
- Plastizität
- Metamodell
- »Zustände«
- ARE-Modell
- die Sprache der Hypnose
- naturalistische Trance

1 Einleitung

Meine Abenteuer in der Welt der Hypnose begannen vor 40 Jahren. Ich war damals Graduate-Student im Masterprogramm des Fachbereichs Klinische Psychologie der San Francisco State University. Ich machte ein Praktikum in der psychiatrischen Abteilung eines städtischen Krankenhauses, die Charles O'Connor, M. D., leitete, und bat Dr. O'Connor eines Tages, mir etwas über Hypnose beizubringen. Er lud mich ein, am folgenden Samstag in seine Privatpraxis zu kommen; er werde mich dort durch ein konkretes hypnotisches Erlebnis mit der Hypnose bekannt machen. Ich saß an jenem Tag ziemlich ängstlich in seinem Behandlungsraum, denn ich hatte absolut keine Vorstellung davon, was auf mich zukam. Als Dr. O'Connor mit der Induktion begann, trommelte ich nervös und ohne es selbst zu merken mit meinen Fingern auf der Stuhllehne. Dr. O'Connor schlug mir vor, weiter mit den Fingern zu trommeln und mich dabei sehr aufmerksam auf das Muster ihrer Bewegung zu konzentrieren. Er erklärte mir, das Muster meiner Fingerbewegungen könne allmählich langsamer werden, und sobald es sich verändere, sei das für mich ein Signal, in Trance zu fallen. Die Fingerbewegungen wurden tatsächlich langsamer ... und ich auch.

Dieses Erlebnis war meine erste Bekanntschaft mit dem Konzept der Utilisation, das in der ericksonschen Hypnose und Psychotherapie eine wichtige Rolle spielt. Ich bat Dr. O'Connor um Lektüreempfehlungen, und er riet mir daraufhin, mich mit dem Werk Milton Ericksons zu befassen. Damals gab es eine von Jay Haley zusammengestellte Schriftenauswahl mit dem Titel *Advanced techniques of hypnosis and psychotherapy*. (Diese Sammlung von Schriften Milton Ericksons ist schon lange nicht mehr im Handel, doch an ihre Stelle sind die *Collected works of Milton H. Erickson* getreten, die unter www.Erickson-Foundation.org [22.04.2015] erhältlich sind.)[1] Der Name Milton Erickson sagte mir damals zwar noch nichts, aber weil ich neugierig auf Hypnose war, besorgte ich mir das Buch. Beim Lesen beeindruckte mich Ericksons tiefes Verständnis von Hypnose und Psychotherapie. Es war das wich-

1 Die deutsche Ausgabe der *Gesammelten Schriften von Milton H. Erickson* (Rossi 2015) ist nicht mit der aktuellen amerikanischen Gesamtausgabe identisch; sie überschneidet sich teilweise mit ihr (Anm. d. Übers.).

tigste Buch über Psychotherapie, das ich jemals gelesen hatte. In der Folgezeit bemühte ich mich um eine Zusatzausbildung in Hypnose. Mit anderen graduierten Studenten vereinbarte ich mit Eric Greenleaf, Ph. D., ein privates Hypnoseseminar, das wir bei ihm zu Hause veranstalteten. Außerdem nahm ich an Workshops der American Society of Clinical Hypnosis (ASCH) teil, die Erickson gegründet hatte. Kay Thompson, D. D. S., und Bob Pearson, M. D., Studenten Ericksons der ersten Generation, waren zwei meiner wichtigsten ASCH-Lehrer.

Im Jahre 1973 schickte ich meiner Cousine Ellen Landa, die in Tucson Krankenpflege studierte, eine Karte. Ich berichtete ihr über meine Beschäftigung mit Hypnose und insbesondere mit der Arbeit von Milton Erickson. Ich schrieb, Erickson lebe in Phoenix, und empfahl ihr, ihn wenn eben möglich zu besuchen, weil ich ihn für ein Genie hielte. Meine Cousine schrieb zurück, in ihrer College-Zeit habe Roxanna Erickson, Ericksons siebtes Kind, eine Weile mit ihr zusammen ein Zimmer bewohnt. Ellen erklärte, ich hätte Roxanna kennengelernt, als ich sie vor ein paar Jahren in San Francisco besucht hätte. Ich erinnerte mich noch vage, dass Ellen damals gesagt hatte, Roxannas Vater sei ein berühmter Psychiater; doch da mich Psychiatrie zu jener Zeit noch nicht sonderlich interessierte, hatte ich mir Ericksons Namen nicht gemerkt.

Schließlich schrieb ich an Erickson und bat ihn, bei ihm studieren zu dürfen. Wenn man bedenkt, wie schüchtern ich damals war, war dies eine unvorstellbare Kühnheit ... oder Naivität. Ich hatte einen Aufsatz geschrieben, den das *American Journal of Clinical Hypnosis*, eine von Erickson gegründete Zeitschrift, angenommen hatte. Der Aufsatz befasste sich mit einer ericksonschen Utilisationstechnik für die Behandlung schizophrener Patienten, die unter auditorischen Halluzinationen litten. Nachdem ich Erickson eine Satzfahne des Aufsatzes geschickt hatte, erhielt ich von ihm folgenden Brief:

> 9. November 1973
> Mr. Jeff Zeig
> 1039 Ringwood
> Menlo Park, California 94025
>
> Sehr geehrter Herr Zeig,
>
> ich fühle mich durch Ihren Brief sehr geschmeichelt, und obwohl ich mich darauf freue, Sie kennenzulernen, wären die ein oder zwei Pati-

> enten, die am Tag zu mir kommen, nicht der Mühe wert, die Arbeit mit ihnen zu nutzen, um Sie zu unterrichten. Außerdem ist mein allgemeiner körperlicher Gesundheitszustand so labil, dass ich nicht weiß, ob ich in der Lage wäre, an zwei Tagen in Folge jeweils eine Stunde mit Ihnen zu arbeiten.
>
> Ich empfehle Ihnen, sich beim Lesen meiner Schriften auf die interpersonalen Beziehungen, die intrapersonalen Beziehungen und den bei einer Verhaltensänderung entstehenden Schneeballeffekt zu konzentrieren. Ich habe Ihren Aufsatz noch nicht gelesen, und ich weiß auch nicht, wann ich das tun werde. Roxanna hat seine Lektüre Freude gemacht.
>
> Ich möchte Sie aber ausdrücklich auch noch auf etwas anderes hinweisen: Sie müssen erkennen, dass Muster, Wortwahl, Direktiven und Suggestionen ziemlich unwichtig sind. Wirklich wichtig sind die Veränderungsmotivation und die Erkenntnis, dass kein Mensch seine wahren Fähigkeiten jemals wirklich kennen wird.
>
> Mit freundlichen Grüßen
>
> Milton H. Erickson, M. D.

Ich habe seine Antwort an mich wohl ein Dutzend Mal gelesen. Mich erstaunte, dass dieser Mann, den ich für ein Genie hielt, an einen Studenten wie mich, der ihn bewunderte, einen Brief schrieb. Ich schrieb zurück und erklärte diesmal, ich brauchte nicht sein Student zu sein, würde ihn aber dessen ungeachtet gerne besuchen. Er erklärte sich einverstanden, mich als Besucher zu empfangen und mich in seinem Haus zu beherbergen. Im Dezember 1973 brach ich zur ersten von vielen Pilgerreisen nach Phoenix auf, um von Erickson zu lernen. Im Juli 1978 zog ich in diese Stadt, um in seiner Nähe zu sein. Erickson hat mir für die Zeit, die ich mit ihm zusammen verbrachte, nie etwas berechnet, und das wusste ich sehr zu schätzen, weil meine finanziellen Mittel damals, gelinde gesagt, äußerst bescheiden waren. Manchmal holte Mrs Erickson mich vom Flughafen ab, weil ich mir kein Taxi hatte leisten können.

Ich habe aus meiner Liebe zu Erickson nie einen Hehl gemacht. Und einer der Gründe dafür, dass ich dieses Buch schreibe, ist, dass ich ihm für alles, was ich in seiner Nähe gelernt habe, etwas zurückgeben möchte.

Weil ich mich auch in die Hypnose verliebte, bin ich schließlich Lehrer für Hypnose geworden. Hypnose ist der Gipfel therapeutischer

Kommunikation. Diejenigen, die Hypnose studieren, lernen, alle Outputkanäle der Kommunikation gleichzeitig zu nutzen, um eine möglichst stark gebündelte Wirkung zu erzielen; dabei kommt es zu einem Transfer des Erlernten auf alle Kanäle. Durch das Erlernen hypnotischer Induktionstechniken können Psychotherapeuten die Effektivität ihrer Arbeit unabhängig von ihrer theoretischen Orientierung verbessern. Ein Therapeut, der sich mit Hypnose beschäftigt, kann unter anderem lernen, strategisch zu denken. Außerdem lernen Kliniker mithilfe der Hypnose, ein erlebensbasiertes therapeutisches Drama, das die Veränderung fördert, zu kreieren. Sie erlernen eine Technik der Beeinflussung von »Zuständen«.

Ich erinnere mich, dass ich im Jahre 1977 erstmals selbst Hypnose lehrte. Stephen Lankton hatte mich eingeladen, mit ihm zusammen einen Workshop zu leiten. Ich kannte Stephen aus unserer gemeinsamen Zeit als Undergraduate-Studenten an der Michigan State University, und wir arbeiteten in The Listening Ear zusammen, einem der ersten Kriseninterventionszentren überhaupt. Später habe ich in über 40 Ländern Hypnosekurse für Kliniker geleitet – womit ich vielleicht Aussicht auf einen Eintrag ins *Guinnessbuch der Rekorde* habe.

Das vorliegende Buch ist ein Resümee dessen, was ich in einem Hypnosegrundkurs vermitteln würde. Mein guter Freund Manfred Prior würde wohl sagen: Dieses Buch vermittelt »Fortgeschrittenentechniken für Anfänger«.

Ein Buch über Hypnose zu schreiben ist eine Aufgabe, die beängstigen könnte; vielleicht könnte man es mit dem Schreiben eines Buches über Golf oder Schwimmen vergleichen. Man kann unmöglich das Golfspiel erlernen, ohne einen Schläger in der Hand zu haben; und man kann das Schwimmen kaum erlernen, während man auf einer Bank sitzt.

Die Grenzen dieses Buches werden dem ernsthaften Leser schnell offenkundig werden. Es ist eine Einführung in die Welt der Induktion, kein Buch über angewandte Hypnotherapie.

Glücklicherweise ist die Kunst der Induktion leichter zu erlernen als die Kunst der Hypnotherapie. Man könnte dies vergleichen mit dem Versuch herauszufinden, wie man vom eigenen Wohnort am besten nach Phoenix kommt. Für die Reise selbst braucht man sich nur die erforderlichen Transportmöglichkeiten zu sichern. Was man tut, nachdem man in Phoenix angekommen ist, ist schwerer zu sagen.

Ich hoffe, Sie werden dieses Buch genießen. Ich habe mich bemüht, den Humor darin nicht zu kurz kommen zu lassen. Erickson war einer der Ersten, die der Auffassung waren, Humor habe in einer Psychotherapie seinen legitimen Platz. Ganz sicher war er der Erste, der die Nutzung des Humors in einer Psychotherapie legitimierte. Und sicher war er auch der Erste, der die Nutzung des Humors in der Hypnose für legitim hielt.

2 Dekonstruktion der Hypnose – Was ist Hypnose überhaupt?

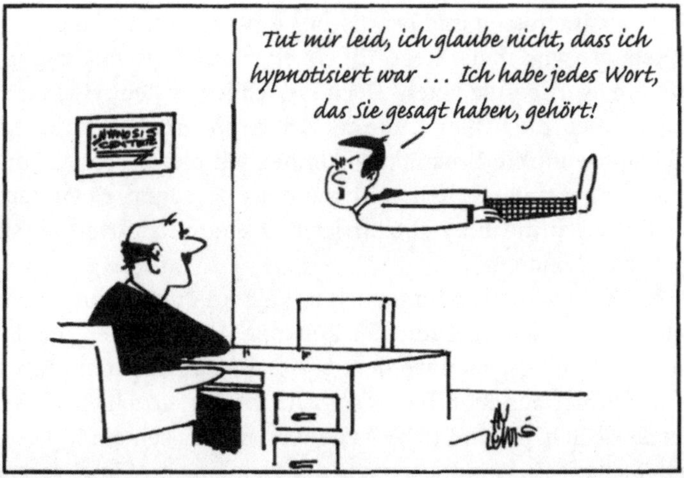
Tut mir leid, ich glaube nicht, dass ich hypnotisiert war … Ich habe jedes Wort, das Sie gesagt haben, gehört!

Abb. 1[2]

Die meisten Menschen haben eine stereotype Vorstellung von Hypnose und Trance. Ob sie von einem an Svengali erinnernden Zauberer aus einem Film oder von einer Fernsehshow herrührt, spielt letztlich keine Rolle, denn entscheidend ist allein die Annahme, es gehe bei der Hypnose darum, sich von der gegenwärtigen Realität zu distanzieren und in eine neue Art von Realität mit Namen »Trance« versetzt zu werden. Doch was wissen wir tatsächlich über Hypnose und Trance?

Hypnose ist ein komplexes Phänomen. Ich werde die Komponenten von Hypnose und Trance in diesem Buch aus der Perspektive der Person, die hypnotisiert wird, analysieren. Dabei beantworte ich folgende Fragen: Woher wissen Menschen, dass sie hypnotisiert worden sind? Und wie fühlt es sich an, wenn man sich in Trance befindet? Auf dieser Grundlage beschäftige ich mich im Weiteren damit, wie man als Hypnotherapeut die Chancen, dass ein Klient in eine Trance versetzt wird, verbessern kann.

2 Abdruck mit Genehmigung von Lewis Smith, Ph. D., stellvertretend für seinen Lehrer und Freund, Hy Lewis, den Urheber dieses Cartoons.

In der Regel bezeichnen wir komplexe Phänomene, damit wir besser über sie kommunizieren zu können. Ein Beispiel hierfür ist »Liebe«. Doch wenn wir glauben, dass schon die Bezeichnung das Wesentliche beinhaltet und dass es sich bei dem Bezeichneten um eine einzigartige Wesenheit handelt, so ist eine Vermischung von Forschungsinteressen und praktischer Anwendung die Folge.

Hypnose wird in der Regel für ein eigenständiges Phänomen, für etwas Einzigartiges gehalten. Doch tatsächlich besteht Hypnose aus Komponenten, die sich im Laufe der Zeit verändern. Durch Zerlegung der Hypnose in ihre Bestandteile können wir die einzelnen Komponenten genau untersuchen – so wie ein Choreograf einen Tanz in seine Einzelschritte unterteilt, um letztlich eine einzigartige fließende Sequenz zu kreieren.

Man könnte die Hypnose auch mit einem durchsichtigen Eimer vergleichen, in den im Laufe der Zeit eine Anzahl unterscheidbarer Elemente hineingegeben werden, beispielsweise bestimmte Farben. Wie der Eimer aussieht, hängt vom Anteil der einzelnen Elemente darin ab, doch in jedem Fall bleibt der Eimer samt seinem Inhalt Hypnose. Auch die Zusammensetzung der Elemente im Eimer verändert sich im Laufe der Zeit.

Hypnose in ihre Bestandteile zu zerlegen ist sowohl für den Hypnotiseur als auch für den Hypnotisierten eindeutig von Vorteil. Die Dekonstruktion hilft dem Praktiker, besser zu verstehen, welche Intention den Techniken, die er anwendet, zugrunde liegt. Sie hilft ihm zu verstehen, was der hypnotisierte Patient erlebt, und gibt ihm die Möglichkeit zu erkennen, welche Anzeichen das Eintreten einer Trance anzeigen. Und wenn Therapeuten verstehen, was beim Induzieren einer Trance geschieht, können sie ihren Patienten helfen, tiefer in die Hypnose einzutreten.

Im Gegensatz zu den in diesem Buch beschriebenen Sichtweisen ericksonscher Hypnose hat ein traditionell arbeitender Hypnotiseur kein anderes Ziel, als eine Trance zu induzieren. Wahrscheinlich fordert er seinen Klienten auf: »Gehen Sie tief in die Trance.« Doch was der Klient daraufhin erlebt, ist nicht klar. Jemanden direkt aufzufordern, einen subjektiven »Zustand« zu erleben, ist nicht unbedingt die effektivste Art, diesen »Zustand« hervorzurufen.

Schauen wir uns dies am Beispiel des Zustandes »Glück« an. Wenn Sie eine Freundin, die sehr bedrückt ist, aufheitern wollten, würden kaum Sie zu ihr sagen: »Geh tief in dein Glücksgefühl.«

Vielmehr würden Sie versuchen, eine Situation zu schaffen, in der sich die Betreffende besser fühlt. Je nachdem, um wen es sich handelt und welche Umstände vorliegen, könnten Sie, um dies zu erreichen, viele verschiedene Dinge tun: Sie könnten Ihrer Freundin Blumen mitbringen; Sie könnten ihr anbieten, eine Stunde auf ihre Kinder aufzupassen; Sie könnten sie zum Essen einladen; oder Sie könnten sie auffordern, mit Ihnen zusammen eine Wanderung zu unternehmen. Sie könnten ihr auch ein paar lustige Geschichten erzählen oder einfach für sie da sein und ihr gut zuhören, während sie Ihnen ihre Probleme schildert. Mit anderen Worten: Um Ihr Ziel zu erreichen, würden Sie erlebensbasierte Aspekte des Glücklichseins hervorrufen, bis es Ihrer Freundin möglich wäre, sich selbst in einen besseren »Zustand« zu versetzen.

Meine Sicht der Arbeit mit Hypnose zielt in eine ähnliche Richtung. Ich konzentriere mich darauf, die Elemente der Hypnose hervorzurufen, die es einem Klienten ermöglichen, auf seine ganz individuelle Weise das Konstrukt »Hypnose« zu erzeugen. Die Bestandteile dieses Bemühens sind eigenständige Funktionen psychischer, sozialer und kontextueller Art. Hypnose ist ein Konglomerat unterschiedlicher Funktionen. Und indem man diese Funktionen hervorruft, erzeugt man eine Hypnose.

Ich meine mich zu erinnern, dass Bertrand Russell Elektrizität als »weniger ein Ding denn die Art, wie Dinge geschehen«, definiert hat. Vielleicht kann man auch Hypnose als »eine Art, wie Dinge geschehen«, bezeichnen.

Anfangs mag einem der Prozess des Elizitierens von Bestandteilen der Hypnose mit unterschiedlicher Funktion etwas umständlich und künstlich vorkommen. Das Aufteilen eines Erlebnisses in seine Bestandteile erinnert tatsächlich ein wenig an das Analysieren eines Witzes. (Vielleicht kennen Sie schon den Unterschied zwischen Himmel und Hölle: Im Himmel erzählt man Witze; in der Hölle analysiert man sie.) Und falls Sie es bisher gewohnt waren, Klienten mithilfe traditioneller Methoden zu hypnotisieren, haben Sie vielleicht das Gefühl, bei der von mir empfohlenen Vorgehensweise rückwärts- statt vorwärtszugehen.

Doch wenn man etwas so Vielfältiges und Komplexes wie die Kunst der hypnotischen Induktion erlernen will, vereinfacht die Gliederung des Materials in seine Bestandteile den Lernprozess und macht ihn effektiver. Manchmal wird eine komplexe Materie verständlicher, wenn man sie in ihre Bestandteile zerlegt.

Im vorliegenden Buch konzentriere ich mich auf die Komponenten des Erlebens von Patienten – darauf, wie es sich »von innen« anfühlt, hypnotisiert zu werden. Genau wie Liebe oder Konzentration oder Motivation ist auch Hypnose ein multidimensionaler »Zustand«, den man entweder theoretisch oder aufgrund der mit ihm verbundenen Phänomene definieren kann. Und wie bei der Liebe wird auch im Fall der Hypnose eine theoretische Beschreibung vielfach dem realen Erleben der hypnotischen Phänomene nicht gerecht.

Erlebensbasierte Konzepte im Sinne semantischer Begriffe zu definieren kann schwierig sein. Dennoch werde ich im Folgenden versuchen, eine an den Phänomenen orientierte Definition der Hypnose zu entwickeln, gefolgt von einer Orientierung bezüglich der Hypnotherapie:

Hypnose ist ein »Zustand«, der durch bestimmte Erlebnisse, nicht durch »lehrbuchgerechtes« didaktisches Vorgehen erreicht wird und der sich aus psychosoziokontextuellen Elementen zusammensetzt. Es handelt sich bei der Hypnose um ein synergistisches Amalgam einiger oder aller im Folgenden genannter Komponenten: Veränderungen der Aufmerksamkeit und des Gewahrseins; Veränderungen der Intensität des Erlebens; dissoziative Erlebnisse; und Reaktionen auf Implikationen, die alle in einem Kontext auftreten, der direkt oder indirekt als Hypnose definiert wird.

Hypnotherapie ist eine erlebensbasierte Methode, deren impliziter Imperativ lautet: »Indem du dies erlebst, kann du anders sein!«

3 Milton H. Erickson und die Foundation seines Namens

Der beste Ausgangspunkt für die Beschreibung eines ericksonschen Ansatzes ist wohl, zunächst einmal Milton H. Erickson vorzustellen. Erickson, ein berühmter Psychiater, wurde am 5. Dezember 1901 geboren. Er praktizierte von 1948 an bis zu seinem Tode am 25. März 1980 in Phoenix, Arizona.

Ein wenig zum historischen Hintergrund der Hypnose: Wenn man sich mit der hypnotischen Praxis im 18. Jahrhundert beschäftigt, stößt man auf die Beiträge Anton Messmers. In der Hypnose des 19. Jahrhunderts spielen Braid, Liebault, Bernheim und Charcot wichtige Rollen. In das 20. Jahrhundert hat Pierre Janet die Hypnose befördert. Und Erickson schließlich ist derjenige, der im 20. Jahrhundert in der klinischen Hypnose die wichtigste Rolle gespielt hat. Erickson war ein einzigartiger Kliniker und engagierter Forscher. Er hat die Fachliteratur um mehr Fallberichte bereichert als jeder andere Psychotherapeut in der Geschichte der Psychotherapie.

Mittlerweile gibt es über 100 Bücher, die sich mit Ericksons Beitrag zur Psychotherapie beschäftigen. Viele wichtige Psychotherapeuten haben bei Erickson persönlich studiert, unter ihnen Jay Haley, John Weakland, Stephen Lankton, Stephen Gilligan, Richard Bandler, John Grinder und Bill O'Hanlon. Im Übrigen hat Erickson auch als Intellektueller eine wichtige Rolle gespielt und mit Berühmtheiten wie Margaret Mead, Gregory Bateson und Aldous Huxley zusammengearbeitet.

Erickson hatte in seinem Berufsleben nacheinander drei Karrieren. Zunächst war er als Forscher tätig. Dieser Teil seiner Arbeit fand größtenteils in Michigan statt. Von 1948 bis 1972, nach seinem Umzug nach Phoenix, arbeitete er hauptsächlich als Kliniker. Und nachdem er seine klinische Arbeit aufgegeben hatte, wurde er zu einem berühmten Lehrer. Er war in dieser Phase seines »Ruhestandes« sehr bekannt und wurde sehr geschätzt, und Kliniker aus der ganzen Welt reisten nach Phoenix, um von ihm zu lernen.

Erickson war ein ungewöhnlich mutiger Mensch. Als ich ihn 1973 persönlich kennenlernte, war er aufgrund der Spätfolgen einer Polioerkrankung im Alter von 17 Jahren an einen Rollstuhl gefesselt. Er litt unter starken körperlichen Beschwerden: Er war doppelsichtig, hatte

Hörprobleme, und weder seine Beine noch seine Arme waren ihm besonders nützlich. Da er auch keine Zahnprothesen tragen konnte, musste er mühsam lernen, auch ohne Zähne möglichst klar zu sprechen – und er hatte eine Sprachbeherrschung wie ein Schauspieler. Erickson litt ständig unter chronischen Schmerzen, strahlte aber trotzdem eine unglaubliche Lebensfreude aus. Wenn ihn Patienten und Studenten aufsuchten, sahen sie einen Mann, der wahrscheinlich deutlich mehr Unbehagen als sie selbst empfand und der wohl auch unter stärkeren Beeinträchtigungen als sie litt. Und sie begegneten einem Mann, der seine Umgebung mit seinem Humor und seiner Lebensfreude anstecken konnte. Wenn er sagte, man könne das Leben auch genießen, wenn man unter Schmerzen und Beeinträchtigungen leide, war das kein hypothetisches oder scheinheiliges Gerede, sondern das, was er deutlich sichtbar vorlebte.

Während seines gesamten Berufslebens war Erickson als Experte für Hypnose anerkannt. Als Jay Haley im Jahre 1973 das Buch *Uncommon therapy* (dt. [1978]: *Die Psychotherapie Milton H. Ericksons*) veröffentlichte, wurde Erickson aufgrund seiner kurzzeittherapeutischen strategischen Ansätze bekannt. Jay Haleys Beschreibung kurz zusammenfassend, könnte man sagen, er beschrieb die Psychotherapie als Problem, nicht als Lösung. Das Problem ist, dass jemand sich in einer Therapie befindet; die Lösung besteht darin, ihn aus der Therapie herauszuholen – ihm wieder ein von einer Therapie unabhängiges Leben zu ermöglichen.

Im Jahre 1980 gab ich den Text eines Lehrseminars mit Milton H. Erickson heraus (dt. 1995), in dem sein ungewöhnlicher Lehrstil zum Ausdruck kommt. Manchmal war es schwer, zu unterscheiden, wann Erickson hypnotisch arbeitete, wann er lehrte und wann er psychotherapeutisch arbeitete, denn die Grundprinzipien seiner Arbeit waren in allen diesen Bereichen ähnlich erlebensbasiert und darauf gerichtet, »Zustände« hervorzurufen, weniger darauf, Informationen zu vermitteln.

Erickson erforschte die menschliche Responsivität, weil er auf diese Weise das Potenzial von Menschen zu erschließen hoffte. In vielerlei Hinsicht war er ein hervorragender Sozialpsychologe, bevor der Bereich der Sozialpsychologie in Mode kam. Aus seiner Sicht war Hypnose eine Beziehung, in der Patienten auf die implizite Intention von Kommuniziertem reagierten. Metaphorisch ausgedrückt, ähnelte die hypnotische Induktion einem subtilen »Anklopfen an der Tür«. Reagiert der Patient auf die in der Induktion enthaltene Implikation, ist das so, als würde er sagen: »Willkommen in meinem Wohnzimmer; ich freue mich, dass Sie mir helfen wollen, die Möbel umzustellen.«

Durch seine Erkundungen wurde Erickson klar, dass man implizite Responsivität auch ohne formelle Induktion erreichen kann. So erfand er die »Hypnotherapie ohne Trance«. Tatsächlich nutzte Erickson nur bei etwa 15 % seiner Arbeit Hypnose, jedoch in 100 % der Fälle die Perspektive der Hypnose, um die Wirkung der therapeutischen Arbeit zu verstärken.

Im Jahre 1979 habe ich in Phoenix, Arizona, die Milton H. Erickson Foundation gegründet. Erickson und seine Frau waren Mitglieder des ersten Vorstandes, ebenso wie meine erste Frau, Sherron Peters. Sinn und Zweck der Foundation war die Förderung und Weiterentwicklung von Ericksons Arbeit im Bereich der Heilkunde. Es war nie beabsichtigt, eine eigenständige Schule ericksonscher Hypnose oder Psychotherapie zu schaffen. Ziel der Arbeit war immer die Integration seiner Ansätze in die allgemeine psychotherapeutische Praxis – zur Unterstützung von Klinikern jeder Provenienz.

Die Erickson Foundation widmet sich der Weiterentwicklung der Psychotherapie, also nicht in erster Linie der Hypnose. Die Vereinigung organisiert Konferenzen zu verschiedenen Themen für Fachleute aus unterschiedlichen Tätigkeitsbereichen. Die wichtigste dieser Konferenzen mit Namen »Evolution of Psychotherapy« findet seit 1985 alle vier bis fünf Jahre statt. Dies ist die weltweit größte Konferenz, die sich ausschließlich mit dem Thema »Psychotherapie« befasst. Zu unserer Konferenz im Jahre 2005 kamen 8600 Teilnehmer aus der ganzen Welt.

Außerdem organisiert die Erickson Foundation die »Brief Therapy Conference«, die Experten aus den verschiedenen Bereichen der Kurzzeittherapie zusammenbringt; weiterhin den »International Congress on Ericksonian Approaches to Hypnosis and Psychotherapy« und eine Konferenz zur Paartherapie. An den Ausbildungen der Erickson Foundation können nur Fachleute teilnehmen, die mindestens einen Magisterabschluss in Heilkunde haben oder als graduierte Studenten an einem staatlich anerkannten Ausbildungsprogramm teilnehmen.

Die Erickson Foundation ist zwar keine Mitgliederorganisation, aber mit ihr sind über 140 Institute auf der ganzen Welt verbunden. Den *Erickson Newsletter* erhalten 10 000 Subskribenten, wobei diejenigen, die diese Zeitschrift in elektronischer Form beziehen, in die Zählung nicht einbezogen sind.

Wenn Sie mehr über die Aktivitäten der Foundation herausfinden wollen, empfehle ich Ihnen, sich auf folgenden Websites umzuschauen (Stand 20.4.2015):

www.erickson-foundation.org
www.evolutionofpsychotherapy.com
www.brieftherapyconference.com
www.couplesconference.com
www.jeffreyzeig.com
www.zeigtucker.com

4 Genealogie – Wie sich Milton Ericksons Erbe weiterentwickelte

Milton H. Erickson hat viele intellektuelle Erben, und etliche von ihnen, darunter Jay Haley und Ernest Rossi, haben im Bereich der Psychotherapie auch nach Ericksons Tod wichtige Anregungen gegeben. Seine Arbeit bildet das Fundament verschiedener psychotherapeutischer Schulen, unter anderem der strategischen Therapie, der interaktionellen Therapie, der lösungsfokussierten Therapie, der ergebnisfokussierten Therapie, der Therapie der Selbstbeziehungen, der Möglichkeitstherapie, des neurolinguistischen Programmierens und der Impact-Therapie. Ericksons intellektuelle Erben haben auf der Grundlage von Prinzipien, die seinem Werk entstammen, eigene Ansätze entwickelt. Und Erickson ist auch selbst von seinen Studenten beeinflusst worden.

Tafel 1 gibt Aufschluss darüber, wer Elemente aus Ericksons Werk für die Entwicklung wichtiger eigener Beiträge genutzt hat. In den Ansätzen, die sich von Erickson herleiten, gibt es unterschiedliche Auffassungen bezüglich der Zentralität der Hypnose. Die Neoericksonianer messen der hypnotischen Behandlung generell eine zentrale Bedeutung bei und arbeiten häufig mit formellen Induktionen. Andere psychotherapeutische Schulen, die sich auf Erickson beziehen, halten die formelle Hypnose für eher sekundär, sie greifen aber oft auf Techniken zurück, die aus der Hypnose kommen – eine Orientierung, die als »Hypnotherapie ohne Trance« charakterisiert wird. (Der Begriff »Ericksonian« tauchte erstmals im Jahre 1978 in einem Buch auf, und zwar im Zusammenhang mit einer Broschüre, die ich für den ersten »International Congress on Ericksonian Approaches to Hypnosis and Psychotherapy« hatte drucken lassen.)

Die Genealogie berücksichtigt in erster Linie Experten, die ganz direkt von Erickson beeinflusst wurden. Alle, die, auf Ericksons Beiträgen aufbauend, eigene Ansätze entwickelt haben, namentlich zu erwähnen, wäre unmöglich. Einige derjenigen, die Ericksons Ansatz treu ergeben sind, haben durch die Teilnahme an Workshops und durch das Lesen von Büchern gelernt, nicht durch direkten Kontakt zu Erickson selbst.

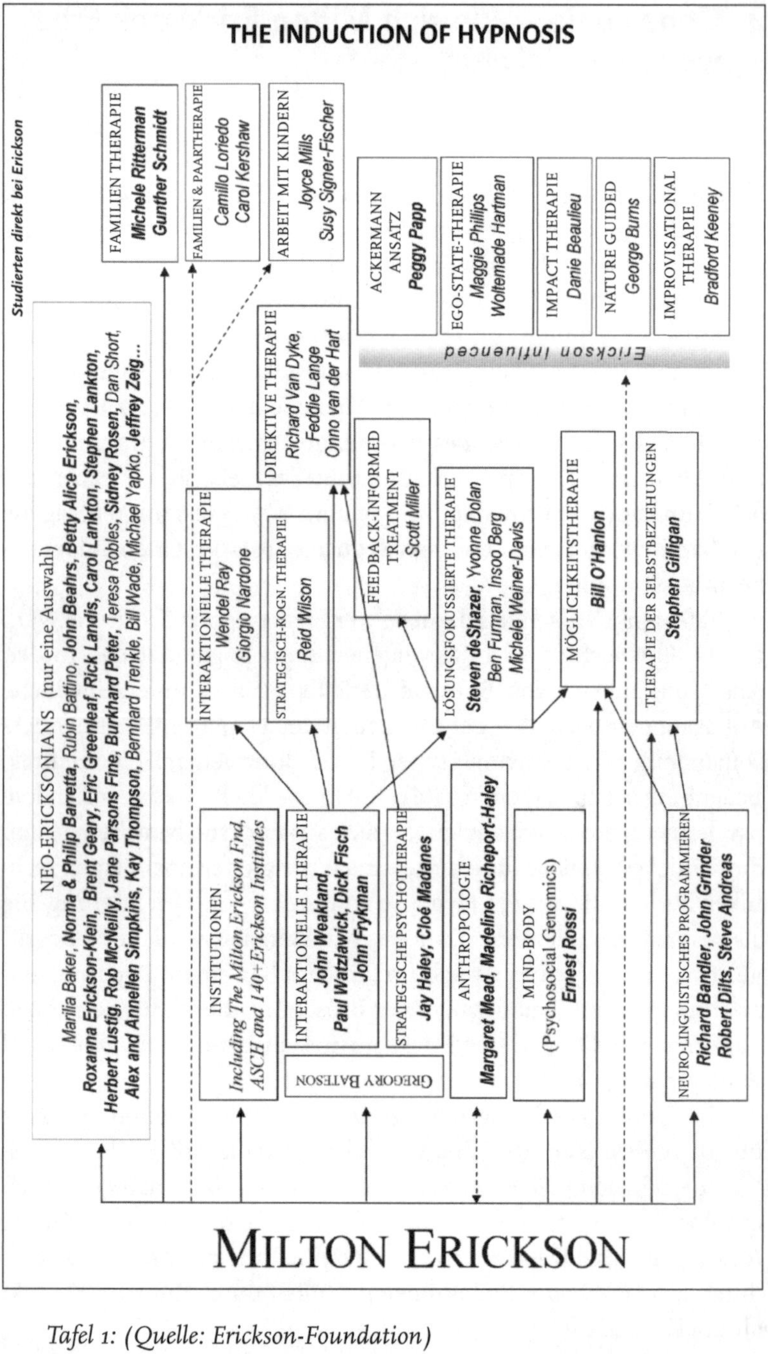

Tafel 1: (Quelle: Erickson-Foundation)

Zwei Hauptentwicklungslinien waren stark durch Gregory Bateson beeinflusst. Die erste ist die der strategischen Therapie, die auf Jay Haley zurückgeht, der schon früh Mitglied des Bateson Research Project am Mental Research Institute (MRI) war. Haley veröffentlichte eines der in der Geschichte der Psychotherapie wichtigsten Bücher, *Uncommon therapy* (1973; dt. [1978]: *Die Psychotherapie Milton Ericksons*).

Haley brauchte für die Arbeit an *Uncommon therapy* fünf Jahre. Er befasst sich in diesem Buch damit, dass psychische Probleme verstärkt an Übergangspunkten im Lebenszyklus einer Familie auftreten. Die Entwicklung dieses Konzepts war ein bahnbrechender Beitrag, für den Haley nie angemessen gewürdigt worden ist. Er gruppiert in seinem Buch Ericksons Fälle um diese Entwicklungsmeilensteine, beispielsweise den Zeitpunkt, zu dem ein Kind sein Elternhaus verlässt, ein Familienmitglied heiratet oder das erste Kind eines Elternpaars in die Schule kommt. *Uncommon therapy* ist bis heute der beste Ausgangspunkt, wenn man sich über die Kurzzeittherapie mittels von Erickson geprägter strategischer Ansätze informieren will.

Zu Beginn seines Buches definierte Haley die strategische Therapie in dem Sinne, dass der Therapeut ein bestimmtes Ziel anstrebt und daran arbeitet, es zu erreichen. Diese Idee war zum Zeitpunkt der Publikation des Buches noch nicht besonders bekannt, weil damals die humanistischen und psychoanalytischen Psychotherapien den Ton angaben. Haley beschrieb die Therapieaufgaben, die Erickson nutzte, um den Verlauf der Therapie zu beeinflussen, wohingegen er die Bedeutung von Hypnose eher herunterspielte. Haleys Ansatz, die strategische Therapie, basiert auf Direktiven, einem wichtigen Element von Ericksons Arbeit.

Es folgt ein einfaches Beispiel für die strategische Therapie Ericksons, von dem Art Bodin mir berichtet hat: Ein depressiver Mann, der seines Lebens überdrüssig war, suchte Erickson auf. Der Patient schien Tag und Nacht nichts anderes zu tun, als zu lesen. Als sein Arzt empfahl Erickson ihm ein Körpertraining. Der Mann könnte sich seinen Lunch zubereiten und zur Bibliothek gehen. Er könnte die Bücher, die ihn interessierten, gleich dort lesen. Ihn interessierte die Abteilung für Vogelkunde, und er kam allmählich mit anderen Besuchern dieses Bereichs ins Gespräch. Als Erickson den Patienten das nächste Mal sah, waren einige Monate vergangen. Inzwischen hatte er sich mit anderen Vogelliebhabern angefreundet, und sein Leben war glücklicher geworden.

Haley verließ das MRI später, um in der Philadelphia Child Guidance Clinic mit Salvador Minuchin zusammenzuarbeiten, wo er auch Cloé Madanes kennenlernte. Haley und Madanes heirateten und gründeten in der Nähe von Washington, D. C., ein Ausbildungsinstitut, in dem sie strategische Ansätze entwickelten. Strategische Ansätze sind in den strategisch-kognitiven Ansatz von Reid Wilson integriert worden, der auf die Arbeit an Angststörungen und insbesondere an Panik- und Zwangsstörungen spezialisiert ist.

Der zweite stark von Gregory Bateson beeinflusste Zweig ist die interaktionelle Therapie. Diesen Ansatz entwickelte die später so genannte Palo-Alto-Gruppe, die am MRI entstand. Zu ihr gehörten Don Jackson, Paul Watzlawick, John Weakland und Dick Fisch. Die interaktionelle Schule machte durch ihr Buch *Change: Principles of problem formation and problem resolution* (Watzlawick, Weakland a. Fisch 1974; dt. [1974]: *Lösungen. Zur Theorie und Praxis menschlichen Wandels*) das Reframing bekannt. Die Autoren vertraten einen systemischen, interaktionellen Ansatz und benutzten häufig paradoxe Techniken. Das MRI-Modell ist von mehreren bekannten Klinikern weiterentwickelt worden, unter anderem von Wendel Ray und Giorgio Nardone.

Weitere wichtige Schulen sind aus der Palo-Alto-Gruppe hervorgegangen. Steve de Shazer, der bei John Weakland studierte und der Erickson nie begegnete, verstand trotzdem eine Menge von dessen Arbeit. Eine seiner Publikationen hatte sogar den Titel *Utilization: The foundation of solutions* (1988). Auf der Grundlage seiner Studien bei Weakland entwickelte de Shazer zusammen mit seiner Frau und Mitarbeiterin Insoo Kim Berg die lösungsfokussierte Therapie. Beide beeinflussten ihrerseits eine Anzahl anerkannter Therapeuten, unter ihnen Yvonne Dolan, Michèle Weiner-Davis, Bill O'Hanlon und Scott Miller. Miller entwickelte später einen eigenen Therapieansatz mit Namen Outcome-Informed Treatment. O'Hanlon, einer der wichtigsten Vertreter der Gruppe der lösungsfokussierten Therapie, der persönlich bei Erickson studierte, war auch vom neurolinguistischen Programmieren beeinflusst und entwickelte seinen eigenen Ansatz, die Möglichkeitstherapie.

Es gab weiterhin auch Einflüsse, die auf Gregory Bateson und die Anthropologie zurückgingen, was teilweise der bekannten (und mit Bateson verheirateten) Kulturanthropologin Margaret Mead zuzuschreiben ist. Madeline Richeport, die Jay Haley nach dessen Scheidung von Cloé Madanes heiratete, war Erickson eng verbunden und eine gute Freundin der ganzen Familie Erickson. Richeport-Haley und

Jay Haley arbeiteten gemeinsam an einer Reihe wichtiger Bücher und Videoprojekte.

Auch in den Niederlanden gab es eine sehr einflussreiche Gruppe, die sich mit den strategischen und MRI-Ansätzen beschäftigte und aufgrund dessen eine Schule für direktive Therapie entwickelte. Zu dieser Gruppe gehörten unter anderem Richard Van Dyke, Alfred Lange und Onno van der Hart.

Ericksons »Boswell« (Mitarbeiter Samuel Johnsons; Anm. d. Übers.) ist Ernest Rossi. Er hat mehr Bücher über Erickson geschrieben als jeder andere. Er war als Patient zu Erickson gekommen. Als jungianischer Therapeut hatte er ein Buch über Träume geschrieben, und Erickson erkannte sein besonderes schriftstellerisches Talent. Erickson und Rossi arbeiteten gemeinsam an insgesamt vier Büchern, in denen im Wesentlichen beschrieben wird, wie Erickson Rossi beibringt, eine Hypnose durchzuführen und hypnotherapeutisch zu arbeiten. Rossi gelang es brillant, seine Schriften um ein Elizitationsmodell zu organisieren – man erinnere sich: Hypnose wird elizitiert, nicht induziert. Der Begriff »Induktion« beschwört die Vorstellung eines autoritären Hypnotiseurs herauf, der einem passiven Patienten Suggestionen »einpflanzt«. Das traditionelle Hypnosemodell wirkt »von außen nach innen«. Das Wort »Elizitation« hingegen impliziert Zusammenarbeit, wobei die Orientierung »von innen nach außen« gerichtet ist. Hypnotische Ressourcen werden stimuliert und so ins Spiel gebracht.

Die Bücher, an deren Entstehung H. M. Erickson und E. L. Rossi gemeinsam arbeiteten, sind *Hypnotic realities* (1976, zusammen mit S. Rossi; dt. [1978]: *Hypnose: Induktion – Psychotherapeutische Anwendung – Beispiele*); *Hypnotherapy: An exploratory casebook* (1979; dt. [1981]: *Hypnotherapie: Aufbau – Beispiele – Forschungen*); *Experiencing hypnosis* (1981; dt. [2004]: *Hypnose erleben: Veränderte Bewusstseinszustände therapeutisch nutzen*); und *The february man* (1989; dt. [1991]: *Der Februarmann*). Rossi arbeitete auch mit anderen zusammen an der Publikation von vier Büchern, die auf Transkripten von Lehrseminaren Ericksons aus den 1950er- und 1960er-Jahren basierten. *The complete collected works of Milton H. Erickson,* die von The Erickson Foundation Press publiziert wurden, umfassen alle genannten Bücher und weitere Bände. Rossi machte sich später daran, einen großen Teil der Arbeit Ericksons in einen neurobiologischen Rahmen zu stellen und einen eigenen Ansatz mit Namen Psychosocial Genomics zu entwickeln.

Richard Bandler und John Grinder sind die Begründer des neurolinguistischen Programmierens (NLP). Grinder, ein Linguist, war mit Noam Chomskys Transformationsgrammatik vertraut. Die beiden NLP-Begründer benutzten dann auch Elemente der Transformationsgrammatik als Modell, mit dessen Hilfe sie Ericksons Muster zu erklären versuchten. Eine der wichtigsten Errungenschaften des NLP ist das Modeling von Exzellenz. Erickson war für das NLP eine Leitfigur, doch auch Virginia Satir fungierte für diesen Ansatz als Modell für Exzellenz. Eines der wichtigsten Bücher, die Bandler und Grinder gemeinsam verfassten, ist *Patterns of the hypnotic technique of Milton H. Erickson*, Vol. 1 (1975; dt. [1996]: *Patterns – Muster der hypnotherapeutischen Techniken Milton H. Ericksons*). In dieser ausgezeichneten Darstellung werden einige der Muster, die Erickson verwendete, sehr gut erläutert.

Ein weiterer solide ausgebildeter Therapeut, der über das NLP sowie durch Bandler und Grinder zu Erickson kam, ist Stephen Gilligan. Er entwickelte später seinen eigenen Ansatz, den er Selbstbeziehungstherapie nennt. Weitere angesehene NLP-Praktiker sind Robert Dilts, Steve Andreas und David Gordon, die Erickson alle irgendwann besucht haben.

Auch Michèle Ritterman und Gunther Schmidt haben Erickson persönlich gekannt und seinen Einfluss auf ihre eigene berufliche Entwicklung bestätigt. Beide haben wichtige Beiträge zur systemischen Therapie und zu familientherapeutischen Ansätzen geleistet, wobei Schmidt als Therapeutentrainer in Europa eine besonders wichtige Rolle spielt.

Camillo Loriedo und Carol Kershaw, die beide indirekt von Erickson beeinflusst wurden, zählen außerdem zu denjenigen, die Ansätze in den Bereichen der Familien- und Paartherapie entwickelten. Kershaws Buch über Paartherapie (1992) ist ein wichtiger Beitrag zur Literatur in diesem Bereich. Kürzlich hat sie zusammen mit ihrem Mann Bill Wade ein neues Buch publiziert, in dem es darum geht, Therapien durch die Anwendung neurobiologischer Prinzipien zu fördern. Professor Loriedo, der zum Vorstand der Milton H. Erickson Foundation gehört, ist einer der führenden Therapeutentrainer in Europa. Joyce Mills aus den USA und Susy Signer-Fischer aus der Schweiz sind beide direkt von Erickson beeinflusst worden, und sie benutzen bei ihrer Arbeit mit Kindern ericksonsche Prinzipien.

Es gibt noch viele imposante Personen, die indirekt von Erickson beeinflusst wurden. Peggy Papp bezog strategische Elemente in ihre

Arbeit am Nathan Ackerman Institute ein. Erickson hatte über die Arbeit von Maggie Phillips und Woltemade Hartman auch einen gewissen Einfluss auf die Entwicklung der Ego-State-Therapie. Die brillante Impact-Therapie, die von Danie Beaulieu, einem Kanadier, entwickelt wurde, und die Nature-Guided Therapy, die George Burns, ein Australier, entwickelt hat, sind beide stark von der Philosophie Ericksons geprägt.

Unter den Neoericksonianern verbrachten Stephen und Carol Lankton viel Zeit bei Erickson und entwickelten ihr Modell in einer Folge von Büchern, von denen eines den Titel *The answer within* (1983) hatte. Sidney Rosen war Herausgeber von *My voice goes with You* (Erickson a. Rosen 1982; dt. [1985]: *Die Lehrgeschichten von Milton H. Erickson*), eine Kompilation und Analyse von Ericksons Lehrgeschichten. Herbert Lustig hat einige der wichtigsten Videoaufnahmen von Ericksons Arbeit gemacht. Brent Geary hat mit mir gemeinsam zwei Bücher herausgegeben: *The handbook of Ericksonian therapy* (Zeig 2002) *und The letters of Milton Erickson* (Zeig a. Geary 2000). Geary ist Koordinator des Erickson Foundation Intensive Training Program. Alex und Annellen Simpkins, Redakteure für Buchrezensionen im *Newsletter* der Erickson Foundation, haben auf der Grundlage neurobiologischer Erkenntnisse wichtige Bücher über das von ihnen entwickelte Modell geschrieben. Ericksons drei Töchter, Carol, Betty Alice, und Roxanna Erickson-Klein praktizieren und lehren ericksonsche Methoden. Betty Alice ist Co-Autorin eines Buches über ihren Vater. Roxanna hat ein Buch über die Nutzung erlebensbasierter Methoden bei Suchterkrankungen verfasst. Zu denjenigen, die Erickson zwar nie persönlich kennengelernt haben, aber trotzdem von seinen Ideen beeinflusst wurden, zählen Michael Yapko und Marilia Baker.

Yapko hat hinsichtlich der Nutzung von Hypnose bei Depression Pionierarbeit geleistet und mehrere wichtige Bücher über Hypnosemethoden geschrieben. Marilia Baker hat eine Biografie über Mrs Erickson verfasst.

Es gibt viele international wichtige Leiter von Erickson-Instituten, die mit der Erickson Foundation verbunden sind, darunter Teresa Robles (Mexico), Rob McNeilly (Australien), Burkhard Peter (Deutschland) und Bernhard Trenkle (Deutschland). Trenkle, der dem Vorstand der Foundation angehört, hat selbst viel publiziert, und außerdem organisiert er Konferenzen und arbeitet international als Lehrer.

Zu den Erickson-Experten in Brasilien zählen Angela Cota, Jose Augusto Mendonca und Sofia Bauer. Der japanische Erickson-Club ist seit Jahrzehnten aktiv. Die Zahl der europäischen Erickson-Experten ist insbesondere in Deutschland, Frankreich, den Niederlanden, Schweden, Polen, Österreich und Italien ziemlich groß.

Der hier verfügbare Raum würde nicht reichen, wenn ich alle Leistungen der vielen bemerkenswerten Praktiker auflisten wollte, die als Neoericksonianer bezeichnet werden, denn ihr Beitrag ist gewaltig – einige von ihnen haben Bücher und wichtige Aufsätze geschrieben. Es gibt eine so große Zahl internationaler Experten, die in ihren Regionen als Lehrer tätig sind und die in ihrer Muttersprache Aufsätze über Erickson und die von ihm entwickelte Therapie verfasst haben, dass ich sie hier unmöglich alle aufführen kann.

Obwohl Erickson im Jahre 1980 starb, wird sein Werk nach wie vor engagiert gefördert und gewinnt so weltweit immer stärker an Ansehen. Aus seiner Arbeit können wir weiterhin großen Nutzen ziehen, und es bleibt noch vieles zu erklären und zu systematisieren. Viele der Muster, die Erickson entwickelte, werden bis heute nicht in dem Maße verwendet, wie es eigentlich angebracht wäre. Wir verstehen immer noch nicht völlig, wie er subtile Nuancen der Kommunikation nutzte, um eine bestimmte Wirkung zu erzielen; wie er beispielsweise die Prosodie (die Wortmelodie) und Veränderungen des Sprechtempos, der Sprechrichtung und der Betonung einsetzte. Als Forscher beschäftigte er sich intensiv mit der Nutzung von Outputkanälen zur Erzielung von Resonanzeffekten aneinander. Seit neuester Zeit befasse ich mich verstärkt mit Kunst und dem impliziten Charakter von künstlerischem Einfluss, weil mir dies hilft, die Muster zu verstehen, die Erickson anzuwenden pflegte.

Dass Erickson eine so große Zahl von Studenten beeinflusst hat, spricht Bände über die tief reichende Wirkung dieses großen Heilers. Und dies lässt auch erahnen, weshalb sein Einfluss immer noch stärker wird.

5 »Zustände« – Die Geografie der Veränderung

Bezüglich dreier wichtiger Aspekte menschlichen Erlebens, menschlicher Emotionen, Stimmungen und »Zustände« muss auf einige Unterschiede hingewiesen werden. Wir werden uns zunächst mit den Emotionen befassen. Anders als in der Umgangssprache üblich, sind Wissenschaftler bei der Definition der Konzepte, die sie erforschen, vorsichtig. Bei der Erforschung von Emotionen bemühen sie sich um möglichst spezifische und objektive Aussagen, und sie verstehen sie als flüchtige, adaptive und somatoforme Erlebnisse. Ein wichtiger evolutionärer Aspekt von Emotionen ist, dass sie als Marker fungieren, die soziale Distanz, Annäherung und Vermeidung regulieren. Paul Ekman, einer der großen Emotionsforscher unserer Zeit, entdeckte, dass es sechs angeborene Emotionen gibt, die unabhängig von der jeweiligen Kultur bei allen Menschen einen bestimmten Gesichtsausdruck hervorrufen; diese Emotionen sind Glück, Traurigkeit, Ekel, Überraschtheit, Wut und Angst.

Während Emotionen biologische Grundlagen haben, könnte man Gefühle als kognitive Bezeichnungen verstehen, die Menschen ihren somatoformen Erlebnissen beifügen. Wir erleben und erkennen bei anderen Menschen Hunderte von Emotionen und Gefühlen. In der englischen Sprache lässt sich jede Emotion mit einem einzigen Wort bezeichnen. Benötigt man mehr als ein Wort, um das betreffende Erlebnis zu beschreiben, handelt es sich bei dem, was ausgedrückt wird, wahrscheinlich nicht um eine Emotion.

Wissenschaftler unterscheiden zwischen Emotionen und Gestimmtheiten oder Grundstimmungen *(moods)*. Emotionen sind flüchtig, Grundstimmungen beständiger. Wir können anhaltende positive und negative Gestimmtheiten erleben. Menschen begeben sich oft in eine Therapie, weil sie sich in einer negativen Stimmung gefangen fühlen und sich außerstande sehen, sie zu verändern.

Es gibt aber auch noch andere Arten des Erlebens, die sich nicht ohne Weiteres als Emotionen oder Stimmungen kategorisieren lassen. Ich nenne diese Ereignisse »Zustände« *(states)*. Beispielsweise ist das Gegenwärtigsein im Augenblick für die meisten Menschen ein vertrauter »Zustand«, aber es ist keine echte Emotion. Auch emotionale Offenheit wird nicht als Emotion angesehen. Wie verhält es sich, wenn Menschen aufmerksam, positiv, verantwortlich oder resilient sind? Solche Erlebensweisen können weder als Emotionen noch als Stimmungen bezeichnet werden; es wäre zutreffender, sie »Zustände« zu nennen.

Ein »Zustand« kann Interaktionen, Emotionen, Erinnerungen, Gestimmtheiten, Einstellungen, Überzeugungen und Gewohnheiten einschließen. »Zustände« sind »Syndrome«, keine Wesenheiten. Beispiele hierfür sind Morbus Ménière und Fibromyalgie; beide sind keine eigenständigen Entitäten, sondern bestehen aus einer Gruppe von Elementen. Dementsprechend sind »Zustände« nichts anderes als »Bezeichnungen« für Gruppierungen von Erlebnissen. »Zustände« sind zweckdienliche Konstrukte, mit deren Hilfe Menschen relativ leicht über ihr unmittelbares Erleben kommunizieren können. Wie Emotionen fungieren auch »Zustände« als Distanzmarker.

Ich setze das Wort »Zustände« ganz bewusst in Anführungszeichen, und es gibt dafür einen historischen Präzedenzfall. Einer der führenden »Nichtzustandstheoretiker« des 20. Jahrhunderts, T. X. Barber (1969), setzte das Wort »Hypnose« in Anführungszeichen, um seine behaviorale Auffassung hervorzuheben, der zufolge Hypnose primär auf der Aufgabenmotivation beruhe. Ich bin jedoch der Meinung, dass er das falsche Wort in Anführungszeichen gesetzt hat; nicht Hypnose, sondern »Zustände« sollte man durch Anführungszeichen markieren. Ich weise darauf hin, um die Schwierigkeit, »Zustände« zu objektivieren, zu verdeutlichen.

»Zustände« sind amorph und lassen sich nur schwer objektiv definieren. Wir wissen, dass die Schwerkraft ein Phänomen der Physik ist. Und wir wissen, dass Musik den Künsten zugerechnet wird. Aber Schwerkraft und Musik sind ungeachtet dessen amorphe Begriffe, die sich kaum objektiv definieren lassen. Ähnlich sind »Zustände« subjektive Realitäten, die wir aus unserem alltäglichen Erleben kennen. Und »Zustände« sind auch phänomenale Realitäten, die Bestandteil des Erlebens sind; sie sind insofern nicht konstant, als sie sich im Laufe der Zeit im Einklang mit den Umständen verändern. »Zustände« ereignen sich primär zwischen Menschen; sie haben eine starke interpersonale Valenz als Richtungsweiser, vielleicht eine ebenso starke wie Emotionen und Gestimmtheiten.

Die folgende Liste von »Zuständen« ist weder vollständig noch wissenschaftlich fundiert. Sie soll helfen, den Unterschied zwischen Emotionen, Gestimmtheiten und »Zuständen« zu erkennen.

Positive Zustände	Problematische Zustände
verbunden	getrennt
klar	verwirrt
korrekt wahrnehmend	falsch wahrnehmend
fleißig	faul
gefällig	strafend
flehend	fordernd
konstruktiv	kritisch/verachtend
aufgeschlossen	voreingenommen
mitfühlend	herzlos
gütig	ungefällig
verantwortungsbewusst	unverantwortlich
um Meisterung bemüht	überfordert
wach	abgestumpft
präsent	abwesend
fokussiert	zerstreut
harmonisch	widerspenstig
hilfsbereit	egozentrisch
kooperativ	unkooperativ
versöhnlich	unversöhnlich
verletzlich (offen)	verhärtet (verschlossen)
unabhängig	abhängig
inspirierend	uninspiriert
angenehm	unangenehm
resilient	verletzlich
gesellig	zurückgezogen
großzügig	geizig
liberal	konservativ
abenteuerlustig	gehemmt
zielbewusst	vermeidend
altruistisch	egoistisch
umsichtig	leichtfertig
bescheiden	aufgeblasen
erinnerungsfähig	vergesslich
ehrlich	betrügerisch
kontemplativ	impulsiv
fähig zu delegieren	übertrieben direktiv (Micromanaging)
bewusst	unbewusst
überlegen	unterlegen

Positive Zustände	Problematische Zustände
stark	unfähig
positiv	negativ
eingestimmt	fehleingestimmt
empathisch	gleichgültig
vertrauensvoll	misstrauisch
beharrlich	teilnahmslos
konzentriert	abgelenkt
aufmerksam	unaufmerksam
gewissenhaft	sorglos
wohlwollend	kritisch
moralisch	unmoralisch
gläubig	zweifelnd
präsent	geistesabwesend
respektvoll	respektlos
engagiert	unengagiert
nachsichtig	unnachsichtig
diplomatisch	taktlos
demütig	narzisstisch
selbstbewusst	passiv
selbstbewusst	aggressiv
besorgt	unbekümmert
komplex	simpel gestrickt
kontaktfreudig	kontaktphobisch
kreativ	einfallslos
zugänglich	distanziert
ruhig	aufgebracht
entschlossen	unentschlossen
gläubig	zweifelnd

Tab. 1: Positive und problematische Zustände

Welche Bedeutung haben diese »Zustände« in einer Psychotherapie? Patienten suchen häufiger einen Psychotherapeuten auf, weil sie sich in bestimmten »Zuständen« gefangen fühlen, als wegen wohlbekannter Gestimmtheiten. Manchmal entscheiden sie sich für eine Therapie, weil sie sich wegen bestimmter »Zustände« sorgen, die sie in ihrer Familie oder im Kontakt mit Freunden und Kollegen erleben, und sie wünschen sich in solchen Fällen, dass andere ihre jeweiligen »Zustände« verändern.

Psychotherapeuten brauchen eine Technik, um es ihren Patienten erleichtern zu können, zu adaptiven »Zuständen« in Kontakt zu treten und sich von dysfunktionalen »Zuständen« zu lösen. In der Regel verfügen Kliniker nur sehr eingeschränkt über solche Möglichkeiten. Deshalb ist es für sie von unmittelbarem Nutzen, wenn sie Hypnose erlernen und anwenden. Die Technik der Hypnoseinduktion beinhaltet die Veränderung von »Zuständen«. Wenn Kliniker lernen, hypnotische »Zustände« hervorzurufen, verfügen sie über eine Orientierung, die ihnen hilft, auch andere »Zustände« zu verändern. Es kommt dann zu einem Transfer des Erlernten. Jemandem, der lernt, ein Fahrrad zu fahren, fällt es auch leichter, ein Motorrad zu fahren.

Traditionell orientierte Therapeuten glauben, die Veränderung von »Zuständen« sei eine Nebenerscheinung einer Intervention. Ich werde versuchen, das Gemeinte mithilfe der Metapher eines Autos verständlicher zu machen, die dem Werk William Glassers entlehnt ist.

Die Vorderräder des Autos repräsentieren Denken und Verhalten, die Hinterräder die Physiologie und den »Zustand«, wozu das Empfinden, die Wahrnehmung, die Emotion und die Grundgestimmtheit gehören. Die Vorderräder des Autos sind beweglich, die Hinterräder fixiert, damit sie sich in die von den Vorderrädern vorgegebene Richtung bewegen.

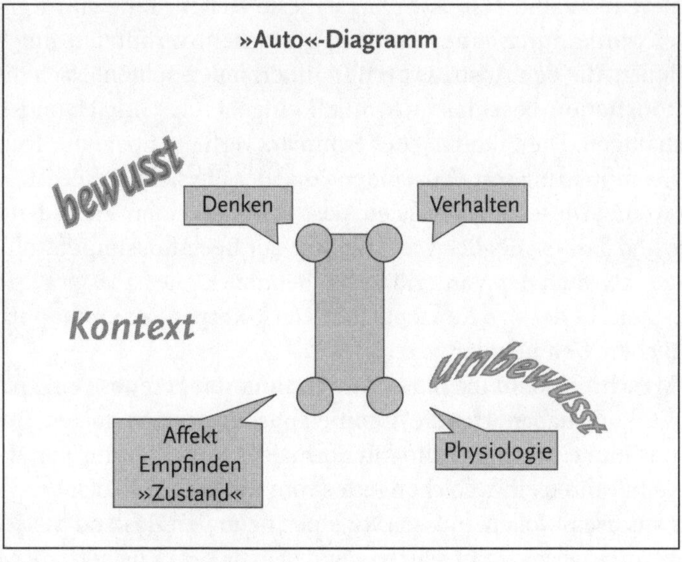

Abb. 2: »Auto«-Diagramm

Therapeuten bemühen sich in der Regel, das Denken und Verhalten ihrer Patienten zu verändern, und sie erwarten, dass sich der »Zustand« und die Physiologie dann ebenfalls verändern. Denken und Verhalten scheinen formbarer zu sein, weil sie stärker dem Willen unterliegen. Man könnte vertreten, dass Denken und Verhalten eher dem Bereich bewusster Aktivität zuzurechnen sind, wohingegen »Zustand«/Empfindung/Emotion/Grundgestimmtheit und Physiologie der unbewussten Aktivität angehören.

Im Übrigen ist zu bedenken, dass ein Auto in einem Kontext aktiv ist. Und eine Veränderung des Kontexts ist eine systemische Veränderung. In der familientherapeutischen Arbeit erlernt man eine unschätzbar wertvolle Veränderungstechnik. (Und eine erfolgreiche familientherapeutische Sitzung kann nachweislich die Physiologie verändern, beispielsweise den Blutzuckerspiegel eines an Diabetes leidenden Kindes.)

Doch wenn man lernt, mit Hypnose zu arbeiten, wird einem klar, dass das Auto einen Vierradantrieb hat. Ich erinnere mich an eine meiner ersten Hypnoselektionen Anfang der 1970er-Jahre in der Graduate School. Ich schaute mir mit großem Interesse eine Demonstration an, in deren Verlauf die Induktionsprozeduren eines Hypnoseexperten einen Arzt in Trance versetzten. Es folgten Suggestionen, die auf Armlevitation und Handschuhanästhesie zielten. Eine chirurgische Nadel wurde durch eine Hautfalte gestochen, verbunden mit Suggestionen, die den Austritt von Blut unterbinden sollten. Nach dieser Demonstration beschloss ich, mich eingehender mit Hypnose zu beschäftigen. Die Fakultät jenes Seminars verfügte über eine Technik zur Beeinflussung von »Zuständen« und der Physiologie, die ich erlernen wollte. Diese Leute wussten, dass das Auto einen Vierradantrieb hatte und dass es möglich war, Hypnose zur Beeinflussung sowohl der Hinter- als auch der Vorderräder zu benutzen. Dies alles geschah in einer Zeit, in der das Konzept einer Geist-Körper-Verbindung in der westlichen Welt populär war.

Manchmal kann die bloße Anwendung von Hypnose eine palliative Wirkung haben. Um die Autometapher weiterzuverfolgen, stellen wir uns nun einmal ein Auto mit normaler Gangschaltung vor. Wenn wir beim Fahren eines solchen Autos vom Rückwärts- in den Vorwärtsgang wechseln wollen, müssen wir einen neutralen Zustand passieren. Wir verbringen zwar nur sehr wenig Zeit in diesem Zustand, aber dass wir es tun, ist zwingend notwendig.

Wenn ein Patient zur Therapie erscheint, ist es, als befände er sich im »Rückwärtsgang«: Seine Interaktionsfähigkeit, seine Mobilität und seine Wahrnehmung sind eingeschränkt. Durch eine erfolgreiche Induktion wird er in einen neutralen »Zustand« versetzt und aus dem verfestigten Problem-»Zustand« befreit. Die erfolgreiche Induktion kann für den Patienten zu einem Referenzerlebnis werden, das ihm die Möglichkeit, seinen »Zustand« zu verändern, vor Augen führt. Manchmal ist schon der Wechsel in den »neutralen« hypnotischen Zustand eine systemisch signifikante Intervention; der durch die Veränderung von »Zuständen« hervorgerufene Impuls kann den Patienten veranlassen, sich in Bewegung zu setzen, was es ihm ermöglicht, sich in einer seiner Situation angemessenen Weise zu verändern oder mit dieser Situation zumindest besser fertigzuwerden.

Eine zentrale These dieses Buches lautet, dass Hypnose ein »Zustand« ist. Sich Hypnose als eigenständige Entität vorzustellen wäre ein epistemologischer Irrtum. Hypnose ist ein Syndrom, eine Kombination verschiedener definierbarer Elemente. Eine Menge Forschungsarbeit, Theoriebildung und Praxis wurde darauf verwendet, Hypnose als Singularität zu verstehen. Man kann Hypnose erzeugen, indem man Patienten auf bestimmte Elemente hin orientiert. Und wenn Kliniker sich über die Gliederung der Hypnose in verschiedene Elemente im Klaren sind, sind sie besser in der Lage, das Wesen von Problemen und Lösungen sowie Möglichkeiten zur Förderung des Veränderungsprozesses zu verstehen.

Es gibt aber auch einige »Zustände«, die unabhängig erschlossen werden können. Beispielsweise können wir Gebet und Meditation auch ohne Anleitung erlernen und praktizieren. Auch Selbsthypnose kann man sich ohne Anleitung eines Hypnotiseurs aneignen – was es allerdings schwer macht, Selbsthypnose von ähnlichen »Zuständen« wie Meditation, aktiver Imagination, autogenem Training, Entspannung und Achtsamkeit zu unterscheiden. Einige Zustände sind stärker von Beziehungen zu anderen Menschen abhängig, beispielsweise Verbundenheit, Demut und Ehrlichkeit. So wie Hypnose in diesem Buch definiert wird, ist sie ein »Zustand«, der nur in einer interpersonalen Beziehung auftreten kann.

»Zustände« spielten in Ericksons Arbeit eine wichtige Rolle. Es wurde bereits erwähnt, dass es schwierig war, zu unterscheiden, wann er lehrte, wann er psychotherapeutisch arbeitete und wann er jemanden hypnotisierte. Strukturelle Ähnlichkeiten hinsichtlich seines

Verhaltens in diesen drei Bereichen erschwerten es, sie voneinander zu unterscheiden. Doch ob er nun therapeutisch arbeitete, lehrte oder hypnotisierte, immer elizitierte er »Zustände«.

Anders als konventionelle Lehrer, die Informationen übermitteln, lehrte Erickson, wie man »Zustände« beeinflussen kann. Dazu folgendes *Beispiel*.

Ich erwähnte bereits, dass ich anlässlich meiner Besuche bei Erickson, bevor ich ganz nach Phoenix zog, in seinem Gästehaus wohnte. Im Schrank des dortigen Schlafzimmers stand eine Schachtel mit alten Tonbändern, auf denen Vorträge aufgezeichnet waren, die Erickson in den 1950er- und 1960er-Jahren gehalten hatte. Als ich ihn nach diesen Tonbändern fragte, gestattete er mir, sie anzuhören und sie anschließend auf die handlicheren Tonbandkassetten zu überspielen.

Die Zuhörer Ericksons in jenen Jahren waren hauptsächlich Ärzte; Psychotherapeuten waren nur wenige darunter, weil dieser Beruf damals noch in den Kinderschuhen steckte. Einer der Vorträge, in dem es um Hypnose ging, verwirrte mich. Ich sagte zu Erickson, das Ganze wirke auf mich wie eine einzige lange Induktion. Er bestätigte meinen Eindruck und sagte, er habe sich seine alten Vorträge nie angehört. Generell lehre er keine Inhalte, sondern sein Reden diene dazu, seine Zuhörer zu motivieren.

Ich war verblüfft über diese Antwort und brauchte einige Zeit, um sie zu verarbeiten. Alle meine Lehrer, von der Grundschule bis zur Graduate School, hatten mich dazu bringen wollen, bestimmte Inhalte zu lernen; deshalb verwirrte es mich ziemlich, dass Erickson das Lehren von Inhalten ausdrücklich vermied. Allmählich lernte ich, seine Denkweise zu verstehen. Er war Experte im Elizitieren von »Zuständen«. Er lehrte, indem er flexible »Zustände« elizitierte – Inhalte konnte man nach seiner Auffassung jederzeit aus Büchern lernen.

6 Salvador Dalí trifft Milton H. Erickson – Eine experientielle Einführung

Milton H. Erickson ist der Vater der modernen Hypnose. Er brach mit der Tradition und entwickelte einen völlig neuen Zugang zu Hypnose und Hypnotherapie. Um Ericksons Innovationen in der Theorie und Praxis hypnotischer Methoden zu veranschaulichen, werden wir uns mit einer vergleichbaren Transformation in der Geschichte der Malerei beschäftigen.

Obwohl die Zahl der Malstile und Maltechniken grundsätzlich unbegrenzt ist, muss jeder Maler mit gewissen Einschränkungen und Traditionen zurechtkommen, beispielsweise damit, dass er sein Bild auf einer Leinwand unterbringen muss, die ein bestimmtes Format hat. Innerhalb dieses Rahmens steht ihm jede Ausdrucksmöglichkeit offen. Ein Teil des »Dramas« der bildenden Kunst ist die Spannung zwischen Einschränkungen und künstlerischem Ausdruck. Im Laufe der Zeit wurden neue Maltechniken erfunden und perfektioniert, althergebrachte Einschränkungen verloren an Bedeutung, und neue Ausdrucksmöglichkeiten wurden erschlossen.

Die Entwicklung von der klassischen Malerei zum Impressionismus, zum Surrealismus und zur modernen Kunst beleuchtet die Entwicklung verschiedener künstlerischer Dimensionen: Die Nutzung der Perspektive hat zu einer erheblichen Verbesserung räumlicher Darstellungen geführt, Farben setzt man heute kühner ein als in früheren Zeiten, und die Kunstwerke sind viel abstrakter geworden. Und nicht nur die künstlerischen Techniken haben sich im Laufe der Geschichte verändert, sondern auch die Zielsetzungen der Künstler. In früheren Zeiten spiegelten Gemälde dem Betrachter in der Regel ein Bild der Realität. Sinn und Zweck dieser Kunstwerke war es, eine statische Sicht der Geschichte zu vermitteln – das zu beleuchten, was war.

Später wurde die Malerei abstrakter, und gegenüber der bloßen Spiegelung von Bildern einer statischen Vergangenheit gewann der Ausdruck an Bedeutung. Mit dem Aufkommen des Impressionismus zwang der Künstler sein Publikum, das unmittelbare Kunsterlebnis im gegenwärtigen Augenblick mitzuschaffen. Die Beleuchtung und Konservierung der Geschichte wurde unwichtiger, und die Interaktion zwischen Gemälde und Betrachter trat in den Vordergrund. Das

Gemälde wechselte in die Gegenwart über, statt weiter die Vergangenheit zu besingen. Monet beispielsweise konnte den Betrachter seiner Bilder durch bloße Andeutungen dazu bringen, Seerosen zu sehen. Doch das Produkt der künstlerischen Arbeit blieb weiterhin auf die Leinwand beschränkt.

Es liegt in der Natur des Menschen – zumindest einiger Menschen –, gegen Einschränkungen und Verbote aufzubegehren. Dies kann zu einer regelrechten Rebellion führen – was nicht unbedingt schlecht sein muss, weil eine Rebellion helfen kann, bestehende Grenzen zu überwinden. Die Vorarbeit, die der Impressionismus geleistet hat, ebnete den »rebellischen« Avantgardemalern den Weg. Um kühnere und machtvollere Aussagen machen zu können und ihre expressive Kunst zu beleben, bemalten diese Künstler statt der Leinwand die Rahmen ihrer Bilder oder gleich die Wand statt des Rahmens und der Leinwand; usw. Und dann kam Salvador Dalí. Ich habe mir eine Dalí-Ausstellung im Musée National d'Art Moderne angeschaut, das im Centre Pompidou in Paris untergebracht ist. Diese Ausstellung zeigt, dass Dalí äußerst innovativ gegen den Rahmen rebellierte. Zwei Leinwände von ähnlicher Größe waren nebeneinander aufgehängt, und beide bestanden aus einer Art Schachbrett mit kleinen, farbigen Quadraten. Viele dieser winzigen Quadrate waren in sich vollständige Kunstwerke; sie enthielten »dalíeske« Bilder und Symbole, beispielsweise geschmolzene Uhren und in die Länge gezogene Körperteile von Tieren.

Etwa fünf Meter vor den beiden großen Leinwänden hatte Dalí auf einem Stativ ein Stereoskop aufgebaut. Betrachtete man die Leinwände durch das Stereoskop, sah man ein einziges Gemälde. Allerdings befand sich im Zentrum dieses verschmolzenen Bildes etwas, das man nur als »sichtbare Konfusion« beschreiben kann. Um dieses verwirrende Bild aufzulösen, musste der Betrachter geduldig warten, bis sein Gehirn in einen »höheren Gang« geschaltet hatte. Bewusste geistige Anstrengung half dabei nicht weiter. Ließ man dem Geist genügend Spielraum, sich in einem Prozess mühelosen Gegenwärtigseins mit diesem Problem zu beschäftigen, entdeckte er schließlich eine Möglichkeit, die verworrenen Bilder neu zu organisieren. Gab man der unangenehmen Verwirrung die Möglichkeit, sich »automatisch« aufzulösen, produzierte der Geist eine neue Dimension. Dann tauchte aus der Ebene der Gemälde plötzlich ein weiteres Quadrat auf. Es schwebte vor dem Bild der miteinander verschmolzenen Leinwände im Raum. Man hätte meinen können, dies sei eine Illusion, aber es war keine. Es war da.

Aber ... ein Rest von Konfusion blieb im Zentrum des im Raum schwebenden Quadrats zurück. Setzte sich ein Betrachter der verwirrenden Wirkung noch länger erwartungsvoll aus und gab er, ohne sich zu verkrampfen, seinem Gehirn die Möglichkeit, in einen *noch* höheren Gang zu wechseln, löste sich auch dieser letzte Rest an Konfusion schließlich auf, und ein weiteres Quadrat tauchte auf, das vor dem ersteren im Raum schwebte.

Durch das Zusammenwirken von Komplexität, expressiver Rebellion und technischer Meisterschaft war es Dalí gelungen, eine mehrere Dimensionen umfassende Kunstform zu entwickeln, die aus den ursprünglichen beiden separaten Gemälden, den kleinen »Gemälden« in den Schachbrettquadraten, den durch das Stereoskop verschmolzenen Gemälden und den beiden auf verschiedenen Ebenen im Raum schwebenden Quadraten bestand.

Statt ein Manifest gegen die traditionelle Einschränkung von Gemälden auf eine Leinwand in einem Rahmen oder auf eine Wand zu formulieren, entdeckte Dalí eine Möglichkeit, seiner Malerei dramatische neue Dimensionen zu erschließen. Durch die Nutzung neuer technischer Möglichkeiten gelang es ihm, traditionelle Grenzen zu durchbrechen – mithilfe jenes Prinzips der visuellen Wahrnehmung, dem zufolge das binokulare Sehen ausreicht, um eine Tiefenwahrnehmung zu kreieren. Dalí machte den Betrachter zum aktiven Mitschöpfer dessen, was er sah. Er war nicht mehr nur ein passiver Betrachter, sondern konnte den dargebotenen Reiz unbewusst mit Energie versorgen und so das Kunstwerk lebendig werden lassen. Weil die Situation durch die Mitwirkung des Betrachters belebt wird, ist sie eindrucksvoller. Dalí beförderte den Betrachter aus dem gewohnten Paradigma des Sehens in ein unmittelbares Erleben von Tiefe, Illusion und neuen wahrnehmbaren Realitäten. Dies gelang ihm, obwohl er im traditionellen Rahmen blieb.

Ähnlich hat Milton Erickson der Hypnose und der Psychotherapie insgesamt neue Tiefen und Dimensionen erschlossen. Im Gegensatz zum traditionellen Hypnoseansatz, der auf standardisierten autoritären Suggestionen basierte, die der Patient passiv aufnahm, entwickelte Erickson eine individualisierte Hypnotherapie, die schlafende Ressourcen wecken und nutzen sollte. Außerdem war sein Ansatz deutlich interaktiver als die vor ihm gebräuchliche Hypnotherapie. Erickson nutzte die Mehrebenenkommunikation, die zu einer Destabilisierung führt und den Empfänger des Kommunizierten so zwingt, die Destabilisierung aufzulösen. Die von Erickson entwickelten Techniken zielen nicht darauf, zu deuten, zu erklären oder den Empfänger der Kommunikation mit einer »realistischen« Repräsentation des Gewesenen zu konfrontieren. Vielmehr verändert dieser Ansatz die Grundgestimmtheit, die Perspektive, das Verhalten und den »Zustand«.

Eine Intervention, deren Empfänger ich war, veranschaulicht sehr prägnant, wie Erickson eine generative Wirkung erzielte (Zeig 1980, dt. 1995, 1985). Ein Anwalt, der einen Klienten verteidigen sollte, nahm wegen eines Mordfalls Kontakt zu Erickson auf, weil er glaubte, die Erinnerung eines Zeugen sei mithilfe von Hypnose verzerrt worden. Erickson hatte einigen mit Spezialaufgaben betrauten Beamten der Polizei von Phoenix Unterricht in investigativer Hypnose gegeben, und wahrscheinlich hatte er auch den Beamten, der in diesem Fall die Hypnosesitzung durchgeführt hatte, ausgebildet. Der Anwalt fragte Erickson, ob er sich die Hypnosesitzungen anschauen und anschließend als Zeuge aussagen könne. Erickson antwortete, er sei dafür zu alt, und empfahl dem Anwalt, stattdessen mich mit dieser Aufgabe zu betrauen.

Ich erklärte dem Anwalt der Verteidigung, ich sei angehender Psychologe und sei bisher noch nie vor Gericht als Zeuge aufgetreten, aber ich sei natürlich gerne bereit, meine Meinung dazu zu äußern, ob die Hypnose im vorliegenden Fall die Erinnerung des Zeugen verzerrt habe. Der Anwalt antwortete, er müsse dem Gericht meine Referenzen vorlegen, bevor er mich als Experten zu einer Verhandlung hinzuziehen könne. Er erklärte dem Gericht, ich sei von Milton Erickson, der weltweit angesehensten Autorität auf dem Gebiet der Hypnose, ausgebildet worden. Aufgrund dieser Referenz wurde ich als Gutachter zugelassen.

Etwas später wendete sich der Staatsanwalt an Erickson und erklärte ihm, dies sei ein wichtiger Fall, in dem es um die Validität der Hypnose als Methode der Forensik gehe. Erickson teilte dem Staatsanwalt mit, er sei wegen seines schlechten Gesundheitszustandes nicht in der Lage, als Zeuge vor Gericht aufzutreten; schließlich erklärte er sich dann doch zu einer eidesstattlichen Aussage bereit, die vor Gericht verlesen werden könne.

Als der Staatsanwalt sich zu Ericksons Referenzen äußerte, sagte er: »Da die Verteidigung anerkannt hat, dass Milton Erickson die weltweit angesehenste Autorität auf dem Gebiet der Hypnose ist, würden wir ihn gern seine Meinung zu diesem Fall vortragen lassen.« Natürlich wurde Erickson vom Gericht akzeptiert. Trotz seiner gesundheitlichen Probleme ließ er sich in einem Polizeiwagen zum Revier fahren, um sich dort die Videoaufnahme anzuschauen – ein Hinweis darauf, dass er dem Fall große Bedeutung beimaß.

Nun sagte also Erickson für die Staatsanwaltschaft und Dr. Zeig für die Verteidigung aus. Man wird sich vorstellen können, dass ich ein wenig nervös war. Ich fragte Erickson, warum er sich zu dieser Aussage entschlossen habe. Er antwortete in neckendem Ton: »Ich glaube, Sie müssen noch ein paar Dinge lernen, nicht wahr?« Ich antwortete: »Klar doch!« Dann dachte ich einen Moment nach und fügte hinzu: »Erickson, diese Zeugenaussage macht mich nervös. Können Sie mir eine Therapie dagegen empfehlen?«

Er schaute einen Moment zögernd auf den Boden. Ich wusste, dass da etwas im Entstehen begriffen war und dass es mit hoher Wahrscheinlichkeit in Form einer Geschichte zum Ausdruck kommen würde. Erickson leitete die Geschichte mit einem Rat ein: »Sie müssen wissen, wie der Anwalt der Gegenseite drauf ist.«

Er erklärte, er habe vor vielen Jahren einmal an einem Sorgerechtsprozess als Gutachter für den Ehemann teilgenommen. Er habe damals den Eindruck gehabt, die Frau leide unter schweren psychischen Problemen und sei zu Misshandlungen fähig. Nach seiner Auffassung sei der Mann am besten geeignet gewesen, das primäre Sorgerecht zu übernehmen, doch in jener Zeit sei es eher üblich gewesen, das Kind in der Obhut seiner Mutter zu lassen. Erickson sagte, er habe die Anwältin der Gegenseite als schwierig eingeschätzt, weil der Anwalt des Mannes ihm bei einem Treffen vor dem Gerichtstermin keinerlei Informationen über diese Frau gegeben habe. Als der Tag kam, an dem Erickson seine Begutachtung vortragen sollte, war die Anwältin der Frau offenbar gut vorbereitet, denn sie hatte 14 Schreibmaschinenseiten mit Fragen zusammengestellt, um Ericksons Stellungnahme zu entkräften. Sie begann ihre Befragung mit einer ziemlich unverhohlenen Kampfansage: »Erickson, Sie bezeichnen sich als Experten auf dem Gebiet der Psychiatrie. Auf wessen Autorität berufen Sie sich!?«

»Ich bin selbst eine Autorität«, antwortete er. Erickson war klar, dass die Anwältin, hätte er sich auf einen bestimmten Namen berufen, versucht hätte, seine Sachkenntnis infrage zu stellen, indem sie sich auf einen Experten mit bekanntermaßen gegenteiliger Auffassung berufen hätte, und dass sie die Tatsache der Existenz solcher Kontroversen außerdem genutzt hätte, um ganz grundsätzlich auf den spekulativen Charakter der vorherrschenden psychiatrischen Theorien hinzuweisen.

Die Anwältin fuhr gereizt mit folgender Frage fort: »Erickson, Sie bezeichnen sich als Experten für Psychiatrie ... Was ist Psychiatrie?« Darauf gab Erickson folgende Antwort: »Ich kann Ihnen das an einem Beispiel erklären: Jeder, der Experte für amerikanische Geschichte ist, würde etwas über Simon Girty wissen ... auch ›Dirty Girty‹ genannt. Jeder, der kein Experte für amerikanische Geschichte ist, würde nichts über Simon Girty wissen ... der auch ›Dirty Girty‹ genannt wird. Jeder Experte für amerikanische Geschichte sollte etwas über Simon Girty wissen ... auch ›Dirty Girty‹ genannt. Und jeder Experte für amerikanische Geschichte würde etwas über Simon Girty wissen ... der auch ›Dirty Girty‹ genannt wird.«

Erickson sagte mir, während dieser Erklärung habe er zum Richter geschaut, und der habe den Kopf in seinen Händen verborgen; der Gerichtsschreiber habe unter seinem Schreibtisch nach einem Stift gesucht; und der Anwalt des Ehemanns habe sich verzweifelt abgemüht, ein hemmungsloses Lachen zu unterdrücken.

Danach legte die Anwältin der Frau ihr vorbereitetes Konzept zur Seite und sagte: »Keine weiteren Fragen, Erickson.«

Nachdem Erickson die Geschichte zu Ende erzählt hatte, schaute er mich an und sagte: »Und der Name der Anwältin der Frau ... war Gertie.« Dann berichtete er, dass er auch in späteren Situationen, in denen der Anwalt des Ehemannes in einem anderen Zusammenhang mit Gertie konfrontiert war, stets eine Möglichkeit gefunden habe, die Geschichte über »Dirty Girty« einzuflechten.

Obgleich Ericksons Anekdote fesselnd gewesen war, spürte ich gleichzeitig eine deutliche somatoforme Konfusion. Was wollte er mir sagen? Was war der Inhalt der an mich gerichteten Botschaft?

Um seinen »Rat« zu verstehen, musste ich meinem Gehirn die Möglichkeit geben, in einen höheren Gang zu wechseln; ich musste sein »Geschenk« auspacken und die darin enthaltenen impliziten Botschaften erkennen: »Traue dir zu, dass du das Richtige tun kannst! Nutze, was du kennst und kannst! Manchmal stellt dein Unbewusstes dir, wenn du es am dringendsten brauchst, eine Ressource zur Verfügung! Lass dich nie durch eine Situation einschüchtern! Du kannst immer etwas Unerwartetes tun! Lass dich nicht durch vorab festgelegte Rollen und Verhaltensweisen einschränken! Du kannst

Methoden aus dem Bereich der Hypnose nutzen, darunter auch eingebettete Befehle!«

Hätte Erickson mir auf meine Bitte um Hilfe hin die im vorigen Absatz formulierten Direktiven offen verbal präsentiert, hätte ich ihm für die Ratschläge gedankt und sie wahrscheinlich sofort wieder vergessen. Weil er mir die Direktiven jedoch abstrakt und indirekt in Form einer Geschichte präsentierte, blieben sie lebendig. Die Geschichte wirkte leicht destabilisierend auf mich. Und die Direktiven darin waren durch die Mühe, die ich aufwenden musste, um ihre impliziten Bedeutungen zu erschließen, für mich zum Leben erwacht.

Jedes Mal wenn ich einen Gerichtssaal betrete, schwebt mir ein bestimmtes Bild vor Augen. Es ist nicht »wirklich da«, aber ich sehe es. Es ist ein mentales Bild von Erickson und mir in seinem Wohnzimmer. Er erzählt mir von »Dirty Girty«, und wir lachen. Er lacht so heftig, dass er außer Atem kommt. Ich lache, weil er lacht. Aus den Tiefen meines Geistes tauchen mühelos dieses Bild und die damit verbundene Emotion auf, die beide mit einem gehörigen Schuss Humor verbunden sind. Ich sehe den Gerichtssaal durch den Filter dieses »illusionären« mentalen Bildes und der damit verbundenen Emotionen, die meine Sicht und meinen »Zustand« für immer verändert haben.

Ericksons Geschichte hat mir geholfen, eine Ressource für die angemessene Bewältigung einer Aufgabe zu entwickeln, die ich vorher als beängstigend empfunden hatte, und dies war ohne jede formelle Hypnose geschehen. Während des gesamten Vorgangs war keine Trance induziert worden. Erickson hatte angewandt, was er eine »naturalistische« Methode zu nennen pflegte.

Im beschriebenen Fall nutzte Erickson eine naturalistische Trance statt einer formellen Hypnose. Wenn man die Grundlagen der Induktion erlernt hat, kann man solche erlebensbasierten Methoden auch im Zusammenhang mit anderen Formen von Psychotherapie nutzen. Ich habe die Geschichte über »Dirty Girty« hier vorgestellt, um dem Leser eine Orientierung zu geben: Wenn Sie weiterlesen, dann behalten Sie im Blick, ob es Möglichkeiten gibt, hypnotische Mittel zu nutzen, um nichthypnotische Interventionen wirksamer zu machen. Das Studium der Hypnose kann zu neuen Erkenntnissen hinsichtlich der erfolgreichen Durchführung einer Therapie verhelfen. Um einem besseren Verständnis der Hypnose den Boden zu bereiten, werden wir uns zunächst mit dem traditionellen Modell beschäftigen.

Anmerkung: Nachdem der Fall damit abgeschlossen war, sprach ich mit Erickson über unsere Erkenntnisse. Wir waren uns einig darüber, dass die Hypnose in diesem Fall nicht sachgerecht angewandt worden war. Nach Ericksons Auffassung konnte die Hypnose kaum auf den Hypnotisierten gewirkt haben, weil der Beamte eine standardisierte Hypnosetechnik benutzt hatte.

7 Das traditionelle Hypnosemodell – Eine Einführung

Die Unterschiede zwischen traditionellen hypnotherapeutischen Ansätzen und denjenigen der ericksonschen Schule konzentrieren sich auf den Ort, von dem aus die Veränderung initiiert wird. Traditionelle Ansätze sind autoritärer, das von Erickson entwickelte Modell ist permissiver.

Man könnte die von Erickson entwickelte Methode als einen »von innen nach außen« orientierten Ansatz bezeichnen, weil die Veränderung vom Patienten ausgeht und, von ihm ausgehend, mit Energie versorgt wird. Hingegen wirkt die traditionelle Hypnose »von außen nach innen«. In der traditionellen Hypnotherapie konfrontiert der Therapeut den passiv bleibenden Patienten mit direkten Suggestionen. Beispielsweise suggeriert er einem unter Angstproblemen leidenden Patienten: »Sie werden entspannter sein.« Und einem Raucher: »Zigaretten werden Ihnen nicht mehr schmecken.«

Die traditionelle Hypnose hat im therapeutischen Bereich ihren legitimen Platz. Autoritäre Suggestionen erfüllen manchmal durchaus ihren Zweck. Häufiger jedoch reichen direkte Suggestionen nicht dafür aus, das angestrebte Ziel zu erreichen, und in solchen Fällen kann der ericksonsche Ansatz zum Erfolg verhelfen.

Doch bevor wir uns intensiver mit einem ericksonschen Hypnosemodell beschäftigen, werden wir uns den Rahmen, aus dem es hervorgegangen ist, genau anschauen – und das ist das traditionelle Hypnosemodell. Es wird im Folgenden kurz dargestellt. Ausführlichere Erläuterungen finden Sie in Kroger (1977), Weitzenhoffer (1989) sowie Spiegel und Spiegel (1978). Eine Kritik an einigen meiner Sichtweisen hat Weitzenhoffer (1994) veröffentlicht.

Das traditionelle Modell

Das traditionelle Hypnosemodell besteht aus fünf einander folgenden Phasen, die jeweils bestimmte Zielsetzungen haben und in denen der Hypnotiseur mit dem Patienten bestimmte Operationen durchführt. Es folgt nun zunächst ein stark vereinfachender, stilisierter Überblick.

Präinduktion	Induktion	Vertiefung	Behandlung	Abschluss
Herstellen von Rapport	Entspannung	direkte Suggestion	positive Suggestion	Rückgabe der »Kontrolle« an den Patienten
Diagnose	Faszination	Nutzung einer Skala	negative Suggestion	Etablieren von bewusstem Rapport
Identifizieren und Entkräften von falschen Vorstellungen von Hypnose		Zählen		Etablieren einer bewussten Verfassung
Diagnose der Hypnotisierbarkeit		geführte Imagination und Fantasie		Ratifizieren der Trance
		nonverbale Techniken		
		Test auf hypnotische Phänomene		Ich-Stärkung

Tab. 2

Die Präinduktionsphase

Die Präinduktionsphase besteht aus vier Operationen, die oft in linearer Folge ausgeführt werden: (a) Herstellen von Rapport; (b) Diagnostizieren des Problems; (c) Korrigieren falscher Vorstellungen von Hypnose; und (d) Diagnostizieren der Hypnotisierbarkeit des Patienten.

Herstellen von Rapport

In der Regel stellen Therapeuten zu Beginn der Arbeit mit hypnotischen wie auch nichthypnotischen Techniken Rapport her. Dies ist für den Erfolg einer Hypnosebehandlung besonders wichtig, weil Patienten oft einige falsche Vorstellungen vom Wesen der Hypnose haben und dementsprechend einer Hypnosebehandlung gegenüber misstrauisch sind. Außerdem kann das erstmalige Erleben einer Hypnosebehandlung Ängste hervorrufen. Und eine Hypnosebehandlung ist natürlich auch ein Ereignis, das in Erinnerung bleibt und das Patienten manchmal nie mehr vergessen.

Die hypnotische Beziehung ist sehr stark und eng, und starker Rapport fördert in diesem Zusammenhang eine adaptive Regression. Der Hypnotiseur sollte sich sorgfältig um die Herstellung von Rapport bemühen, seinen Patienten gegenüber echte Empathie zeigen, ihnen positive Zuwendung zukommen lassen und sie davon überzeugen, dass er sich wirklich für ihre Beziehungen, Gefühle, Gedanken und Handlungen interessiert.

Diagnostizieren des Problems

Nachdem Rapport hergestellt ist, kann sich der Hypnotherapeut der Diagnose zuwenden. Die Problemdiagnose unterscheidet sich bei einer traditionellen Hypnosebehandlung nicht sonderlich von einer Diagnose bei der therapeutischen Arbeit mit nichthypnotischen Methoden, insbesondere wenn der Hypnotherapeut von einem intrapsychischen Zusammenhang ausgeht. Traditionell befragt er den Klienten, um sich genauer über die Art des Problems und seine Entstehung zu informieren. Ein typischer Klient kommt wegen Problemen in eine Hypnotherapie, bei denen die Verhaltenskontrolle eine wichtige Rolle spielt, beispielsweise weil er sich das Rauchen abgewöhnen will oder weil er unter Fettleibigkeit leidet. Der traditionell orientierte Hypnotherapeut versucht in solchen Fällen, die psychische Bedeutung des Symptoms zu ergründen, um eine passende direkte Suggestion formulieren und/oder Hypnosemethoden wie die der Abreaktion anwenden und mit ihrer Hilfe bestimmte klinische Ziele erreichen zu können. Einsichten werden für therapeutisch wirksam gehalten, und Hypnose kann zur Aufdeckung psychodynamischer Zusammenhänge genutzt werden. Die Diagnosephase kann relativ kurz und flüchtig sein, weil der traditionell orientierte Hypnotherapeut, wie wir noch sehen werden, bei einer Behandlung ein Skript direkter therapeutischer Suggestionen benutzt; er versucht kaum oder gar nicht, die Behandlung auf den individuellen Patienten abzustimmen. (Siehe hierzu beispielsweise Spiegel a. Spiegel 1978. Die Autoren benutzen im Rahmen des von ihnen entwickelten Ansatzes ein Minimum an diagnostischen Kategorien.)

Korrigieren falscher Vorstellungen von Hypnose

Nachdem der traditionell orientierte Hypnotherapeut das Problem diagnostiziert hat, versucht er, beim Patienten falsche Vorstellungen von

Hypnose auszuräumen, die der Behandlung hinderlich sein könnten. Er bemüht sich deshalb, zunächst herauszufinden, welche Vorurteile über Hypnose der Patient hat, indem er ihm allgemeine Fragen stellt wie: »Was wissen Sie über Hypnose?« – »Haben Sie schon einmal eine Hypnose erlebt, und, wenn ja, wie war das für Sie?« – »Haben Sie schon einmal miterlebt, wie jemand hypnotisiert wurde, und, wenn ja, wie haben Sie dieses Erlebnis empfunden?«

Durch das Identifizieren falscher Vorstellungen und ihre Richtigstellung fördert der traditionell orientierte Hypnotherapeut die Entwicklung realistischer Erwartungen. Therapeuten, die nach dem Ansatz Ericksons arbeiten, nutzen hingegen manchmal die falschen Vorstellungen von Patienten für die Therapie.

Spiegel und Spiegel (1978) erwähnen in ihrem Buch zehn weitverbreitete falsche Vorstellungen von Hypnose: (1) Hypnose ist Schlaf; (2) der Hypnotiseur zwingt dem Patienten die Hypnose auf; (3) nur schwache oder kranke Menschen können hypnotisiert werden; (4) ein hypnotischer Zustand tritt nur ein, wenn der Therapeut sich dafür entscheidet, ihn zu nutzen; (5) wird ein Symptom aufgelöst, entsteht ein neues; (6) Hypnose ist gefährlich; (7) Hypnose ist Therapie; (8) ein Hypnotiseur muss charismatisch, sehr eigen oder merkwürdig sein; (9) Frauen sind leichter hypnotisierbar als Männer; und (10) Hypnose ist nur ein oberflächliches psychisches Phänomen.

Ausgehend von Spiegel und Spiegel (1978) und unter Einbeziehung der Beobachtungen von Kroger (1977) und Yapko (1984), werde ich im Folgenden auf 16 typische falsche Vorstellungen von Hypnose aufseiten der Patienten eingehen. Sie alle haben etwas mit dem Verlust der Selbstkontrolle oder ihrer unrealistischen Verstärkung zu tun. Aus der Sicht der traditionellen Hypnose beinhaltet eine Entmythologisierung der Hypnose, den Klienten offen darüber zu informieren, dass Hypnose in einer Verstärkung der Selbstkontrolle besteht (was gewöhnlich in einer Verstärkung der unbewussten Kontrolle zum Ausdruck kommt, so wie es beispielsweise geschieht, wenn man Hypnose einsetzt, um die Durchblutung der peripheren Blutgefäße zu verändern). Doch ungeachtet dessen, dass der traditionell orientierte Hypnotherapeut irrige Vorstellungen von unrealistischen Veränderungen der Selbstkontrolle zu korrigieren versucht, ist der Verlust der Bewusstseinskontrolle bei der Anwendung traditioneller Hypnosemethoden von zentraler Bedeutung.

Es folgt nun eine Liste falscher Vorstellungen von Hypnose, mit denen Therapeuten häufig konfrontiert werden.

Eine Liste falscher Vorstellungen von Hypnose

1) Der Hypnotiseur kann den Patienten zwingen, etwas zu tun, das er normalerweise nicht tun würde

Die meisten Experten sind der Meinung, dass man einen Patienten nicht gegen seinen Willen zwingen kann, eine antisoziale Handlung auszuführen (Conn 1982). Der Hypnotiseur zwingt keinem Wehrlosen seinen Willen auf. Der Hypnotisierte ist auch im hypnotisierten Zustand zu kritischem Denken und zur Einschätzung der sozialen Implikationen seines Tuns in der Lage.

Viele Klienten fürchten, sie könnten unter Hypnose *gezielt* in kompromittierende oder beschämende Situationen gebracht werden. Leider gibt es im Bereich der Bühnenhypnose tatsächlich Beispiele dafür, dass Menschen dazu gebracht werden, sich ungewöhnlich und manchmal geradezu bizarr zu verhalten. Dies scheint jedoch eher ein sozialpsychologisches Phänomen zu sein, das durch die situativen Anforderungen hervorgerufen wird, also keine unmittelbare Auswirkung der Hypnose.

Die von Sozialpsychologen durchgeführten Studien über Gehorsam, beispielsweise die von Stanley Milgram (1963), zeigen, dass es möglich ist, antisoziale Handlungen in Reaktion auf von Autoritäten vorgetragene Forderungen zu induzieren. Atypisches und antisoziales Verhalten kann auch hervorgerufen werden, ohne dass eine Tranceinduktion erfolgt. Erickson (2010) war jedoch der Auffassung, dass Hypnose antisoziales Verhalten eher behindere.

2) Ein Patient könnte »in der Hypnose stecken bleiben« und nicht mehr aus der Trance herausfinden

Uninformierte Klienten glauben manchmal, man könne sich im Zustand der Hypnose derart im eigenen Inneren verlieren, dass man nicht mehr herausfinde. Liegt diese falsche Vorstellung vor, kann der Hypnotherapeut sich zu ihr äußern und ihr entgegentreten, bevor er eine Trance induziert.

Die Möglichkeit, nicht aus einer Hypnose zu erwachen, ist ein weiteres sozialpsychologisches Phänomen. In den 1960er- und 1970er-Jahren tauchten in der Presse mehrfach Geschichten über Teilnehmer von Hypnosedemonstrationen auf, die, wie sie berichteten, in einer Trance »stecken geblieben« waren. In Reaktion auf diese Berichte hielten Berufsorganisationen von Hypnosetherapeuten in den 1970er-Jahren Konferenzen über »Notfall«-Techniken zur Enthypnotisierung ab (siehe hierzu Kleinhauz 1982). Obwohl es heute nur noch selten vorkommt, dass es Hypnotisierten nicht gelingt, aus einer Trance zu erwachen, kann ein solcher Vorfall natürlich jederzeit wieder in der Presse auftauchen und eine neue Welle von »Notfall-Dehypnotisierungs«-Diskussionen auf Fachkonferenzen provozieren.

Dass Klienten Schwierigkeiten haben, aus einer Trance wieder aufzuwachen, passiert hauptsächlich, wenn der Hypnotherapeut unzureichend auf ihre Bedürfnisse eingeht. Schwierigkeiten mit dem Aufwachen aus einer Trance können eine Form passiven Widerstands sein. Sie können beispielsweise bei einem herrschsüchtigen Therapeuten auftreten, der entweder den Klienten oder dessen eigene Bemühungen gering schätzt. Vielleicht hat der Therapeut auch versucht, den Klienten in einem ungünstigen Augenblick aufzuwecken. Deshalb zeigt der seine Unzufriedenheit und Missbilligung, indem er sich weigert, die Trance zu verlassen. In jedem Fall beendet der Klient die Trance, nicht der Therapeut, der nur entsprechende Signale gibt.

3) Während der Hypnose schläft der Klient oder ist unbewusst

Viele Menschen glauben, wenn sie während einer Trance nicht völlig das Bewusstsein verlören und/oder wenn bei ihnen keine vollständige Amnesie eintrete, seien sie nicht hypnotisiert. Beispielsweise erwachen Hypnotisierte manchmal aus der Trance und sagen: »Ich war gar nicht in Trance; ich habe alles gehört, was Sie gesagt haben.«

Vollständige Amnesien sind äußerst selten. Wichtiger, als dass der Klient Dinge vergisst, ist, dass er sich an Dinge erinnert. In den meisten Fällen benutzt der Hypnotherapeut Techniken, die die Erinnerung an Suggestionen verbessern sollen. Spiegel und Spiegel (1978) weisen darauf hin, dass es bei der Hypnose eher um eine Intensivierung des fokalen Gewahrseins als um die völlige Ausschaltung des Gewahrseins geht.

4) Hypnose ist ein Zaubermittel

Im Einklang mit der soeben beschriebenen irrigen Vorstellung wollen Klienten sich manchmal hypnotisieren lassen, weil sie eine Art Zaubermittel für die Lösung ihrer Probleme suchen. Sie wollen Hypnose so »einnehmen«, wie man Aspirin einnimmt, um Kopfschmerzen loszuwerden. Doch Hypnose kann bestenfalls den persönlichen Beitrag eines Klienten zu einer auf Kooperation basierenden Therapie aktivieren. Der Klient ist nicht nur passiver Empfänger des Prozesses. Es kommt allerdings vor, dass Klienten sich regelrecht wünschen, »die Kontrolle zu verlieren«. Ihnen wäre es am liebsten, wenn die Hypnose einer unter Anästhesie durchgeführten chirurgischen Operation ähnelte. Verfolgte man diesen Vergleich bis zu seinem logischen Ende, würden sich die persönliche Verantwortung und Bemühungen, Veränderungen zu fördern, auf die Genesung beschränken, und die Klienten stritten jede Beteiligung an der »OP« selbst ab.

5) Unter Hypnose kann man nicht lügen

Viele Menschen glauben, Hypnose wirke wie eine Art Wahrheitsserum oder wie ein Lügendetektor. Erickson (2010) hat darauf hingewiesen, dass Menschen im hypnotischen Zustand ebenso leicht lügen können wie im Wachzustand. Er beobachtete sogar, dass Hypnotisierte besser lügen können, weil die Verringerung ihrer motorischen Aktivität es erschwert, sie beim Lügen zu erwischen.

> Falsche Vorstellungen von Hypnose können einem Hypnotiseur auch zugutekommen. Eine sehr aufgebrachte Patientin schleppte ihren Mann einmal buchstäblich in meine Praxis und rief wütend aus: »Er hat eine Affäre. Ich habe ihn einen Lügendetektortest machen lassen, aber das Resultat war nicht zuverlässig, weil er Medikamente einnimmt. Ich möchte, dass Sie ihn hypnotisieren und ihn dazu bringen, die Wahrheit zu sagen.«
>
> Ich forderte die Frau auf, im Wartezimmer Platz zu nehmen, und brachte den Mann in meinen Behandlungsraum. Er sagte mir sofort die Wahrheit: Er hatte tatsächlich eine Affäre. Er offenbarte mir dies auch ohne Hypnose, weil er glaubte, Hypnose würde ihn zwingen, die Wahrheit zu sagen.

6) Nur besonders suggestible oder leichtgläubige Menschen sind hypnotisierbar

Ältere Autoren haben die Hypnose als einen Zustand verstärkter Suggestibilität beschrieben (Bernheim 1889). Erickson war der Meinung, eine Trance garantiere keineswegs, dass Suggestionen angenommen würden (Erickson, Rossi a. Rossi 1976, dt. 1978, dt. S. 352). Leichtgläubigkeit hat nichts mit Hypnose zu tun, da Menschen unter Hypnose weiterhin zu kritischem Denken fähig sind – sie werden nicht zu Automaten.

Nochmals sei darauf hingewiesen, dass Gehorsam gegenüber einer Autorität ein verbreitetes menschliches Verhalten, aber ein sozialpsychologisches Phänomen und nicht zwingend ein Aspekt der Hypnose ist. Im Grunde sind Menschen psychisch viel eher statisch als formbar. Ein Hypnotiseur muss sich auf irgendeine Weise eine genügend starke »Hebelwirkung« verschaffen, um einen Klienten beeinflussen zu können. Die normalen homöostatischen Mechanismen des Klienten können den autoritären Einfluss einer Suggestion neutralisieren, selbst wenn mit diesem Einfluss eine positive Zielsetzung verbunden ist.

7) Hypnose schwächt den Geist

Einige Klienten fürchten, sie könnten mental geschwächt werden, wenn sie sich hypnotisieren ließen, und sie könnten dann anfälliger für äußere Einflüsse werden. Hypnose kann aber, statt zu schwächen, auch die Persönlichkeit stärken, indem sie ihre Flexibilität und Vorstellungskraft verbessert (siehe. z. B. Gilligan 1987, dt. 1989).

8) Psychotische Patienten können nicht bzw. sollten nicht hypnotisiert werden

Hypnose kann bei jeder im Diagnosehandbuch der American Psychological Association (APA) beschriebenen Diagnose benutzt werden. Ihre Anwendung braucht nicht auf eine bestimmte Patientengruppe beschränkt zu werden (z. B. solche mit Persönlichkeitsstörungen, mit einem Problem, das auf bestimmten Gewohnheiten beruht, mit Anpassungsreaktionen oder mit einer Depression).

Untersuchungen, die sich auf standardisierte Skalen zur Hypnose beziehen, deuten darauf hin, dass akut schizophrene Patienten fast genauso hypnotisierbar sind wie psychisch gesunde Probanden (Pettinati 1982). Chronisch Schizophrene sprechen nicht gut auf standardisierte Hypnoseskalen an. Allerdings werden Menschen, die dieser Gruppe zuzurechnen sind, in der Regel von interpersonalen Einflüssen ferngehalten, und sie sind ihnen gegenüber unempfindlich. Einige Psychiater und Psychologen glauben immer noch, Hypnose könne bei Schizophrenen und Borderline-Persönlichkeiten mit nur schlechter allgemeiner Funktionsfähigkeit eine Psychose auslösen. Aber das trifft nicht zu. Hypnose und aus ihr hervorgegangene Techniken sind bei Psychotikern durchaus erfolgreich angewendet worden (Zeig 1974; Dolan 1985; Scagnelli 1977, 1980; Pyun 2013).

Ich kenne allerdings Fälle, in denen stark verwirrte Patienten Hypnose auf eine für sie unzuträgliche Weise in ein Wahnsystem eingebaut haben. Eine Patientin behauptete, ein Arzt, der sie früher einmal behandelt hatte, habe sie hypnotisiert und »böse Gedanken« in ihren Geist gelegt. Dies war bei ihr im Laufe der Zeit zur fixen Idee geworden. Die Patientin bat nun um eine »Gegenhypnose«, welche die Wirkung des schädlichen Einflusses neutralisieren sollte.

Eine solche Klage kann auf für die Patientin unerträglichen negativen Gefühle einem früheren Therapeuten gegenüber basieren, die indirekt zum Ausdruck kommen. Schon allein die Möglichkeit einer solchen Situation sollte Therapeuten dazu veranlassen, bei der Nutzung von Techniken jeder Art bei der Arbeit mit verwirrten Patienten ganz generell größte Vorsicht walten zu lassen.

9) Die Hypnose könnte etwas enthüllen, womit der Patient nicht fertigwird

Manchmal glauben Klienten, in einer Trance könnte ein tiefes, dunkles Geheimnis offenkundig werden, und dies könne sich sehr schädlich auswirken. Nur sehr selten spielt Trance *allein* eine wichtige Rolle bei der Wiedererschließung einer unterdrückten Erinnerung oder gar beim Offenkundigwerden einer multiplen Persönlichkeit (Greenleaf a. McCartney 2000). Sollte jedoch etwas Unerwartetes auftauchen, so ist dies ungefährlich, sofern der Therapeut kompetent damit umgehen kann. Hypnose ist nicht die einzige Art von Therapie, die Verdrängtes zutage fördert; auch Gestalttechniken und sogar eine konventionelle Psychoanalyse auf der Couch können Ähnliches bewirken.

10) Nicht alle Menschen können hypnotisiert werden, und ich gehöre ganz sicher nicht dazu

Diese irrige Vorstellung wird durch Messungen der Hypnotisierbarkeit mithilfe von Skalen perpetuiert, unter denen die *Stanford Scale of Hypnotic Susceptibility* (Weitzenhoffer a. Hilgard 1962) am häufigsten genutzt wird. Bei ihrer Anwendung wird zunächst eine skriptbasierte Induktion durchgeführt, und im Anschluss daran wird mithilfe einer Anzahl hypnotischer Aufgaben die Fähigkeit der Probanden, verschiedene hypnotische Phänomene zu erleben, untersucht. Eine der Aufgaben besteht beispielsweise darin, die Immobilität eines Arms zu suggerieren. Bewegt nun der »hypnotisierte« Proband seinen Arm um weniger als eine vorher festgelegte Distanz, hat er den Test bestanden.

Ein anderer Test bezieht sich auf negative Halluzinationen. Man zeigt dem Probanden drei kleine Schachteln von unterschiedlicher Farbe und suggeriert, nur zwei der Schachteln seien vorhanden. Der Proband soll dann die Farben dieser beiden Schachteln nennen.

Die Hypnotisierbarkeit eines Probanden wird aufgrund der verwendeten Skalen als invarianter Charakterzug definiert. Testteilnehmer, die zehn der zwölf Aufgaben mit befriedigenden Ergebnissen lösen, werden als stark hypnotisierbar eingestuft; lösen sie vier oder weniger Aufgaben adäquat, gelten sie als schwach hypnotisierbar; und schaffen sie bei fünf bis neun Aufgaben ein zufriedenstellendes Ergebnis, werden sie als mittelmäßig gut hypnotisierbar bezeichnet. Diejenigen, die keine der Aufgaben oder nur sehr wenige zufriedenstellend lösen, werden als nicht hypnotisierbar beurteilt. Allerdings gibt es kaum jemanden, der keine der Aufgaben lösen kann und somit null Punkte erzielt. Fast alle Probanden sprechen auf standardisierte Testskalen mehr oder weniger positiv an.

Aber solche Skalen definieren Hypnose in einem sehr eingeschränkten Sinne, nämlich als Reaktion auf standardisierte hypnotische Aufgaben im Anschluss an eine hypnotische Induktion, die einem vorgegebenen Skript folgt. Die Anwendung eines standardisierten Tests hat zwangsläufig zur Folge, dass sich eine Gruppe von Virtuosen, eine Gruppe durchschnittlich Begabter und eine Gruppe von Probanden mit sehr schlechten Leistungen herausbilden.

Wird eine Sequenz von Aufgaben standardisiert und auf eine Stichprobe angewandt, entspricht die Verteilung der Testresultate stets einer Glockenkurve, was bedeutet, dass sich die Ergebnisse der meisten Teilnehmer im mittleren Teil der Glockenkurve sammeln.

Theoretisch könnte man auf die gleiche Weise eine Skala der »Liebesfähigkeit« kreieren, bei deren Anwendung zunächst eine vorgefasste »Induktion« von Liebe erfolgen würde, an die sich die Ausführung einer Anzahl standardisierter Aufgaben, die irgendetwas mit Liebe zu tun hätten, anschlösse. Probanden, die alle gestellten Aufgaben gut bewältigten, würden dann als »gute Liebende« bezeichnet, und diejenigen, die schlecht abschnitten, als »schlechte Liebende«. Doch kaum jemand würde wohl bestreiten, dass Liebe, ein universelles menschliches Phänomen, von verschiedenen Menschen in unterschiedlichen Situationen unterschiedlich erlebt wird. Und da dies auch für Hypnose gilt, ist der klinische Nutzen standardisierter Tests der Hypnotisierbarkeit äußerst fragwürdig.

Erickson war der Auffassung, dass »jeder, der sozialisiert werden kann, auch hypnotisiert werden kann« (Yapko 1985). Aus seiner Sicht ist Hypnose ein Zustand fokussierten Gewahrseins, in dem ein Mensch psychische und physische Potenziale erschließen kann, die er vorher nicht erkannt hat. Der Zustand der Hypnose ist nicht invariant, sondern verändert sich im Laufe der Zeit. Nach Ericksons Auffassung kann jeder diesen speziellen Gewahrseinszustand erleben, so wie jeder Liebe, Angst, Wut und Schmerz erlebt. Hypnose ist mit einem emotionalen Erlebnis vergleichbar. Jeder Mensch hat eine ganz spezielle Art, auf seine Gefühle intra- und interpersonal zu reagieren. Dabei spielt der Einfluss des Kontexts eine gewisse Rolle. Und Gefühle variieren je nach den Umständen.

Die hier vorgetragene Einschätzung bezüglich der Hypnotisierbarkeitsskalen beinhaltet nicht, dass sie ganz generell völlig unbrauchbar sind. Bei der Operationalisierung der Hypnose im Rahmen der psychologischen Forschung, die versucht, Phänomene zu quantifizieren und zu beschreiben, sind sie durchaus von Nutzen. Die Wechselwirkung zwischen der Hypnotisierbarkeit, gemessen anhand einer Skala, und anderen psychischen und physiologischen Phänomenen kann erforscht werden. Doch die Skalen sind Hilfsmittel, die nur bestimmte Aspekte des Phänomens »Hypnose« messen, und sollten deshalb nicht zur Definition von Hypnose *per se* herangezogen werden (Unterschiede zwischen dem autoritären, standardisierten und ericksonschen Ansatz werden in Gilligan 1987, dt. 1989, und Thomson 1988 beschrieben.)

11) Hochintelligente Menschen sind nicht hypnotisierbar

Es besteht keine signifikante Korrelation zwischen Intelligenz und Hypnotisierbarkeit. Allerdings sind Hochintelligente eher stärker hypnotisierbar (Hilgard 1968). Hilgard dokumentiert auch die Hypnotisierbarkeit verschiedener Persönlichkeitskorrelate.

12) Hypnose verstärkt die Macht der Psyche oder kann helfen, sie zu erschließen

Hypnose ist keine übernatürliche Macht. Sie basiert auf bekannten psychischen Prinzipien. Falls es tatsächlich eine außersinnliche Wahrnehmung geben sollte, hat sie nichts mit hypnotischer Trance zu tun. Eine verwandte irrige Vorstellung, die in einigen Kulturen verbreitet ist, besagt, dass Menschen in Trance anfällig dafür sind, dass wohltätige oder böswillige Geister von ihnen Besitz ergreifen.

Seit einigen Jahren nimmt die Zahl der Menschen zu, die glauben, Hypnose ermögliche Einblicke in frühere Leben. In meiner über 40-jährigen Hypnosepraxis ist es noch nie vorgekommen, dass ein Patient ein »früheres Leben« wieder erlebte oder spontan in eine frühere Existenz regredierte. Frühere Leben sind Produkte des Glaubenssystems von Therapeut und Patient; mit Hypnose haben sie nichts zu tun.

13) Hypnose kann helfen, vergessene Erinnerungen wiederzuerschließen

Einige glauben, Hypnose könne verdrängte oder vergessene Erinnerungen wieder zutage fördern. Die Literatur zu diesem Thema ist sehr umfangreich, und sie auszuwerten würde weit über die Zielsetzung des vorliegenden Buches hinausgehen. Lesern, die sich mit diesem Thema und insbesondere mit dem False Memory Syndrome eingehender befassen wollen, sei Yapko (1994) empfohlen.

14) Hypnose kann zur Stärkung mentaler Funktionen genutzt werden

Einige glauben, man könne mithilfe von Hypnose ein fotografisches Gedächtnis entwickeln, das sich an alles erinnere, was man gelesen und gesehen habe. Tatsächlich kann Hypnose helfen, mentale Blockaden aufzulösen, welche die Leistungsfähigkeit einschränken; aber sie vermag die Fähigkeiten eines Menschen nicht über sein angeborenes Potenzial hinaus zu erweitern. Zwischen diesen Fähigkeiten und ihrer Aktivierung besteht allerdings eine große Kluft, die sich niemals völlig überwinden lässt. Hypnose vermag diese Kluft deutlich zu verringern, weil die Einschränkungen, denen die Nutzung des vorhandenen Potenzials unterliegt, oft aus den persönlichen Überzeugungen des Betroffenen resultieren. Beispielsweise ist den meisten Menschen nicht klar, dass sie mentale Funktionen zur Beeinflussung ihrer Physiologie nutzen können, etwa des Blutdrucks, der Blutzirkulation und der Schmerzwahrnehmung. Hypnose vermag Barrieren, die auf selbsteinschränkenden Überzeugungen beruhen, zu überwinden.

15) Der Hypnotiseur braucht besondere Hilfsmittel/Werkzeuge

Das Bild des Hypnotiseurs, der ein Pendel schwingen lässt, eine Scheibe mit einer Spirale dreht oder den Klienten auffordert, in eine Kristallkugel zu schauen, um eine Trance zu induzieren, prägt nach wie vor die volkstümliche Sicht der Hypnose. Diese stereotype Vorstellung ist auch heute noch so weit verbreitet, dass manche Klienten geradezu enttäuscht sind, wenn sie in der Praxis eines Hypnotherapeuten nicht mit solchen Dingen konfrontiert werden. Die meisten Menschen können problemlos in eine Trance eintreten, indem sie sich etwas vorstellen, worauf sie ihre Aufmerksamkeit richten. Ein spezielles »Werkzeug« ist dazu nicht erforderlich, ebenso wenig wie ein spezieller »Hypnosestuhl«. In Ericksons Behandlungsraum stand für die Patienten ein simpler Stuhl mit aufrechter Lehne, die sich nicht verstellen ließ.

16) Hypnotische Suggestionen halten nur eine bestimmte Zeit an

Manchmal glauben Patienten, sie brauchten »Auffrischungssitzungen«, wenn die Wirkung hypnotischer Suggestionen »nachlasse«. Diese falsche Vorstellung nutzen gewissenlose Hypnotiseure seit Langem, um ihre Kunden dazu zu bringen, möglichst oft zur »Auffrischung« zu ihnen zu kommen. Bei sachgerechtem Vorgehen kann die Reaktion auf Hypnose derjenigen beim Erlernen einer neuen motorischen Aufgabe ähneln. Wenn man das Fahrradfahren erlernt, bleibt einem dieses Wissen ein Leben lang erhalten. Sogar Probleme wie das der Schmerzkontrolle lassen sich innerhalb weniger Hypnosesitzungen deutlich und dauerhaft verändern. Wenn ein Klient Referenzerlebnisse für das Erreichen klar definierter Ziele verfestigt, ist es nicht nötig, eine solche Behandlung zu wiederholen.

Die obigen »Mythen« über Hypnose existieren keineswegs nur bei Laien. Auch Psychiater und Psychotherapeuten tragen oft dazu bei, sie am Leben zu erhalten. Wenn Klienten von Kollegen an uns überwiesen werden, stehen sie, wenn sie zu uns kommen, gelegentlich unter dem massiven Einfluss von Warnungen, die wir dann zunächst entkräften müssen.

Im Rahmen einer traditionellen Hypnosebehandlung werden solche »Mythen« auf der Ebene des Bewusstseins angesprochen. Erickson korrigierte falsche Vorstellungen dieser Art häufig auf indirektem Wege. Beispielsweise bestand eine seiner Strategien darin, Patienten im Zustand der Hypnose zu demonstrieren, dass sie weiterhin zu kritischem Denken fähig waren.

Alle obigen »Mythen« spiegeln eine grundlegende Sorge, die sich entweder auf verstärkte oder auf verringerte Kontrolle bezieht. Einige Menschen glauben, sie könnten mithilfe von Hypnose ihre persönliche

Verantwortung für eine Veränderung verringern. Viele Klienten sehen Hypnose als eine potenzielle äußere Quelle gewünschter Macht und Motivation. Beispielsweise kann ein Klient, der sich aus eigener Kraft nicht zu dem Entschluss durchringen kann, ernsthafte Anstrengungen zu unternehmen, um abzunehmen, einen Hypnotiseur aufsuchen, der ihm wirksamere Suggestionen anbietet – Suggestionen, die eher zu den gewünschten Resultaten führen als die falschen Versprechen, die der Betreffende sich selbst gibt.

Die Transaktionsanalyse (TA) vertritt die Auffassung, dass jede Persönlichkeit aus einem Eltern-Ich, einem Erwachsenen-Ich und einem Kind-Ich besteht. Das Eltern-Ich gibt Ratschläge, die kritisieren oder nährend wirken können; das Erwachsenen-Ich verarbeitet Informationen; und das Kind-Ich passt sich an, rebelliert oder reagiert autonom und enthusiastisch auf die Botschaften des Eltern-Ichs. Im TA-Sprachgebrauch sagen Patienten sich häufig (als Eltern-Ich zum Kind-Ich), was sie tun »sollten«: abnehmen; mit dem Rauchen aufhören; usw. Widersetzt sich das Kind-Ich diesen Ratschlägen, sucht sich der Patient manchmal einen Hypnotherapeuten, der für das Eltern-Ich als »äußeres Power-Pack« fungiert und das Kind-Ich »zur Räson bringt«. Die traditionelle Hypnose arbeitet zuweilen tatsächlich so und kann damit auch Erfolg haben. Ericksons Ansatz hingegen ruft die Reaktionen durch Nutzung indirekter Suggestionen hervor, was dazu führt, dass das Kind-Ich durch sein Autonomiestreben und seinen Enthusiasmus aktivierend wirkt.

Die Diagnose der Hypnotisierbarkeit des Patienten

Nachdem der Hypnotherapeut die falschen Vorstellungen eines Patienten über Hypnose ausgeräumt hat, macht er sich ein Bild von dessen Hypnotisierbarkeit. Die Diagnose basiert im Rahmen des traditionellen Modells auf zwei Arten von Suggestibilitätstests: standardisierten und informellen. Nicht alle Vertreter der traditionellen Hypnoseansätze benutzen diese Methoden, aber wir beziehen sie hier ein, um dem Leser einen umfassenden, wenn auch vereinfachenden Überblick zu geben.

Informelle Suggestibilitätstests und standardisierte Verfahren haben unterschiedlichen Zielsetzungen. Standardisierte Verfahren dienen der Gewinnung zuverlässiger und valider empirischer Daten. Informelle Suggestibilitätstests hingegen sind Werkzeuge der Suggestion. Aus den Reaktionen auf informelle Suggestibilitätstests lässt sich keine Beurteilung der Hypnotisierbarkeit ableiten. Sie sollen dem Klienten vielmehr vor Augen führen, dass er ein Kandidat mit guten Voraussetzungen für die beabsichtigte hypnotische Arbeit ist.

Standardisierte Tests

Standardisierte Testverfahren sind Skalen für die Hypnoseforschung wie die bereits erwähnte Stanford Scale. Standardisierte Tests werden in klinischen Zusammenhängen selten genutzt, informelle Tests hingegen häufiger. Einige Praktiker benutzen allerdings standardisierte klinische Skalen, bei denen es sich um adaptierte Versionen der Forschungsskalen handelt. Eine weitere standardisierte Skala, die Kliniker nutzen können, ist *das Hypnotic Induction Profile* von Spiegel und Spiegel (1978).

Informelle Suggestibilitätstests

Dabei handelt es sich um eine Folge hypnotischer Aufgaben, denen keine hypnotische Induktion vorangeht. Der Test besteht darin, dass der Klient aufgefordert wird, bestimmte hypnotische Phänomene zu zeigen, obwohl keine formelle Induktion erfolgt ist. Sinn und Zweck dieses Verfahrens ist, den Klienten zu positiven Reaktionen zu bewegen und ihn außerdem in eine motivierte Verfassung zu versetzen. Der Hypnotiseur will den Klienten dazu bringen zu erkennen, dass er reagieren kann und wird. Informelle Suggestibilitätstests führen zu besseren Reaktionen als standardisierte Tests, weil der Hypnotiseur sich dabei bemüht, durch seinen Einfluss eine maximale Wirkung zu erzielen. Hingegen bleibt der Testleiter bei standardisierten Verfahren neutral; die Beeinflussung der Probanden mit dem Ziel, die Reaktionsbereitschaft zu verbessern, ist dabei verboten.

Vier informelle Suggestibilitätstests werden von traditionell orientierten Hypnotherapeuten häufig benutzt: (1) Eimer und Ballon, (2) Schwanken im Stand, (3) Gefaltete Hände, (4) Das Kohnstamm-Phänomen.

1) Eimer und Ballon

Bei diesem Test wird der Patient aufgefordert, die Augen zu schließen und seine Arme vor dem Körper auf Schulterhöhe parallel auszustrecken. Der Hypnotiseur suggeriert dann, dass an einem seiner Handgelenke ein mit schwerem Sand gefüllter Eimer und am anderen ein mit Helium gefüllter Ballon hängt. Der Hypnotiseur kann dabei so tun, als würde er tatsächlich einen Eimer und einen Ballon an die beiden Handgelenke des Patienten hängen. Er kann die angestrebten Empfindungen und die gewünschte Reaktion auch vorsichtig suggerieren, indem er das Handgelenk, an dem der imaginäre Eimer hängt, leicht nach unten drückt und den Arm mit dem imaginären Ballon etwas anhebt. Anschließend soll der Patient sich vorstellen, dass das Gewicht des schweren Eimers den einen Arm nach unten zieht, und gleichzeitig soll er die Leichtigkeit des Ballons spüren, der den anderen Arm emporzieht. Nach einer gewissen Zeit wird er aufgefordert, die Augen zu öffnen und sich davon zu überzeugen, dass der schwere Arm tatsächlich nach unten und der leichte nach oben »gezogen« worden ist.

Analysieren wir diese Technik, stellen wir fest, dass die Ermahnungen des Hypnotiseurs darauf zielen, beim Klienten eine positive Reaktion hervorzurufen. Außerdem wird dieser dazu angehalten, seine Imagination zu aktivieren, wobei der Wunsch vieler Menschen genutzt wird, das eigene kreative Vorstellungsvermögen unter Beweis zu stellen. Die subtileren nonverbalen Suggestionen des Herabdrückens und Emporhebens je eines Arms sind deshalb wichtig, weil sie Bewegungsempfindungen initiieren und die positiven Reaktionen in Gang setzen. Indem er reagiert, stellt der Patient seine Eignung für eine Hypnosebehandlung unter Beweis.

2) Schwanken im Stand

Beim zweiten Suggestibilitätstest muss der Proband seine Füße parallel und dicht nebeneinander auf dem Boden positionieren und gleichzeitig auf einen Punkt an der Decke direkt über seinem Kopf fokussieren. Dann stellt er sich vor, dass ein starker Wind bläst, der seinen Körper schwanken lässt. Der Hypnotiseur verstärkt diese Suggestion, indem er sich hinter den Patienten stellt und seine Arme so ausstreckt, dass er ihn jederzeit auffangen kann; dadurch wird verhindert, dass der Patient sich verletzt, wenn er zu weit rückwärts schwankt und zu fallen droht.

Auch in diesem Fall müssen die Suggestionen des Hypnotiseurs so gestaltet sein, dass die gewünschte Wirkung tatsächlich eintritt. Der Klient wird aufgefordert, eine labile Standposition einzunehmen, mit eng nebeneinanderstehenden Fersen und emporgerichtetem Kopf, was die Wahrscheinlichkeit unwillkürlicher Körperbewegungen stark erhöht. Auch die nonverbalen und verbalen Verhaltensweisen des Hypnotiseurs fördern Schwankungen des Körpers. Wenn er hinter dem Klienten steht und darauf wartet, dass er ihn »retten« muss, ist das ein sehr wirksames nonverbales Signal. Dem Hypnotiseur geht es darum, dem Klienten implizit die Auffassung nahezubringen: »Ich reagiere auf eine Weise, die ich bisher nicht von mir kannte. Hypnose ist für mich das Richtige.«

3) Gefaltete Hände

Bei diesem Test wird dem Patienten aufgetragen, die beiden Handflächen aufeinanderzulegen und die Finger wie zum Gebet zu »falten«. Anschließend wird ihm suggeriert, er könne seine Hände nicht mehr voneinander trennen, sie seien zusammengeklebt, wozu der Hypnotiseur eventuell pantomimisch das Verkleben der Hände mithilfe von Klebstoff vorspielen kann.

Den Zielen des Hypnotiseurs kommen in diesem Fall physiologische Veränderungen zugute, welche die Reaktionsbereitschaft eines Patienten verstärken. Schweißentwicklung an den Handflächen beispielsweise verstärkt ein Gefühl des Zusammengeklebtseins. Und das »Falten« der Finger erschwert die Trennung der Hände voneinander. Werden die Finger dabei gedrückt, können sogar Schwellungen auftreten, die ebenfalls die Trennung der beiden Hände erschweren.

4) Das Kohnstamm-Phänomen

Auch beim Kohnstamm-Phänomen, einer unwillkürlichen Muskelbewegung nach längerer intensiver Muskelanspannung, wird durch physiologische Indikatoren eine Atmosphäre der Offenheit für Einflussnahmen gefördert. Der Proband wird aufgefordert, sich im rechten Winkel zum Hypnotiseur hinzustellen und dabei die Arme an den Körperseiten zu halten. Der Hypnotiseur hält ein Handgelenk des Probanden fest, während dieser den betreffenden Arm gegen den vom Hypnotiseur erzeugten Widerstand drückt. Hat der Widerstand eine gewisse Zeit gewirkt, entfernt sich der Hypnotiseur, und der Proband wird aufgefordert, den Arm zu entspannen und zu beobachten, was daraufhin passiert. Zu diesem Zeitpunkt kann der Hypnotiseur die erwartete Reaktion vorführen, nämlich eine Aufwärtsbewegung des Arms in einem dissoziierten Zustand. Ist die Bewegung eingetreten, erklärt der Hypnotiseur, sie zeige besondere hypnotische Reaktionsbereitschaften an.

Das Kohnstamm-Phänomen ist für die Hypnose besonders relevant, weil es die Aktivität im dissoziierten Zustand als möglich erscheinen lässt, die, wie wir noch sehen werden, eine wichtige Komponente der Hypnose ist. In dieser frühen Phase der Therapie erlebt der Proband dissoziierte Bewegungen als vorher nicht erkannte Fähigkeit zu automatischen Verhaltensweisen. Auf diese Weise hat der Hypnotiseur die Möglichkeit repräsentiert (bzw. ausgesät), bei der nachfolgenden Induktion und Hypnosebehandlung die Dissoziation zu nutzen.

Das Kohnstamm-Phänomen ist ein normaler physiologischer Effekt, den man für hypnotische Zwecke nutzen kann. Ein ähnlicher Effekt tritt auf, wenn man einen Arm ausstreckt und die Hand mit aneinandergedrückten Fingern so weit wie möglich zurückbiegt. Nach einer Weile streben die Finger dann automatisch auseinander. Wie das Kohnstamm-Phänomen kann man auch diesen Effekt nutzen, um Patienten von ihrer Hypnotisierbarkeit zu überzeugen.

Suggestibilitätstests werden in der traditionellen Hypnosepraxis auch heute noch benutzt. Bühnenhypnotiseure suchen sich mit ihrer Hilfe oft geeignete Kandidaten für ihre Vorführungen aus. In der klinischen Arbeit hingegen werden solche Methoden inzwischen eher missbilligt, weil sie übermäßig dramatisch wirken. (Weitere Informationen über Suggestibilitätstests gibt Kroger 1977.)

Diagnostische Informationen lassen sich mithilfe standardisierter und informeller Suggestibilitätstests nur beschränkt sammeln. Entweder reagiert der Patient positiv und wird dann als »gut« oder »hinreichend« hypnotisierbar eingestuft, oder er erweist sich als nicht hypnotisierbar. Hingegen werden bei der Nutzung solcher Tests Informationen über besondere Charakteristika des Klienten und über die Art seiner hypnotischen Reaktion im Allgemeinen ignoriert. Die anschließende Induktion und Behandlung sind im Grunde Routineverfahren, weshalb die Diagnose individueller Unterschiede als unnötig angesehen wird. Der ericksonsche Ansatz dagegen schenkt individuellen Unterschieden Beachtung, und dies ermöglicht es, eine Therapie auf den einzelnen Klienten abzustimmen.

Induktion

Dem traditionellen Modell gemäß folgt der Präinduktionsphase eine formelle Induktion, in der ein hypnotischer Zustand primär durch Standardsuggestionen erreicht wird, die auf Faszination und Entspannung zielen. Die Faszination wird erzeugt, indem man den Patienten auf einen Reiz wie eine sich drehende Scheibe, auf der eine Spirale abgebildet ist, das Ticken einer Uhr, einen Punkt an einer Wand oder eine Körperempfindung fokussieren lässt. Der Hypnotiseur versucht gewöhnlich, mittels direkter Suggestion eine progressive Entspannung herbeizuführen: »Entspannen Sie Ihre Füße; entspannen Sie die Fußknöchel; entspannen Sie die Waden; entspannen Sie die Oberschenkel; entspannen Sie die Beine …« usw. Auf diese Weise wird der Patient dazu gebracht, auf die Einzelheiten des Entspannungsprozesses zu fokussieren. In der Regel nutzen Hypnotherapeuten bestimmte Induktionen, die sie bevorzugen, immer wieder. Manchmal tragen sie sie in einem theatralischen Stil wie den leidenschaftlichen Monolog eines Bühnenschauspielers vor. Solche Induktionsskripte erstrecken sich über eine bestimmte, dem Hypnotiseur bekannte Zeitspanne, meist über 10 bis 20 Minuten.

Vertiefung

Man kann den hypnotischen Zustand auf verschiedene Arten vertiefen, die entweder einzeln oder in Kombination zur Anwendung kommen können: durch *direkte Suggestionen*, durch *Nutzung einer Skala*, durch *Zählen*, durch *geführte Imagination*, durch *nonverbale Techniken* und durch *Testsuggestionen*.

Direkte Suggestionen

Zur Intensivierung einer Trance kann ein traditionell arbeitender Hypnotherapeut suggerieren: »Gehen Sie tiefer und tiefer …« Oder: »Entspannen Sie sich noch tiefer und immer tiefer …« Dabei ist es von zusätzlichem Nutzen, wenn die Suggestionen mit tiefer Bassstimme vorgetragen werden.

Nutzung einer Skala

Man kann das Erleben der Trancetiefe auch mithilfe einer imaginären Skala fördern. (Informationen über Hypnoseskalen zur Förderung der Trancetiefe sind in Tart 1972 zu finden). Ein Hypnotherapeut könnte beispielsweise suggerieren: »Ich werde Ihr Unbewusstes jetzt gleich bitten, über die Tiefe Ihres hypnotischen Zustandes zu berichten. Dazu werde ich eine 20 Abstufungen umfassende Skala verwenden, auf der ›20‹ für wach steht, ›10‹ für eine mittlere Tiefe und ›0‹ für eine sehr tiefe Trance. Ich werde mit meinem Stift ein Tippgeräusch erzeugen; und wenn Sie dieses Geräusch hören, werden Sie vor Ihrem inneren Auge eine Zahl sehen, welche die Tiefe Ihres hypnotischen Zustandes anzeigt.«

Der Hypnotiseur ist vorbereitet, auf jedes Ergebnis positiv zu reagieren. Nennt der Klient beispielsweise die Zahl zehn, kann der Hypnotiseur sagen: »10 ist ein sehr guter Wert. Ich bitte Sie, nun fünfmal sehr tief zu atmen und dann bis auf 15 hinunterzugehen. Bitte nicken Sie, wenn Sie dort angekommen sind.«

Zählen

Eine Variante der Skalentechnik ist das Zählen: »Während ich von 20 bis 1 zurückzähle, wird sich Ihr Zustand mit jeder Zahl um ein Zwanzigstel des Weges bis zur tiefsten Tiefe vertiefen.« Beim Zählen kann der Hypnotiseur direkte Suggestionen einstreuen (die im folgenden Beispiel durch Kursivschrift markiert werden): »20, *langsam und leicht in die Tiefe*, 19, *ganz allmählich tiefer*, 18, *tiefer und tiefer gehen* …« usw.

Nicht nur Anhänger der traditionellen Hypnose nutzen die Zähltechnik. Auch Erickson hat in der mittleren Phase seiner Karriere das Zählen als Induktionstechnik verwendet (Erickson, Haley a. Weakland 1959; Rossi 2015, Bd. 1, S. 295–358). Merkwürdigerweise zählte Erickson allerdings aufwärts. Das legt den Gedanken nahe, dass er den hypnotischen Zustand als »höheren« Zustand ansah.

Geführte Imagination

Auch die geführte Imagination wird häufig zur Vertiefung einer Trance genutzt. Man kann den Patienten beispielsweise auffordern, sich eine Szene am Meer vorzustellen, und ihn zu einem intensivierten sensorischen Erlebnis geleiten. »Spüren Sie die Wärme des Sandes und die Frische der Brise. Hören Sie das Geräusch der Brandung. Sehen Sie die weißen Schaumkronen der Wellen vor sich.« Durch die Intensivierung des sensorischen Erlebens wird auch das Gefühl, dass die Trance tiefer wird, verstärkt.

Die Treppenmethode, eine andere häufig zur Förderung der Trancetiefe genutzte Imaginationstechnik, wird oft mit dem Zählen und mit direkten Suggestionen kombiniert. »Stellen Sie sich vor, Sie gehen eine Treppe mit 20 Stufen hinab, und Sie gelangen mit jedem Schritt ein Zwanzigstel tiefer in die Tiefe. 20, *Sie fühlen sich entspannter*, 19, *so angenehm*, 18, *einfach die Entspannung zulassen* …« usw.

Nonverbale Techniken

Auch Berührung kann eine Trance vertiefen. Man sollte diese Möglichkeit aber sehr umsichtig und im Einklang mit den entsprechenden Richtlinien für die klinische Arbeit nutzen. Ein traditionell arbeitender Hypnotherapeut kann beispielsweise während des Ausatmens leichten Druck auf die Schultern eines Patienten ausüben und so gleichzeitig Suggestionen und körperliche Empfindungen der Trancetiefe übermitteln. Leichtes Anheben der Schultern durch den Hypnotiseur kann das Erwachen aus der Trance fördern. Auch strategisches abwechselndes Anheben und Absenken der Schultern kann das Gefühl einer Vertiefung der Trance stärken. Weitere nonverbale Vertiefungstechniken sind ein leichtes Kneifen der Hände, was bewirkt, dass sich der Klient nach innen zurückzieht, sowie sanftes Abwärts- und Vorwärtsziehen des Kopfes.

Auch in die Zählmethode können nonverbale Techniken einbezogen werden, beispielsweise die Anpassung von Zählgeschwindigkeit und Atmung des Hypnotiseurs an die Atemfrequenz des Patienten, insbesondere beim Ausatmen. Dieses Verfahren verstärkt das Gefühl einer Vertiefung der Trance zusätzlich. Das Spiegeln der physiologischen Rhythmen des Patienten verbessert den Rapport zu ihm und ermutigt ihn, sich in tiefere Tiefen zu wagen. Erickson passte sein Sprechen oft dem Ausatmen seiner Patienten an.

Testsuggestionen

Suggestionen als Test auf hypnotische Phänomene kommen meist am Ende der Vertiefungsphase zur Anwendung. Ihr Sinn und Zweck ist es hauptsächlich, zu »beweisen«, dass der Klient auf die Hypnose anspricht. Außerdem nutzt man sie als Vertiefungstechniken, denn wenn der Klient den Suggestionen folgt und hypnotische Phänomene erlebt, hat er das Gefühl, tiefer in die Trance hineinzugehen. Erickson hat als einer der Ersten die Auffassung vertreten, dass das Produzieren hypnotischer Phänomene zum Erleben einer Vertiefung des Trancezustandes führt (Erickson a. Erickson 2008).

Hypnotische Phänomene

Weil das Erleben hypnotischer Phänomene beim Klienten das Empfinden der Trancetiefe verstärkt, ist es sowohl für traditionell orientierte Hypnotherapeuten als auch für die Anhänger ericksonscher Methoden nützlich, die klassischen hypnotischen Phänomene zu kennen. Allerdings nutzen die beiden Ansätze hypnotische Phänomene deutlich unterschiedlich.

Hypnotische Phänomene können direkt oder indirekt suggeriert werden, und sie können spontan auftreten. Im Rahmen des traditionellen Modells bevorzugt man direkte Suggestionen gegenüber indirekten Verfahrensweisen.

Der Leser kann beim Studium der folgenden Liste versuchen, sich vorzustellen, wie das Erlebnis eines bestimmten hypnotischen Phänomens Patienten beeinflussen könnte.

1) Halluzinationen

Positive und negative Halluzinationen bestehen in illusionären Wahrnehmungen und Empfindungen. Eine Suggestion, die auf eine positive Halluzination zielt, kann einen Patienten im visuellen Wahrnehmungsmodus dazu bringen, etwas zu sehen, das nicht existiert (z. B. eine Rose, die aus dem Boden wächst), auditiv dazu, etwas nicht Vorhandenes zu hören (z. B. das Läuten einer Schulglocke), und taktil dazu, etwas zu spüren, das nicht da ist (z. B. eine Wärmeempfindung). Positive olfaktorische und gustatorische Halluzinationen wie das Riechen von Parfüm oder das Schmecken eines süßen Geschmacks können ebenfalls induziert werden.

Im Falle einer negativen Halluzination erleben die Hypnotisierten etwas nicht, das tatsächlich vorhanden ist oder geschieht. Eine negative visuelle Halluzination kann beispielsweise beinhalten, dass der Klient einen Stuhl, der sich im Raum befindet, nicht sieht. Eine negative olfaktorische Halluzination kann darin bestehen, dass der Betreffende Ammoniak nicht riecht, obwohl ihm jemand diesen Stoff direkt unter die Nase hält.

Außerdem gibt es propriozeptive Halluzinationen. Beispielsweise kann ein Klient das Gefühl haben, sein Kopf sei weiter von seinen Füßen entfernt, als er tatsächlich ist.

2) Anästhesie und Analgesie

Anästhesie und Analgesie sind spezielle Formen taktiler Halluzination. Anästhesie beinhaltet, dass jemand eine Empfindung nicht spürt, beispielsweise weil ihm suggeriert wurde, dass seine Hand völlig empfindungslos ist. Bei Analgesie handelt es sich um eine Verringerung der Empfindungsfähigkeit, die leichter herbeizuführen ist als eine Anästhesie. Ein Patient kann beispielsweise eine Taubheitsempfindung halluzinieren, die sich so anfühlt, als trüge er an einer Hand einen Handschuh. Der Arzt/Hypnotiseur kann dann durch die Haut auf dem Handrücken des Hypnotisierten eine sterile Nadel stecken.

3) Amnesie

Eine Amnesie wird traditionell als induziertes Vergessen definiert, das auf die Präsentation eines bestimmten Signalreizes hin wieder aufgelöst werden kann. Man könnte einem Patienten suggerieren: »Sie werden die Zahl 4 vergessen. Stellen Sie sich eine Tafel vor, auf der die Zahlen 1 bis 10 geschrieben stehen. Und nun wischen Sie die Zahl 4 aus. Sie wird wieder auftauchen, sobald ich ein Klopfsignal gebe.« Dann wird der Klient aufgefordert, bis 10 zu zählen, wobei die Amnesie ihn dazu bringt, die Zahl 4 zu überschlagen.

Man kann eine Amnesie auch als Reaktion ohne volles Gewahrsein dieser Reaktion und/oder des Ursprungs der Suggestion verstehen (ausführlichere Informationen über die Amnesie aus Sicht der traditionellen und der ericksonschen Hypnose in Zeig 1985b).

4) Hypermnesie

Hypermnesie beinhaltet die detaillierte Erinnerung an ein reales Ereignis, an das man sich vorher nicht erinnern konnte, nicht zuletzt, weil man keinen Grund hatte, sich genau daran zu erinnern, oder an das man sich lange Zeit nicht erinnert hat. Ein Beispiel hierfür ist die Erinnerung daran, wo in der Klasse man im ersten Schuljahr gesessen hat.

5) Altersregression

Im Zustand der Hypnose kann ein Patient eine Erinnerung so anschaulich beschrieben haben, dass er die Erinnerung in der Gegenwart in Form einer Altersregression wieder erlebt. Beispielsweise kann ein Patient auf eine Suggestion des Hypnotherapeuten hin wiedererleben, wie und wo er in der ersten Schulklasse saß.

6) Zeitverzerrung

Man kann einem Patienten auch suggerieren, dass er die Zeit in Trance anders erleben wird als im Alltagsleben, dass sie ihm länger oder kürzer vorkommen wird als die »reale« Uhrzeit. »Wenn ich Sie auffordere, die Augen zu öffnen und mit mir zu reden, werden Sie das Gefühl haben, dass zwei Stunden vergangen sind, seit wir mit der Hypnose begonnen haben.«

Erickson war einer derjenigen, die sich als Erste mit dem Phänomen der Zeitverzerrung in Hypnose wissenschaftlich auseinandergesetzt haben; dieses hypnotische Phänomen ist als Letztes entdeckt worden. (Weitere Informationen in Cooper a. Erickson 1959; Rossi 2015, Bd. 3, S. 317–364).

7) Dissoziation

Dissoziation beinhaltet den autonomen oder semiautonomen Ablauf eines mentalen oder physischen Prozesses. Es handelt sich um ein nicht dem Willen unterworfenes (avolitionales) Erlebnis. Etwas »passiert einfach«. Wenn ein Hypnotherapeut beispielsweise mit geführter Imagination arbeitet und einen Patienten anleitet, sich eine Szene am Meeresstrand vorzustellen, kann er ihm suggerieren, dass er sich den Strand anschaut und dort plötzlich eine freundlich wirkende Person entdeckt, die unerwartet auf ihn zugeht.

Abgesehen von einer solchen mentalen Dissoziation, kann man auch eine physische Dissoziation wie Katalepsie (eine Art wachsweicher Flexibilität eines Körperteils) und eine unbewusste Armlevitation suggerieren. Anschließend hat der Klient das Gefühl, das betreffende Körperglied sei vom übrigen Körper getrennt oder zumindest nicht »richtig« mit ihm verbunden. In einem gewissen Maße ist Dissoziation bei jedem Erleben eines hypnotischen Phänomens im Spiel.

8) Automatisches Verhalten

Automatisches Schreiben und Zeichnen sind ziemlich spektakuläre Effekte, die nur bei Erreichen einer starken Dissoziation auftreten. Im klassischen Fall können Patienten in diesem Zustand ein Gespräch führen und gleichzeitig mit ihren Händen Dinge aufschreiben oder zeichnen, die mit dem Gesprächsthema nicht das Geringste zu tun haben. Ich habe einmal eine besonders begabte Probandin gebeten, mit ihrer nicht dominierenden Hand in Spiegelschrift einen Limerick zu Papier zu bringen. Es gelang ihr tatsächlich, diese Aufgabe in einem Zustand der Selbsthypnose auszuführen. Als sie aufwachte und ihr Gedicht las, errötete sie, weil ihr der Inhalt des Limericks peinlich war. Sie war in einem so stark dissoziierten Zustand gewesen, dass ihr der Inhalt dessen, was sie geschrieben hatte, völlig entgangen war.

9) Ideomotorisches Verhalten

Ideomotorisches und ideosensorisches Verhalten sind autonome Verhaltensweisen oder sensorische Reaktionen auf einen Gedanken oder eine Suggestion. Fingersignale sind ein Beispiel für ideomotorisches Verhalten. Der Hypnotiseur suggeriert, dass der Proband das Wort »Ja« denkt und dann feststellt, welcher Finger sich dabei bewegt. Im Anschluss daran kann sich der rechte Zeigefinger »einfach bewegen«. Eine andere Fingerbewegung könnte »Nein« signalisieren. Mithilfe solcher Signale lassen sich Psychodynamiken untersuchen. (Beispiele für die Nutzung ideomotorischer Signale in einer Therapie beschreiben Cheek a. LeCron 1968; Rossi a. Cheek 1988; Cheek 1962).

An einem ideosensorischen Erlebnis ist der Geschmacks- oder Geruchssinn beteiligt. Beispielsweise kann man einen Klienten instruieren, an eine Limone zu denken, mit dem Ergebnis, dass bei ihm Speichelfluss einsetzt. Ideomotorische und ideosensorische Effekte scheinen im Zustand der Hypnose intensiviert zu werden.

10) Posthypnotische Suggestion

Eine posthypnotische Suggestion ist eine andere Form von dissoziativem Verhalten, und in der Regel tritt dabei eine Amnesie ein. Der Hypnotiseur suggeriert dem Patienten in Hypnose, dass er nach der Trance ein bestimmtes Signal, beispielsweise ein Klopfgeräusch, produzieren wird. Hört der Patient dieses Geräusch, führt er automatisch und unerwartet eine ihm zuvor suggerierte Handlung aus – beispielsweise indem er sich am Kopf kratzt. Erickson fand heraus, dass ein Patient, um eine solche posthypnotische Handlung auszuführen, wieder in einen Trancezustand eintritt (Erickson a. Erickson 2008).

Beobachtungen über hypnotische Phänomene

Patienten können in hypnotischen Zuständen ein extrem großes Funktionsspektrum produzieren. Die psychischen und behavioralen Zustände, die in Zusammenhang mit hypnotischen Phänomenen erreichbar sind, versetzen nicht nur Beobachter, sondern auch die Klienten selbst oft in Erstaunen. Man kann unter Hypnose physiologische Veränderungen suggerieren. Beispielsweise können Klienten ihren peripheren Blutkreislauf beeinflussen, auf somatische Hauterkrankungen einwirken, vaskuläre Kopfschmerzen unterbinden usw.

Hypnotische Phänomene sind normale Verhaltensweisen, die in der Regel unbemerkt bleiben. Im Zustand der Hypnose werden sie konsolidiert und für einen bestimmten Zweck organisiert. Beispielsweise spielt das Phänomen der Zeitverzerrung auch im Alltagsleben eine Rolle. Wenn man bei strömendem Regen auf einen Bus wartet, scheint die Zeit stillzustehen. Hingegen haben wir beim Lesen eines spannenden Buches manchmal das Gefühl, die Zeit vergehe im Fluge. Diese auch im normalen Alltagsleben auftretenden Effekte kann man unter Hypnose suggerieren, um das Phänomen der Zeitverzerrung hervorzurufen.

Ein anderes Beispiel für ein auch im Alltagsleben vorkommendes hypnotisches Phänomen ist automatisches Verhalten. Zu Beginn jedes neuen Jahres schreiben die meisten von uns manchmal automatisch das Datum des vorigen Jahres auf. Ebenso ertappen sich Menschen beim Telefonieren oft dabei, dass sie eine Zeichnung auf Papier kritzeln, die mit dem Telefongespräch, das sie führen, nicht das Geringste zu tun hat – was dem automatischen Zeichnen recht nahe kommt.

Sogar ein so spektakulärer Effekt wie derjenige der Altersregression hat eine Entsprechung im Alltagsleben. Beispielsweise können wir beim Autofahren oder beim Duschen so intensiv in eine Erinnerung versinken, dass wir die entsprechende Situation im Grunde wiedererleben.

Wie man hypnotische Phänomene nutzen kann

Forscher, Traditionalisten und ericksonsche Therapeuten nutzen hypnotische Phänomene unterschiedlich. Forscher beispielsweise nutzen sie in Verbindung mit standardisierten Labortests, um die latente Hypnotisierbarkeit von Probanden zu quantifizieren. Traditionalisten hingegen machen sich mithilfe hypnotischer Phänomene ein Bild von der Hypnotisierbarkeit eines Klienten (so wie es im Rahmen von Hypnotisierbarkeitstest geschieht) und nutzen diese Phänomene als Vertiefungstechnik. Ericksonsche Therapeuten sind insbesondere daran interessiert, hypnotische Phänomene als hochwirksame therapeutische Ressourcen zu elitizieren (Edgette a. Edgette 1995).

Hypnotische Phänomene werden von Traditionalisten für die Induktion und die Trancevertiefung verwendet und um die Klienten von der Wirksamkeit der Hypnose zu überzeugen. In der Vorinduktionsphase dienen sie einem bestimmten Zweck, in der Induktionsphase einem anderen, und in der Vertiefungsphase sollen sie dem Klienten plausibel machen, dass er sich wirklich in Trance befindet.

Hypnotische Phänomene werden in der Präinduktionsphase, in der sie als informelle Suggestibilitätstests fungieren, genutzt, ohne als solche bezeichnet zu werden. Schauen wir uns beispielsweise die Tests »Schwanken im Stand« und »Eimer und Ballon« genauer an, so helfen die »Halluzinationen« eines starken Windes und die Gefühle der Leichtigkeit oder Schwere dem Klienten, an die Macht der Trance zu glauben. Vor diesen Suggestionen wird keine formelle Induktion durchgeführt.

Wie bereits erwähnt wurde, verlässt sich die traditionelle Tranceinduktion stark auf die Wirkung von Faszination und Entspannung. Die folgenden Suggestionen, die das Phänomen der visuellen Halluzination nutzen, können zu einer Induktion ausgebaut werden: »Schauen Sie auf die Wand. Stellen Sie sich dort eine Uhr mit einem großen, roten, schnell laufenden Sekundenzeiger vor. Versuchen Sie, dieses Bild sehr genau vor sich zu sehen. Schauen Sie sich das Gehäuse an ... die Farbe der Zeiger ... wie die Ziffern angebracht sind. Wenn der Sekundenzeiger das nächste Mal die 12 passiert, atmen Sie tief, schließen Sie die Augen, und gehen Sie tief in die Trance.« Auch die Armlevitation (Sacerdote 1970) wird als Induktionsmethode benutzt.

In der Vertiefungsphase der traditionellen Hypnose sind hypnotische Phänomene wichtig, um den Klienten davon zu überzeugen, dass seine Trance tiefer wird, und außerdem sind sie Wegbereiter der traditionellen Suggestionstherapie. Die Veränderung des Willenseinflusses und die Steigerung des Engagements durch das Erleben hypnotischer Phänomene modifizieren die Autonomiewahrnehmung. Indem der Hypnotherapeut mit Suggestibilitätstests beginnt und sie während der Induktions-, Vertiefungs- und Therapiephase fortsetzt, verstärkt er die Vorstellung von einer Veränderung der Selbstkontrolle. Dem Klienten wird »demonstriert«, dass er über sein Erleben und Verhalten keine bewusste Kontrolle mehr hat. Die übernimmt der Hypnotherapeut oder, besser noch, das Unbewusste des Klienten. Im Grunde widerspricht der Hypnotherapeut durch sein Verhalten der Art, wie er selbst in der Präinduktionsphase die Vorstellung von Kontrolle entmythologisiert hat. Das Erleben einer Veränderung der Kontrolle ist für die Anwendung von Suggestionen in der Therapiephase von zentraler Bedeutung.

Behandlung

Nach dem traditionellen Modell basiert die Behandlung auf positiven oder negativen Suggestionen. Beispielsweise könnte man einem phobischen Patienten suggerieren: »Sie werden sich in Situationen wohlfühlen, in denen Sie sich bisher gefürchtet haben.« Und bei einem Raucher könnte man die folgende negative Suggestion verwenden: »Zigaretten werden Ihnen unangenehm sein. Sie werden Ihnen nicht schmecken.«

Doch ohne Hypnose wäre es sinnlos, diese Suggestionen anzubieten. Wird mit dem Klienten hingegen zunächst eine Induktion durchgeführt, erlebt er anschließend hypnotische Phänomene, beispielsweise eine Armlevitation, und folgen darauf die therapeutischen Suggestionen, nimmt er das Suggerierte eher an, weil die gesamte Inszenierung des hypnotischen Erlebnisses seine Reaktion beeinflusst. Das Hervorrufen hypnotischer Phänomene als Testsuggestionen in der Vertiefungsphase verstärkt die Reaktion auf die therapeutischen Suggestionen. Und die Bereitschaft, direkte Suggestionen anzunehmen, wird auch vergrößert, weil der hypnotisierte Patient schon erlebt hat, dass sein Bewusstsein nicht die völlige Kontrolle über eine Situation hatte. Weil sich nach der Induktion und Vertiefung die Kontrolle deutlich verändert hat, kann der Patient dissoziierter und automatischer auf die Suggestionen des Therapeuten reagieren. Die Veränderung hängt also nicht ausschließlich von bewusster (willensgesteuerter) Aktivität ab.

Die Idee, dass das Unbewusste in Trance die Kontrolle übernimmt, wird in der traditionellen Hypnose schon früh »ausgesät«. Die Suggestibilitätstests in der Vorinduktionsphase (bei denen hypnotische Phänomene ohne vorherige Induktion hervorgerufen werden) basieren auf autonomen Funktionen. Ein traditionell orientierter Hypnotiseur ist sich allerdings nicht unbedingt darüber im Klaren, dass er »sät«. Das Säen des Erlebnisses der Willenlosigkeit in der Präinduktionsphase verbessert die Möglichkeit, diese Willenlosigkeit in der Behandlungsphase zu nutzen, was für die spätere Arbeit mit therapeutischen Suggestionen wichtig sein kann. (Weitere Informationen über das Säen in Zeig 1990).

Die avolitionale Qualität der Hypnose entspricht der Unmöglichkeit, das Symptom willentlich zu beeinflussen, ein Tatbestand, der die therapeutische Wirkung verstärken kann (siehe hierzu Gilligan 1988; Zeig 1987, dt. 1991). Definitionsgemäß entziehen sich sowohl die Hypnose als auch die Symptome in gewisser Weise »der Kontrolle des Bewusstseins«. Ein Teil der Hypnosewirkung könnte auf der Möglichkeit basieren, dass das Problem auf der Erlebensebene angesprochen wird, auf der es entstanden ist. Weil das Problem als außerhalb der Einflusssphäre des Bewusstseins erlebt wird, kann man es mithilfe von Hypnose auf einer »unbewussten« Ebene ansprechen.

Abschluss

Ein traditionell arbeitender Hypnotherapeut beendet die Trance, nachdem er die therapeutischen Suggestionen vorgetragen hat. Den Zeitpunkt des Abschlusses und des Aufwachens aus der Trance bestimmt der Therapeut. Meist geschieht dies mithilfe der Suggestion des Zählens von 1 bis 5, woraufhin der Patient aus der Trance erwacht. Das kann wie folgt formuliert werden: »1 – Sie werden immer wacher. 2 – Sie sind völlig wach. 3 – Sie öffnen die Augen. 4 – Sie strecken sich. 5 – Nun sind Sie völlig wach! Sie sind nun vollständig aufgewacht und fühlen sich erfrischt und voller Energie.« Die Abschlusssuggestionen verlagern die Kontrolle wieder zum Bewusstsein des Klienten, und der diffusere Zustand des normalen Wachbewusstseins wird wiederhergestellt. Der therapeutische Rapport, der in der Induktionsphase auf das Unbewusste (und/oder den Hypnotiseur) übergegangen war, wird nun wieder auf das Bewusstsein des Klienten zurückübertragen. Oft kommen auch »ich-stärkende« Suggestionen zur Verbesserung des Wohlbefindens hinzu, beispielsweise: »Sie werden sich nach dem Erwachen aus der Trance noch viele Stunden zuversichtlich und mit sich selbst zufrieden fühlen.«

Nach dem Abschluss kann der Hypnotherapeut mit dem Klienten über das Erlebnis der Hypnose sprechen und dessen positive Reaktionen ratifizieren. Durch die Ratifikation wird dem Patienten offen oder implizit bestätigt, dass er sich außerordentlich stark engagiert und willensunabhängige Aktivität entwickelt hat – dass sich hinsichtlich seiner Kontrolle über das, was geschehen ist, etwas verändert hat. In diesem Zusammenhang können folgende Standardfragen gestellt werden: »Wie lang ist Ihnen die Trance erschienen?« (Dies impliziert, dass es zu einer Zeitverzerrung gekommen ist.) – »Haben Sie vorher schon einmal erlebt, dass sich Ihr Arm so gehoben hat?« (Die Frage bezieht sich auf das realisierte hypnotische Phänomen.) – »Haben Sie schon einmal eine so tiefe Entspannung erlebt?« – »Haben Sie vorher schon einmal so lebhafte Erinnerungen gehabt?« (Dies impliziert, dass Hypermnesie-Suggestionen stattgefunden haben.) Wenn Patienten über eine Veränderung ihres Engagements und ihrer Willenskraft berichten, bestätigen sie damit, dass sie eine Trance erlebt haben, und ratifizieren und verstärken so implizit die Wirksamkeit der therapeutischen Suggestionen.

Anmerkung: Während der Induktionsphase und während der gesamten Therapie liegt die »Kontrolle« (im Sinne einer Kontrollüberzeugung) beim Unbewussten oder sogar beim Hypnotherapeuten.

Wie das traditionelle Hypnosemodell heute verwendet wird

Das traditionelle Modell und seine Varianten werden in der hypnotherapeutischen Praxis auf der ganzen Welt auch heute noch sehr oft genutzt. Man könnte dieses Modell entfernt mit dem Essen in einem Restaurant vergleichen: Man betritt den Gastraum, bekommt einen Tisch (Präinduktion), einen Appetizer (Induktion), Salat (Vertiefung), den Hauptgang (Therapie) und ein Dessert (Abschluss). Bei allen Gängen kann man auf der Speisekarte zwischen verschiedenen Optionen wählen.

Leider sind die Wahlmöglichkeiten beim traditionellen Hypnosemodell stark eingeschränkt, und die speziellen Ernährungsbedürfnisse des Patienten werden kaum berücksichtigt. Hypnotherapeuten, deren Arbeit auf diesem Modell basiert, orientieren sich oft strikt an einem Lehrbuch, dem sie ein Protokoll für die Behandlung eines bestimmten Problems entnehmen. In Büchern über traditionelle Hypnose, beispielsweise in dem von William Kroger (1977), gibt es Kapitel, die dem Leser bestimmte Techniken für die Präinduktion, die Induktion, die Vertiefung, die Behandlung und den Abschluss vermitteln. Geht es einem Patienten um Schmerzkontrolle, kann sich der Hypnotherapeut in seinem Lehrbuch entsprechende Skripts anschauen und sie auswendig lernen. In solchen Büchern werden therapeutische Suggestionen für die meisten gängigen Probleme beschrieben. Das Kapitel über Phobien in Krogers Lehrbuch enthält detaillierte therapeutische Suggestionen für Phobiebehandlungen. Das Kapitel über Fettleibigkeit beschreibt Suggestionen, die sich auf dieses Problem beziehen. Man kann das gesamte Programm für die Präinduktionsphase auswendig lernen. Ich vermute, dass viele Therapeuten es sogar einfach wörtlich aus dem Buch ablesen.

Die von Spiegel (1970) entwickelte Methode für die Behandlung von Klienten, die das Rauchen aufgeben wollen, folgt ebenfalls diesem »Kochbuch«-Ansatz. Es handelt sich dabei um ein 45 Minuten dauerndes, genau erforschtes Programm mit einigen ausgezeichneten Eigenschaften. Bei allen Patienten wird die gleiche Methode angewendet, wobei Spiegel einige wertvolle kleine Varianten für verschiedene Persönlichkeitstypen beschreibt. Wie wenn ein begabter Schauspieler den Hamlet spielt, kann auch bei der Anwendung dieses Protokolls jede »Aufführung« frisch und ursprünglich wirken. Erickson war jedoch der Auffassung, die Anwendung standardisierter Modelle gleiche dem Verhalten eines ärztlichen Geburtshelfers, der jedes Baby mit einer Geburtszange aus dem Mutterleib ziehe (Zeig 2013). Doch mit einer Behandlung nach dem traditionellen Modell kann man durchaus Erfolge erzielen. Spiegel hat mit seinem sehr gut erforschten Nichtraucherprogramm Erstaunliches bewirken können (Spiegel a. Spiegel 1978), und die generelle Erfolgsquote von Behandlungen nach dem traditionellen Modell liegt wahrscheinlich noch höher. Das ist kein schlechtes Ergebnis für ein leicht anwendbares standardisiertes Behandlungsverfahren.

Es folgt nun …

… die Parodie einer Behandlung wegen Fettleibigkeit nach dem traditionellen Hypnoseansatz

Hypnotherapeut:
Präinduktion: Übergewicht zu haben ist ein riesiges Problem. Das muss sehr schwierig für Sie sein. Was wissen Sie eigentlich über Hypnose? Nein, Sie verlieren dabei nicht die Kontrolle über sich und werden auch nicht »ausgeknockt«. Hypnose verstärkt die Selbstkontrolle sogar letztlich. Wir werden nun einen Suggestibilitätstest durchführen, um zu demonstrieren, wie Ihre Vorstellung Ihr Verhalten beeinflusst. Strecken Sie bitte die Arme nach vorn aus, und schließen Sie die Augen. Stellen Sie sich vor, Sie halten in einer Hand einen Ballon und in der anderen einen Eimer voll Sand. Und nun öffnen Sie die Augen und stellen die unterschiedliche Wirkung fest. Sie sehen, Hypnose ist für Sie die richtige Technik!

Induktion: Richten Sie die Aufmerksamkeit auf meine Uhr. Während sich die Zeiger vor Ihren Augen abwärtsbewegen, schließen Sie die Augen und lassen zu, dass sich Ihr ganzer Körper entspannt: den Kopf … entspannen; den Hals … entspannen; die Schultern … entspannen; die Brust … entspannen; die Arme … entspannen; die Beine … entspannen. Entspannen Sie sich!

Vertiefung: Entspannen Sie sich tief. Und stellen Sie sich vor, Sie gehen eine Treppe mit 20 Stufen hinunter. Sie gehen jeweils eine Stufe abwärts, während ich von 20 bis 1 zähle. 20 ... 19 ... 18 ... 17 ... 16 ... 15 ... 14 ... 13 ... 12 ... 11 ... 10 ... 9 ... 8 ... 7 ... 6 ... 5 ... 4 ... 3 ... 2 ... 1. Tief im Schlaf. Nun können Sie die Augen nicht mehr öffnen. Versuchen Sie es; geben Sie sich wirklich Mühe. [Der Klient reagiert positiv auf die Testsuggestion.]

Behandlung: Und nun Ihre Suggestionen: Sie werden mit der streng geheimen Zeig-Diät beginnen. Sie besteht aus zwei Prinzipien: erstens nichts Weißes und nichts, was Weißes enthält, essen, beispielsweise Zucker, Weizenauszugsmehl und große Mengen Salz. Zweitens, was Sie nicht waschen können, essen Sie nicht.

Abschluss: Wachen Sie nun wieder auf, während ich von 1 bis 5 zähle: 1 ... 2 ... 3 ... 4 ... 5. Sie wachen erfrischt und hellwach auf. Sie fühlen sich ausgezeichnet. Wie lebendig war das? Sehr lebendig? Gut. Zahlen Sie am Empfang, und machen Sie einen Termin für nächste Woche.

(Die nächste Woche kommt:)

THERAPEUT: Übergewicht zu haben ist ein riesiges Problem. Das muss sehr schwierig für Sie sein ...

Bei Anwendung des traditionellen Modells ist Verstärkung notwendig, und der Hypnotiseur wiederholt das ursprüngliche Skript in den Verstärkungssitzungen möglicherweise wörtlich. Verstärkung ist deshalb erforderlich, weil sich die Suggestionen abnutzen können.

Diesem Hypnosemodell zufolge wird das Unbewusste durch wiederholte Suggestionen gefüllt. Alte, verfestigte Gewohnheiten müssen weichen. Sobald die unbewussten negativen Verhaltensmuster des Klienten umprogrammiert und so erneuert worden sind, ist die Behandlung abgeschlossen. Da die therapeutischen Suggestionen »versickern« können, müssen sie häufig wiederholt werden.

Das traditionelle und das von Erickson entwickelte Modell

Man kann das Wesen der traditionellen Hypnose mithilfe der Transaktionsanalyse und ihrer Idee der drei Ich-Zustände erklären. Um noch einmal an die Funktion der drei Ich-Zustände zu erinnern: Das Eltern-Ich kritisiert und nährt; das Erwachsenen-Ich verarbeitet faktische Informationen; und das Kind-Ich passt sich an, rebelliert oder reagiert autonom und enthusiastisch auf die Botschaften der Eltern.

Einige Patienten, die hypnotisch behandelt werden wollen, suchen eine Methode, die den Druck ihres Eltern-Ichs so stark erhöht, dass ihr Kind-Ich »gehorcht«. Ein Patient ermahnt sich (das Eltern-Ich ermahnt das Kind-Ich) dann: »Du solltest aufhören zu rauchen.« Führt das zu nichts, sucht er einen Hypnotherapeuten auf, der die gewünschte Botschaft zu Gehör und das Kind-Ich zur Räson bringen soll. Manchmal ist Verstärkung erforderlich, die das Kind an die Regeln erinnert. Die traditionelle Hypnose ist ein dem Eltern-Ich verwandtes Modell; der Hypnotherapeut arbeitet hauptsächlich von seinem autoritären Eltern-Ich-Zustand aus.

Wir werden sehen, dass die ericksonsche Therapie nicht primär vom Eltern-Ich bestimmt ist. Statt dass der Hypnotherapeut, von seinem Eltern-Ich ausgehend, autoritäre Suggestionen übermittelt, kommuniziert er von vielen unterschiedlichen Aspekten aus (und aus verschiedenen Blickwinkeln), um die Stärken des Patienten zu aktivieren. Der ericksonsche Ansatz kreiert durch Nutzung von Implikationen ein »soziales Vakuum«, das der Klient durch Autonomie und Enthusiasmus aktiviert. Durch indirekte Suggestionen und kreative Ambiguität wird der Patient in den Veränderungsprozess hereingezogen. Oberflächlich scheinbar von Erwachsenem zu Erwachsenem übermittelte Botschaften sind gleichzeitig Kommunikationen von Kind zu Kind, die das Autonomiestreben anregen sollen.

Bei der traditionellen Hypnose übernimmt der Hypnotherapeut die Führung, weil er im Besitz der Macht ist. In der ericksonschen Therapie hingegen werden die latenten Ressourcen des Patienten elizitiert.

Die traditionelle Hypnose ist ein komplexer Prozess »geschenkverpackender« Suggestionen, welche die dargebotenen Ideen mit Kraft ausstatten sollen. Erickson hat das traditionelle Hypnosemodell verbessert, indem er bestimmte Aspekte hervorhob und andere in den Hintergrund stellte. Statt standardisierter linearer Verfahrensweisen entwickelte er ein maßgeschneidertes, flexibles und mosaikartiges Mehrebenenmodell. Der Patient erfüllt dabei das, was der Therapeut ihm anbietet, mit Energie und erschließt seine eigene Macht. So wird er in die Lage versetzt, neue, adaptivere Realitäten zu schaffen.

Traditionelle Kochbuchmodelle erfordern vom Therapeuten wenig Input. Der Vorteil von Behandlungsverfahren dieser Art ist, dass sie standardisiert sind und empirisch erforscht werden können. Ericksonsche Ansätze hingegen können sich für Therapeuten, die nach einem über das Traditionelle hinausgehenden individualisierten Ansatz suchen, als kreative und wirksame Alternativen erweisen.

Insgesamt besteht das traditionelle Hypnosemodell aus fünf aufeinanderfolgenden Phasen: (1) der Präinduktion, (2) der Induktion, (3) der Vertiefung, (4) der Therapie und (5) dem Abschluss. In jeder dieser Phasen führt der Therapeut eine Anzahl von Routineoperationen aus. Die Metapher des Verlustes der bewussten Kontrolle ist für dieses therapeutengesteuerte Modell der Programmierung durch direkte Suggestionen von zentraler Bedeutung.

Um uns dem anzunähern, was einen ericksonschen hypnotischen Ansatz ausmacht, können wir die Trancephänomene eingehender erforschen. Dabei werden wir feststellen, dass Induktionsmethoden die anvisierten Phänomene elizitieren müssen, damit der Patient eine Trance erreichen kann.

8 Die Orientierung an den hypnotischen Phänomenen

Theoretiker beschäftigen sich seit Langem mit der Frage, was Hypnose eigentlich ist. Bis heute gibt es weder einen Konsens über eine Definition der Hypnose noch darüber, was Hypnose beinhaltet. Wie Liebe, Gebet und Musik ist Hypnose ein subjektives Erlebnis, und es ist schwierig, zu einem Konsens über eine objektive Definition der Hypnose zu gelangen. Verschiedene Experten haben sie ihren jeweiligen theoretischen Sichtweisen entsprechend definiert.

Viele Wissenschaftler halten die Dissoziation für eine der wichtigsten Komponenten der Trance. Um die Wende zum 20. Jahrhundert vertrat Pierre Janet die Auffassung, bei der Hypnose handle es sich im Grunde um Dissoziation. Hilgard und Hilgard (1977) entwickelten eine Neodissoziationstheorie der Hypnose, die auf die zahlreichen kognitiven Kontrollmechanismen im menschlichen Verhalten Bezug nimmt. Doch nicht alle Theoretiker halten die Dissoziation für einen der wichtigsten Indikatoren der Hypnose. Die Psychoanalytiker Brenman und Gill (1947) bezeichneten Hypnose als »Regression im Dienste des Ichs«. Weitzenhoffer (1953) hat sie im Sinne von Suggestibilität definiert. Der Behaviorist T. X. Barber (1969) wies auf die Bedeutung der Aufgabenmotivation und der Definition einer Situation als Hypnose hin. Die Sozialpsychologen Sarbin und Coe (1972) benutzten die Rollentheorie, um Hypnose im Sinne von »Als-ob«-Verhaltensweisen zu beschreiben – was beinhaltet, dass ein Proband in Trance so handelt, »als ob« er hypnotisiert worden wäre. Spiegel und Spiegel (1978) entwickelten die These von der Existenz einer biologischen Grundlage der Hypnose, wohingegen andere postulieren, Hypnose sei im Grunde nichts anderes als Entspannung (Edmonston 1981).

Erickson vertrat die Auffassung, Hypnose sei ein veränderter »Zustand«; er hat das Phänomen Hypnose aber auch noch auf viele andere Arten definiert, wobei das Konzept »Zustand« in einigen Fällen keine Rolle spielte. Einmal hat er beispielsweise vorgeschlagen, Hypnose sei eine Präsentation von Ideen, die das Erfahrungswissen des Klienten selbst aktivierten (Zeig 1987, dt. 1991).

Dissoziation, rollendefiniertes Verhalten, kontextdefiniertes Verhalten, Aufgabenmotivation und Responsivität werden im hier vorgestellten ericksonschen Modell allesamt berücksichtigt. Allerdings werden diese Konzepte aufgrund von Ericksons Einfluss etwas anders gedeutet, als frühere Theoretiker es getan haben.

Wie ein Hypnotherapeut die Hypnose definiert, wirkt sich auf die hypnotischen Phänomene aus. Hält er die Dissoziation für wesentlich, stellt er diesen Aspekt möglicherweise unbewusst in den Vordergrund. Sieht er die Entspannung als primäres Wirkprinzip an, induziert er diesen Effekt. Es gibt keinen bestimmten »Zustand« der Hypnose, der als eine Art Konstante existiert. Vielmehr handelt es sich bei dem, was wir Hypnose nennen, um ein komplexes Amalgam, das viele unterschiedliche Elemente beinhaltet, die sich im Laufe der Zeit verändern. Auch hier bietet sich ein Vergleich mit Liebe an; sie existiert in vielen Formen, beispielsweise als romantische Liebe, als Liebe unter Familienmitgliedern, als spirituelle Liebe usw. Die Spielarten der Liebe sind so vielfältig, dass sie zu unzähligen Romanen, Gedichten und Liedern inspiriert hat. Unterschiedliche Umstände kreieren unterschiedliche »Zustände« der Liebe, und doch wird das Gefühl in allen Fällen »Liebe« genannt. Ebenso kann man Hypnose differenzieren und dann von dissoziativer Hypnose, aktiver Hypnose, Entspannungshypnose, imaginativer Hypnose und vielen anderen Varianten von Hypnose sprechen, je nachdem, welcher Aspekt der Hypnose dem Hypnotiseur am wichtigsten ist und welche Orientierung der Patient hat.

Bedenken Sie beispielsweise, dass unterschiedliche »Induktionen« von Speisen unterschiedliche »Zustände« der Sättigung zur Folge haben. Fast Food zu essen erzeugt ein anderes Sättigungsgefühl als ein Essen in einem guten Restaurant. Obwohl in beiden Fällen ein Zustand der Sättigung eintritt, wird das Sättigungsgefühl sehr unterschiedlich beschrieben werden.

Es ist unklar, ob es invariante, objektive Zustände der Trance gibt, die man erforschen und quantifizieren kann (siehe beispielsweise Kirsch 2011). Das vorliegende Buch vertritt einen eher fließenden Ansatz des Entwickelns einer Definition der Hypnose und stellt die interaktionelle Responsivität in den Mittelpunkt.

Wie könnte man vorgehen, um zu einer akzeptablen Definition der Hypnose zu gelangen? Es gibt viele Möglichkeiten der Kategorienbildung, beispielsweise die der äußeren Erscheinungsformen, der Ätiologie, der Geschichte und der Beziehung hypnotischer Phänomene zu anderen Dingen. Die theoretischen Erwägungen des Betrachters, die durch eine individuelle »Linse« (Perspektive) und entsprechende sprachliche Ausdrucksformen geprägt werden, liefern die Grundlage für die Klärung des Konzepts der Hypnose. Beispielsweise könnte man im Falle einer intrapsychischen Definition der Hypnose Ideen aus theoretischen Ansätzen wie denjenigen der Psychoanalyse und der Lerntheorie beziehen. Man könnte sie aber auch aus interpersonaler Perspektive verstehen und für die Definition Konstrukte der Sozialpsychologie oder Systemtheorie nutzen.

Dem hier vorgestellten ericksonschen Modell liegen sowohl intrapsychische als auch interpersonale Konstrukte zugrunde, was eine sehr flexible Definition der Hypnose ermöglicht. Diese Orientierung mag für Wissenschaftler, die sich um Präzision bemühen und die eine operative Definition bevorzugen, ein Gräuel sein; Kliniker hingegen profitieren von der hier angestrebten fließenden Betrachtungsweise, die viele Perspektiven einbezieht, weil sie eher an der Maximierung der subjektiven Wirksamkeit als an der Definition und Abgrenzung objektiver Realitäten interessiert sind.

Definitionen sind nicht neutral, sondern beeinflussen und begrenzen häufig auf ihnen basierende Handlungen. Beispielsweise benutzt ein Therapeut, der sich um eine möglichst objektive Weise des Herangehens an die Hypnose bemüht, für Induktion und Therapie wahrscheinlich ein vorgefasstes Skript. Führt dies zum gewünschten Erfolg, ist nichts dagegen einzuwenden; ist das nicht der Fall, sollte man sich um eine neue Definition der Hypnose bemühen und sich ihr entsprechend verhalten. In der Regel bringt die flexibelste Perspektive die reichhaltigsten Resultate. Und da die starre Haltung von Patienten oft die Wurzel der Probleme ist, derentwegen sie Hilfe suchen, ist es nur logisch, wenn ein Therapeut flexibles Verhalten vorlebt, um seine Patienten zu flexiblerem Verhalten zu motivieren.

Man kann Hypnose operativ aufgrund der Phänomene, die sie ausmachen, definieren. Für den hier vorgestellten »kommunikationsorientierten Ansatz« des Hypnoseverständnisses ist die Nutzung mehrerer Definitionen der Hypnose charakteristisch, wobei die Hypnose im Einklang mit den Funktionen, die sie erfüllt, und mit den Wirkungen, die sie hervorruft, dargestellt wird. Dabei werden wir die Perspektiven des Therapeuten, des Patienten und des äußeren Beobachters einbeziehen. Das vorliegende Kapitel untersucht verschiedene hypnotische Phänomene, so wie der Patient sie erlebt. Die folgenden Kapitel beschreiben Eindrücke bezüglich Hypnose aus ericksonscher Sicht.

Die Sicht der Hypnose aus der Perspektive ihrer Phänomene, die für dieses Buch von zentraler Bedeutung ist, ist ein reduktionistisches Modell. Hypnose ist ein System, das als Entität wahrgenommen und klassifiziert wird. Man kann sich ein Bild von der Funktionsweise eines Systems machen, indem man seine Komponenten studiert. Systeme können deterministisch oder linear sein. Ein Auto ist ein Beispiel für ein deterministisches System. Die Teile ergeben das Ganze. Versteht man die Teile und wie sie zusammenpassen, versteht man das System als Ganzes. Bei einem Auto leistet ein reduktionistischer Ansatz gute Dienste. Will man jedoch wissen, wie Regen in einer Wolke entsteht, gelangt man durch Reduktion der Wolke auf ihre Elemente nicht zu einer völlig befriedigenden Antwort. Und will man einen Baum verstehen, ist es zwar wichtig, ihn aus seinen Wurzeln, Zweigen und Blättern herzuleiten, doch reicht dies nicht, um zu erklären, wie der Baum »funktioniert«.

Nun gibt es außer den deterministischen auch nichtlineare Systeme, und Hypnose ist ein nichtlineares System. Weil sich dieses System nicht voraussehbar verhält, gibt es keine klare, deterministische Antwort auf die Frage nach dem Wesen der Hypnose. Die Variabilität der Hypnose ist eine Konstante. Es gibt keinen absoluten »Zustand«. Hypnose hat ähnliche Eigenschaften wie ein Fraktal; es handelt sich dabei um ein instabiles synergistisches Amalgam. Kennt man den Anfangs-»Zustand«, weiß man noch nichts über den ausgereiften »Zustand« und kann ihn auch nicht voraussagen. Und kennt man den ausgereiften »Zustand«, kann man von ihm aus nicht auf den Anfangs-»Zustand« schließen.

Trotzdem können wir aus dem Verständnis der Komponenten der Hypnose sowohl praktische als auch theoretische positive Auswirkungen ableiten. Aus diesem Grund haben wir uns für eine Darstellung aus der Perspektive der hynotischen Phänomene entschieden.

Die Perspektive der hpynotischen Phänomene

Die Phänomenologie beleuchtet das tatsächlich Gegebene und Geschehende. Wir können etwas über das Wesen der Hypnose herausfinden, indem wir uns Klarheit darüber verschaffen, wie Patienten eine Trance erleben.

Aus der Sicht des Patienten müssen erkennbare subjektive Veränderungen stattfinden, damit er das Bestehen einer Trance bestätigen kann (Zeig 1987, dt. 1991). Die im Folgenden beschriebenen subjektiven Erlebnisse treten entweder in Reaktion auf die auf mehreren Ebenen gleichzeitig erfolgende hypnotische Induktion des Therapeuten oder spontan auf. Man kann fünf Kategorien subjektiven Erlebens unterscheiden. Patienten berichten oft, sie seien in einem bestimmten Kontext hypnotisiert gewesen, wenn eine Kombination von mehreren der folgenden subjektiven Ereignisse vorliegt: eine Veränderung des Gewahrseins und der Erlebensintensität, willensunabhängiges Erleben und Reagieren und Wahrnehmung des Erlebten als Hypnose.

Aus der Sicht der Patienten ist Hypnose eine Kombination der fünf genannten Elemente des Erlebens. Sie müssen nicht unbedingt alle diese Elemente erleben, um über einen Zustand der Hypnose zu berichten. Wie viele der genannten Faktoren erlebt werden müssen und in welcher Kombination, ist von Patient zu Patient unterschiedlich.

Veränderung der Wahrnehmung

In Reaktion auf die Induktion berichten Patienten häufig über Veränderungen kognitiver Prozesse, unter anderem der Aufmerksamkeit und der Konzentrationsfähigkeit. Die Aufmerksamkeit kann sich auf unterschiedliche Arten verändern, beispielsweise kann sie fokussierter oder diffuser sein sowie nach innen oder nach außen gelenkt werden. Auch die Fokussierung auf den gegenwärtigen Augenblick kann stärker werden. Und die Konzentration kann schärfer und entspannter werden. Weiterhin kann sich die sinnliche Wahrnehmung verändern: Sie kann sich ungewöhnlich stark auf einen bestimmten sensorischen Reiz oder eine Kombination solcher Reize konzentrieren und dadurch alle anderen aus dem Bewusstsein verbannen. Patienten können verstärkt auf visuelle Eindrücke, Geräusche/Klänge, Berührungen, Gerüche und/oder die Propriozeption fokussieren.

Entscheidend ist, dass sich ihre Wahrnehmung signifikant verändert. Bei manchen reicht schon das Erleben einer Veränderung der Aufmerksamkeit, um sie dazu zu bringen, von sich zu behaupten: »Ich bin in Trance!« Ihre Aufmerksamkeit muss dazu nicht unbedingt nach innen gerichtet sein, wie traditionelle Hypnoseansätze es vertreten. Tatsächlich können Menschen in Hypnose sogar hyperalert und extrem stark außenorientiert sein, sodass sie sich im »hyperempirischen« Zustand befinden (Gibbons 1979). Man braucht in Hypnose nicht einmal passiv zu sein, denn es gibt auch die »aktive Wachtrance« *(active alert trance)* (Wark 1998). Eine Hypnose kann nämlich auch induziert werden, während die Probanden auf einem Ergometer trainieren.

Veränderung der Erlebensintensität

Eine zweite Reaktion, über die hypnotisierte Patienten häufig berichten, ist eine, verglichen mit dem »normalen« Bewusstseinszustand, veränderte Intensität des Erlebens. Eindrücke können in diesem Zustand stärker oder schwächer werden. Die Veränderung der Erlebensintensität kann sich einer tiefen Entspannung annähern. Andererseits ist eine starke Entspannung für das Bestehen eines hypnotischen Zustandes nicht zwingend erforderlich. Im Falle einer signifikanten Veränderung der Intensität des sensorischen Erlebens, beispielsweise einer Intensivierung der visuellen Wahrnehmung, berichten Patienten manchmal, dass sie einen hypnotischen Zustand erleben. Und wenn die Erinnerungen lebendiger werden oder bildliche Vorstellungen lebhafter erscheinen, als es im normalen Wachzustand der Fall ist, kommt es ebenfalls vor, dass Patienten berichten, sie hätten einen hypnotischen Zustand erlebt.

Einige berichten über eine Trance, wenn ihnen bestimmte Aspekte ihres Erlebens als verschwommener erscheinen. Beispielsweise registrieren einige eine Abschwächung körperlicher Empfindungen oder dass sie das Vergehen der Zeit weniger klar erleben oder ihnen äußere Reize weniger lebendig vorkommen usw. Auch das Gewahrsein kann getrübt werden, und einige erleben sensorische Reize als abgeschwächt. Und schließlich bringt auch eine Verringerung der Erlebensintensität manche Patienten dazu, über ein hypnotisches Erlebnis zu berichten.

Erleben von willensunabhängigem Verhalten (Unwillkürlichkeit)

In der Regel berichten Patienten über ein hypnotisches Erlebnis, wenn sie ein gewisses Maß an Aktivität ohne Beteiligung ihres Willens (bzw. eine dissoziative Aktivität) erleben – wenn sie das Gefühl haben, dass etwas »einfach so passiert« ist oder dass sie »ein Teil von etwas … und gleichzeitig davon getrennt« *(a part of … and apart from)* sind. Das dissoziative Erlebnis kann in solchen Fällen körperlich oder mental sein.

Ein Beispiel für körperliche Dissoziation ist die Armlevitation, bei welcher der Patient das Gefühl hat, seine Hand und sein Arm bewegten sich »von selbst« aufwärts. Es mag als merkwürdig erscheinen, sich eine Verhaltensreaktion ohne Mitwirkung des Willens vorzustellen, doch sollte man bedenken, dass die meisten sozialen Reaktionen automatisch erfolgen. Ein nicht willensgesteuertes mentales Erlebnis kann eine Visualisation sein. Beispielsweise kann ein Patient im

Rahmen einer geführten Fantasie dazu aufgefordert werden, sich vorzustellen, dass er auf einem Weg geht. Der Therapeut kann ihn dann fragen: »Worauf treffen Sie plötzlich auf Ihrem Weg?« Dies kann bewirken, dass der Patient in einem der sensorischen Bereiche ein »spontanes« Erlebnis hat.

Eine zweite Art von Dissoziation ist die innere Empfindung, »ein Teil von etwas ... und gleichzeitig davon getrennt« zu sein. Patienten berichten häufig über eine Trance, wenn ihr Gewahrsein »geteilt« ist und mehrere Ebenen umfasst. Hypnotisierte sagen oft: »Ich habe Ihnen zugehört, aber ein Teil von mir war anderswo.« – »Ich weiß, dass ich hier war, aber ich hatte das Gefühl, auf einer Wolke dahinzutreiben. Dort war ich.«

Eine dritte Art von Dissoziation kommt in einer leichten Destabilisierung zum Ausdruck. Diesen Zustand hat Erickson in seinen späteren Jahren häufig genutzt. Für manche Patienten ist es wichtig, sich leicht desorientiert zu fühlen, um das Gefühl zu haben, dass sie sich in einer Trance befinden. Einige berichten, sie fühlten sich ein wenig »benebelt«.

Das Erlebnis der Willenlosigkeit kann direkt oder indirekt suggeriert werden. Es kann spontan auftreten, beispielsweise wenn ein Patient plötzlich klassische hypnotische Phänomene wie Amnesie oder Altersregression zeigt. Und einige Patienten müssen eine mentale oder behaviorale Dissoziation erleben, um das Gefühl zu haben, in Hypnose zu sein.

Willensunabhängiges (unwillkürliches, implizites) Reagieren

Im Zustand der Hypnose muss der Patient auf den Therapeuten anders reagieren als im normalen Wachzustand. Er führt seinem hypnotischen Erleben Energie zu, indem er nach einer persönlichen Bedeutung sucht, die er als intensiver empfindet als das, was normalerweise geschieht. Beispielsweise weiß er nicht unbedingt, dass er auf eine bestimmte Suggestion reagiert, oder er ist sich über das Ausmaß seiner Reaktion nicht im Klaren, insbesondere wenn Suggestionen in indirekter Sprache erfolgen oder mithilfe von minimalen Hinweisen übermittelt werden. (Ein einfaches Beispiel für einen minimalen Hinweis ist, dass der Therapeut sich unmerklich auf die Atemgeschwindigkeit des Patienten einstimmt, indem er spricht, wenn der Patient ausatmet, und seine Sprechgeschwindigkeit verlangsamt, wenn der Patient »spontan« langsamer atmet.) Manchmal wird einem Patienten vage klar: »Ich reagiere, aber ich weiß nicht genau, worauf.« – »Ich weiß nicht, warum ich so reagiere, wie ich es tue.« Das Gefühl, zu reagieren, ohne sich der Reaktion oder des Signals, das die Reaktion hervorgerufen hat, bewusst zu sein, wird definitiv anders erlebt als die Responsivität im normalen Wachzustand. Manchmal reicht das Erleben dieser impliziten Responsivität aus, um den Patienten davon zu überzeugen, dass er sich in einer Trance befindet.

Studenten beizubringen, wie sie Reaktionen auf minimale Hinweise hervorrufen können, ist für mich als Hypnoselehrer oft besonders schwierig. Kliniker lernen in ihrer Ausbildung, konkret und einfach zu kommunizieren; sie lernen nicht, Andeutungen und Implikationen zu nutzen, um ihre Ziele zu erreichen.

Milton Erickson war ein Meister in der Kunst der Andeutung. Er studierte, wie man alle Facetten menschlicher Kommunikation nutzen kann, um implizit bestimmte Reaktionen hervorzurufen. Er erforschte auch die verschiedenen Charakteristika stimmlichen Ausdrucks wie Tonhöhe, Sprechtempo und Sprechrichtung (Orientierung der Stimme im Raum). Außerdem befasste er sich mit der bewussten Nutzung von Gesten, Körperhaltungen und Formen des Ausdrucks. Ericksons Fähigkeit, mithilfe von Implikationen Reaktionen hervorzurufen, ist legendär. Und obwohl diese Methode aus dem Bereich der Hypnose stammte, nutzte er sie auch, wenn er keine formelle Trance induziert hatte.

Auch wenn einige den Sinn und Zweck impliziter Responsivität nicht verstehen mögen, ist sie doch für die menschliche Existenz von zentraler Bedeutung und Bestandteil unseres evolutionären Erbes. Die Sozialpsychologie befand sich zu Lebzeiten Ericksons noch in den Anfängen. Einer ihrer zentralen Aspekte ist das Studium impliziter Responsivität, die Effekte wie das Priming, die »Gefühlsansteckung«, den Gehorsam gegenüber Autoritäten, die kognitive Dissonanz, die Zuschreibungen und die soziale Mimikry zu erklären hilft. Die Sozialpsychologie hat erkannt, dass die implizite Responsivität ein Aspekt der essenziell sozialen Natur von Menschen ist. Auch Tiere reagieren auf Andeutungen. Die bewusste Übermittlung von Botschaften ist keine zwingende Voraussetzung dafür, dass der Empfänger reagiert. Dies ist ein Charakteristikum unserer Soziobiologie, ein Aspekt unserer emotionalen Funktionsweise.

Das Reagieren auf Andeutungen spielt in der Kunst eine sehr wichtige Rolle. Künstler sind Meister in der Nutzung von Implikationen, eine Fähigkeit, die durch Training und Erfahrung verbessert werden kann. Die Kunst zielt darauf, dem Rezipienten ein emotionales Erlebnis zu ermöglichen. Künstlern aller Kunstformen ist klar, dass direkte Suggestionen von begrenztem Wert sind, wenn eine Emotion oder ein »Zustand« hervorgerufen werden soll; deshalb suggerieren sie eher, als dass sie informieren.

Was unterscheidet Kunst und Hypnose? Hypnose muss hervorgerufen werden, weil sie als »Zustand« einer Emotion ähnelt und deshalb nicht durch Übermittlung von Informationen hervorgerufen werden kann. Eine zentrale These des in diesem Buch vorgestellten Hypnosemodells ist, dass implizite Responsivität die Grundlage eines von Erickson geprägten Hypnoseansatzes ist. Die Induktion endet, wenn der Patient auf die ihm bestmögliche Art in der Lage ist, auf minimale Hinweise zu reagieren.

Definieren der Situation als Hypnose

Von Zeit zu Zeit sind bei jedem Menschen die vier Phänomene der Veränderung der Wahrnehmung, der Veränderung der Erlebensintensität, des Erlebens willensunabhängiger Aktivität und willensunabhängigen Reagierens zu erkennen. Sind die genannten Elemente in einem als Hypnose definierten Kontext konsolidiert worden, berichten die Patienten, dass sie hypnotisiert worden sind. Beispielsweise kann ein Tagtraum so lebendig wirken, dass die Wahrnehmung der Umgebungsreize modifiziert wird, was so weit gehen kann, dass diese Reize gar nicht mehr zu existieren scheinen. Eine Regression kann spontan beim Autofahren eintreten. Und das Gähnen eines Menschen kann bei anderen ebenfalls Gähnen hervorrufen, ohne dass den Betroffenen dieser Zusammenhang klar ist. Doch solche Effekte werden in der Regel nicht als Anzeichen für eine Hypnose angesehen. Noch ein fünftes Element ist in diesem Zusammenhang von Bedeutung: Auch die konkrete Situation muss in einem gewissen Sinne als Hypnose definiert werden.

Der Patient führt der Definition der Situation, die der Therapeut direkt oder indirekt suggeriert hat, Energie zu. Nach dem traditionellen Ansatz arbeitende Praktiker könnten beispielsweise direkt suggerieren: »Jetzt ist es an der Zeit für die Hypnose.« Erickson vermittelte oft subtil die Vorstellung, die anschließende Kommunikation sei eine hypnotische Induktion, indem er den Klang seiner Stimme und die Sprechrichtung veränderte.

Eine Situation indirekt zu definieren kann von Vorteil sein; außerdem wirkt sich dies positiv auf die Fähigkeit, auf Andeutungen zu reagieren, aus. Natürlich stößt dieses Verfahren irgendwo an seine Grenzen. In der Graduate School habe ich einmal eine Induktion entwickelt, die ich dann auf Tonband aufgenommen und einem Probanden vorgespielt habe, der allein in einem Laborraum saß. Bei der Aufnahme dieses Textes versuchte ich, jede Andeutung, dass es sich um Hypnose handele, zu vermeiden. Hypnotische Reaktionen sollten durch dieses Experiment nicht hervorgerufen werden. Wäre dies meine Absicht gewesen, hätte ich die Definition der Situation verstärken müssen, um hypnotische Reaktionen hervorzurufen.

Im Grunde ist der Begriff Selbsthypnose irreführend, weil es sich bei dem, was damit gemeint ist, nicht um das gleiche Phänomen handelt wie Hypnose, so wie ich sie definiert habe. Selbsthypnose ähnelt stärker »Zuständen« wie aktiver Imagination, Meditation, Entspannung, Achtsamkeit und Biofeedback, bei denen implizite interpersonale Responsivität keine Rolle spielt – eine Eigenschaft, die ich als für die Definition einer Situation als Hypnose zentral ansehe.

Selbsthypnose und verwandte »Zustände« weisen ähnliche Eigenschaften auf: Sie hängen mehr oder weniger stark von Veränderungen der Wahrnehmung, Modifikationen der Erlebensintensität und dissoziativen/destabilisierenden Aktivitäten ab. Beispielsweise kann der »Zustand« der Meditation durch Fokussieren der Aufmerksamkeit auf ein Mantra erreicht werden. Aktive Imagination kann bewirken, dass Vorstellungsbilder »einfach so auftauchen«. Achtsamkeit intensiviert das unmittelbare Erleben. Aber keiner dieser miteinander verwandten »Zustände« wird in einem interpersonalen Feld hervorgerufen, in dem der Reaktion auf Implikationen eine zentrale Bedeutung beigemessen wird. Der definierte Kontext jedes der genannten »Zustände« verändert das Erleben essenziell. Wie man die Situation definiert, verändert die Art, wie sie erlebt wird.

Wir können zusammenfassen, dass Patienten, bei denen eines der fünf beschriebenen Phänomene oder Kombinationen mehrerer auftreten, möglicherweise berichten, dass sie eine Trance erleben. Aufgabe eines Hypnotherapeuten ist es, Situationen zu kreieren, die diesem Ziel förderlich sind. Er arbeitet mithilfe verschiedener Techniken an der Stärkung und Verdichtung hypnotischer Elemente, indem er bisher vom Patienten nicht erkannte Ressourcen erschließt und reorganisiert und es ihm so ermöglicht, sie zu einem Erlebnis zu konsolidieren, das er als Trance bezeichnen kann. Hypnose wird zwar manchmal mit dem Schlafzustand verglichen, aber tatsächlich *weckt* der Hypnotherapeut bei seinen Patienten Elemente, die sich bisher in einem Schlafzustand befanden. Eine Induktion basiert auf einem Amalgam von Komponenten, die synergistisch zusammenwirken.

Im Sinne des von den hypnotischen Phänomenen ausgehenden Modells ist Hypnose ein Amalgam aus drei psychischen Elementen (Veränderungen der Aufmerksamkeit und Erlebensintensität sowie Dissoziation), einem sozialen Element (Reaktion auf Andeutungen) und einem kontextuellen Faktor (der situativen Determinante). Diese Elemente mögen sich im Laufe der Zeit verändern, sie werden vom Patienten jedoch als Einheit erlebt, nämlich als »Zustand« der Hypnose.

Der Therapeut versucht, durch seine Kommunikation beim Patienten die Zielphänomene hervorzurufen. Der Patient selbst fügt dem, was der Therapeut kommuniziert, die erforderliche Energie zu, indem er das Skelett mittels subjektiver hypnotischer Komponenten auskleidet. Der Therapeut stellt die Bühne zur Verfügung, der Patient steuert das Drama bei und gibt ihm einen Namen.

Milton Erickson nutzte viele Elemente des traditionellen Hypnosemodells, darunter auch die der direkten und der indirekten Suggestion. Im Übrigen stellte er andere Aspekte des hypnotischen Erlebens in den Vordergrund als das traditionelle Modell. Er veränderte die Definition der Hypnose, indem er aus dem ursprünglich statischen, intrapsychischen und vom Hypnotiseur gesteuerten Vorgang ein interpersonales Modell entwickelte, das auf den individuellen Patienten abgestimmt werden konnte. Die Wirkung der ericksonschen Hypnose basiert auf dem Elizitieren[3] bisher ungenutzter Potenziale, nicht darauf, dass sie dem Klienten bestimmte Suggestionen aufzwingt. Die Erschließung der impliziten Responsivität ist dabei ein vorrangiges Ziel der Induktion.

---

3 Wenn es um ericksonsche Hypnosemethoden geht, ist es in jedem Fall zutreffender, von »Elizitation« statt von »Induktion« zu sprechen. Da der Begriff »Induktion« aber so fest im allgemeinen Sprachgebrauch verankert ist, werde auch ich ihn weiter benutzen, obwohl mittlerweile allgemein klar sein dürfte, dass »induzieren« das Gleiche bedeutet wie »elizitieren« (bzw. »hervorrufen«). Außerdem ersetzen in diesem Kapitel die Begriffe »Therapeut« und »Patient« die Bezeichnungen »Hypnotiseur« und »Proband«, die im Kapitel über die traditionelle Induktion häufig benutzt wurden. Dadurch soll der Unterschied zwischen einem operatorbasierten (Arbeit im Sinne der traditionellen Methoden) und dem von Erickson entwickelten interpersonalen Modell noch zusätzlich hervorgehoben werden. Dabei geht es nicht darum, die traditionellen Hypnosemethoden in irgendeiner Form missbilligend darzustellen.

Der ericksonsche Therapeut steuert strategisch individuelle hypnotische Ziele an. Sinn und Zweck der Abstimmung eines Behandlungsansatzes auf einen bestimmten Patienten ist es, eine effizientere und effektivere Arbeit zu ermöglichen. Noch einmal sei darauf hingewiesen, dass Menschen Hypnose unterschiedlich erleben, so wie dies ja auch bei Liebe, Freude, Schmerz und Depression der Fall ist.

Das Anbieten einer hypnotischen Induktion ist im Grunde ein Versuch, den Patienten zum Einverständnis mit einer Beeinflussung zu bewegen. Man kann dies mit einem juristisch einwandfreien Vertrag vergleichen, in dem ein Patient durch seine Unterschrift einer verbindlichen Übereinkunft zustimmt. Patienten »unterzeichnen«, indem sie ihre einzigartige implizite Responsivität erschließen und dadurch signalisieren, dass sie der Beeinflussung gegenüber offen sind. Auf diese Weise öffnen sie sich der Erschließung latenter Potenziale (von Ressourcen). Beispielsweise könnten sie entdecken, dass sie ihre Schmerzwahrnehmung verändern können. In psychischer Hinsicht kann ein Patient so eine neue Flexibilität entdecken.

Hypnotische Responsivität besteht in der dissoziativen Reaktion auf minimale Hinweise. Ericksonsche Therapeuten übermitteln minimale Hinweise in Form verdeckter Injunktionen, dem Eckstein der Mehrebenenkommunikation (siehe z. B. Zeig 2013). Um den Umgang mit Andeutungen noch eingehender zu untersuchen, befassen wir uns im Folgenden mit der Mehrebenenstruktur der Kommunikation.

9 Hypnotische (evokative) Kommunikation

Die Auseinandersetzung mit dem injunktiven Aspekt der Mehrebenenkommunikation geht auf Gregory Bateson zurück (Ruesch a. Bateson 1951, dt. 2012, dt. S. 194–239), nach dessen Auffassung Kommunikation aus einem Bericht und einem Befehl besteht. Information, der offenkundige Bericht, ist in einer Botschaft enthalten, doch außerdem gibt es eine verdeckte Direktive (einen Befehl), die das Wesen der Beziehung betrifft, die als Rahmen der präsentierten Information fungiert. Beispielsweise könnte die explizite Botschaft »Komm hierher!« lauten (eine Direktive), der Befehl, der dieser Botschaft zugrunde liegt, hingegen: »Das ist Spiel! Das ist Arbeit! Das ist Lernen! Das ist Intimität! Das ist Ernst!«

Eric Berne (1972, dt. 1978) hat die Auffassung vertreten, Kommunikation umfasse eine soziale und eine psychische Ebene, das Resultat des Austauschs jedoch werde auf der psychischen Ebene determiniert. Stellen wir uns beispielsweise eine Verführungsszene vor, in der ein Mann eine potenzielle Partnerin suggestiv fragt: »Hätten Sie Lust, noch mit mir ins Haus zu kommen und sich meine Schmetterlingssammlung anzuschauen?« Die oberflächliche Botschaft von Erwachsenem zu Erwachsenem (ein harmloser Besuch) ist eine andere als die unterschwellige Botschaft von Kind zu Kind (Verführung). Unglücklicherweise hat Berne solche Transaktionen abqualifiziert und sich damit abfällig über die psychische Kommunikationsebene geäußert. Nach seiner Auffassung setzte psychisches Wohlbefinden Transaktionen von Erwachsenem zu Erwachsenem voraus. Doch Mehrebenenbotschaften sind Bestandteil jeder Kommunikation und können einen konstruktiven Zweck erfüllen.

Der Linguist Noam Chomsky hat in seinen Erläuterungen zur Oberflächenstruktur und Tiefenstruktur eine andere Auffassung vertreten (Bandler a. Grinder 1975, dt. 1996), nämlich dass die aus der Tiefenstruktur extrahierte Bedeutung das Handeln bestimmt.

Paul Watzlawick (1985) bezeichnet die Denotation in der Sprache als indikativ und die Konnotation als injunktiv. Ich selbst bevorzuge die Bezeichnungen »informativ« und »evokativ« für die beiden wichtigsten Kommunikationsebenen. Evokative Kommunikation verändert »Zustände« und Emotionen. Der verdeckte evokative Teil einer

Botschaft fordert den Empfänger auf, etwas zu tun oder zu erleben. Die evokative Kommunikation ist Bestandteil unserer soziobiologischen evolutionären Basis. Sie ist die Grundlage, von der die durch das Bewusstsein vermittelte informative Kommunikation ausgeht. Hypnose basiert auf Elementen, die für die menschliche Evolution fundamental sind.

Meines Erachtens ist das Hervorrufen einer Hypnose – ebenso wie die Veränderung vieler »Zustände« – ein Nebenprodukt evokativer Kommunikation. Informative Kommunikation ist eine Beeinflussungsmethode, die anderen Menschen nicht zu helfen vermag, ihren »Zustand« zu verändern. Sie ist am nützlichsten, wenn es um die Übermittlung konkreter Handlungsanweisungen geht, so wie es beispielsweise im mathematischen und naturwissenschaftlichen Unterricht der Fall ist. Evokative Kommunikation fördert eine Veränderung des »Zustandes« mithilfe von Andeutung, so wie es beispielsweise in der Poesie oder in humorvollen Äußerungen geschieht. Milton Erickson war ein Meister der Nutzung evokativer Kommunikation, weil sie für die Veränderung eines »Zustandes« unverzichtbar ist.

Zum besseren Verständnis des Unterschiedes zwischen »informativer« und »evokativer Kommunikation« sollte man sich mit Ericksons Modell der »frühen Lernhaltung« beschäftigen, einer hypnotischen Induktion, die darin besteht, dass man den Patienten dazu bringt, sich in die Details einer Erinnerung zu vertiefen (Zeig 2013, S. 74 f.). Oberflächlich beschreibt dieses Beispiel, wie Kinder schreiben lernen. Auf einer tieferen Ebene handelt es sich um eine hypnotische Induktion. Während Erickson darüber sprach, wie es ist, schreiben zu lernen, deutete er nonverbal durch das Wegschauen an, dass er eine hypnotische Induktion anbot. Er sah dann beispielsweise auf den Boden und forderte den Patienten so implizit auf: »Geh nach innen.« Dann sprach er langsam und gemessen, mit getragener Stimme. Es folgt eine Kurzfassung der Induktion »Frühe Lernhaltung«:

> »Ich werde Sie nun an etwas erinnern, das vor langer Zeit geschehen ist. Als Sie die Buchstaben des Alphabets zu schreiben lernten, war das für Sie sehr schwer. Haben Sie damals auf das ›t‹ einen Punkt gesetzt und das ›i‹ mit einem Querstrich versehen? Und wie viele Höcker hat ein ›n‹ und wie viele ein ›m‹? Und auf welcher Seite des Strichs bringen Sie beim ›b‹ und beim ›p‹ und beim ›d‹ die runde Form an? Sie haben damals allmählich visuelle Vorstellungsbilder entwickelt, die dauerhaft in Milliarden bis dahin ungenutzter Gehirnzellen verankert

> wurden. Und während ich hier mit Ihnen geredet habe, hat sich Ihre Atemgeschwindigkeit verändert, hat sich Ihre Pulsfrequenz verändert und haben sich Ihre Augenbewegungen verändert …«

Unter der informativen Ebene dieser Kommunikation sind zahlreiche evokative Injunktionen verborgen, von denen Erickson einige durch sein anfängliches nonverbales Verhalten zum Ausdruck gebracht hat, was impliziert: »Dies ist ein Augenblick der Trance!« Auf diese Weise fordert der Therapeut den Patienten auf, verbal und nonverbal präsentierte subtile und implizite Botschaften zu empfangen und auf sie zu reagieren. Im geschilderten Kontext könnte eine parallel übermittelte psychische Botschaft lauten: »Ähnlich wie vor langer Zeit das Schreibenlernen könnte Ihnen auch diese Aufgabe (in Trance zu gehen) zunächst schwerfallen, aber später wird es Ihnen leichtfallen, sie auszuführen!«

Erickson rief eine konstruktive Destabilisierung hervor, indem er vom »Querstrich beim ›i‹« und vom »Punkt auf dem ›t‹« sprach. Eine Destabilisierung kann eine starre, bewusste Haltung durchbrechen und den Patienten so auf das Hervorrufen hypnotischer Phänomene vorbereiten.[4] Der Patient wird zunächst aufgefordert, sich an Dinge aus der Vergangenheit zu erinnern. Dann wechselt Erickson aus der Vergangenheit in die Gegenwart (jetzt kursiv gesetzt), indem er zuerst sagt: »*Haben Sie damals* auf das ›t‹ einen Punkt gesetzt und das ›i‹ mit einem Querstrich versehen?« Und dann fährt er fort: »Und wie viele Höcker hat ein ›n‹ …? »Damit impliziert er, dass der Patient in eine scheinbar »gegenwärtige« Erinnerung vertieft sein kann. Auch die Tatsache, dass das »n« vor dem »m« erwähnt wird, kann leicht destabilisierend wirken.

Die folgenden Injunktionen erinnern den Patienten verdeckt daran, dass hypnotisches Lernen allmählich erfolgen und trotzdem dauerhaft wirken kann, ähnlich wie das Schreibenlernen. Hypnotische Reaktionen kann man genauso erlernen wie das Schreiben, das man ja auch am Anfang nur sehr mühsam bewusst kann, das aber ziemlich schnell automatisiert wird.

4 Traditionelle Induktionen ähneln oft einem Schlaflied, weil sie einschläfernd wirken. Erickson hingegen pflegte während seiner Induktionen die Anspannung zu modulieren, was eher an eine Sinfonie denken lässt.

Der Patient führt der Mehrebenenkommunikation Energie zu, indem er ihr die für den konkreten Kontext relevante Bedeutung entnimmt, welche sich in diesem Fall auf die Hypnose bezieht, nicht auf das Erlernen des Alphabets. Außerdem wird der Patient unterschwellig aufgefordert, »dauerhafte« visuelle Vorstellungsbilder zu entwickeln, nicht nur von Buchstaben, sondern auch solche, die für die nachfolgende Trancearbeit wichtig sind.

Erickson bot eine sogenannte Folge von Ratifikationsaussagen an, beginnend mit »Ihre Atemgeschwindigkeit hat sich verändert ...«. Ratifikation beinhaltet, dass der Therapeut in einfachen, deklarativen Sätzen Veränderungen spiegelt, die eintreten, wenn der Patient sich in die Induktion vertieft. Die Äußerungen des Therapeuten bestätigen ihm implizit, dass er auf die Hypnose anspricht und sich dabei auf eine dem Verhalten in Hypnose entsprechende Weise verhält. Tabelle 3 gibt einen Überblick über die indikativen und injunktiven Aspekte von Ericksons Induktion »Frühe Lernhaltung«. Die informativen Äußerungen sind deklarativ und interrogativ; die evokativen Bedeutungen sind exklamatorisch.

Die Interpunktion der traditionellen Therapie ist deklarativ und interrogativ, da sie aus Aussagen und Fragen besteht, beispielsweise: »Sie wirken traurig ...« Oder: »Erinnert Sie das an etwas aus Ihrer Vergangenheit?« Die implizite Grammatik der Patienten ist exklamatorisch: »Hilf mir!« Da auch die implizite Grammatik der Hypnose exklamatorisch ist, entspricht sie der impliziten Grammatik des Patienten.

Beachten Sie, dass die obige Induktion »Frühe Lernhaltung« zwei klar unterscheidbare Phasen umfasst: *absorb* (vertiefe) und *ratify* (ratifiziere). Diese Phasen waren Bestandteile der formellen Induktion, die Erickson in seinen späteren Lebensjahren häufig benutzte. In Kapitel 12 wird ein Drei-Phasen-Modell – *absorb, ratify, elicit* – erläutert, welches das Rückgrat der ericksonschen Induktionsmethode bildet.

Bei der Induktion »Frühe Lernhaltung« liegt der Schwerpunkt auf der Nutzung indirekter Methoden zur Erschließung der interpersonalen Responsivität zwischen Therapeut und Patient. Dabei ist nicht die Raffinesse der genutzten Technik wichtig, sondern die Reaktion des Klienten auf die Injunktionen, die anschließend für die Therapie genutzt wird.

Informativ (indikativ)	Evokativ (injunktiv)
1. (Erickson schaut auf den Boden und fängt dann langsam und gemessen an zu sprechen.)	1. a) Gehen Sie in Trance!! b) Schauen Sie mich an, um subtile Hinweise zu erkennen!! c) Antworten Sie!! d) Reagieren Sie auf mein nonverbales Verhalten!! e) Gehen Sie nach innen!!
2. »Ich werde *Sie* nun an etwas erinnern, das vor langer Zeit geschehen ist.«	2. Erinnern Sie sich!!
3. »Als Sie lernten, die Buchstaben … zu schreiben…«	3. Hypnose ist leicht!!
4. »Haben Sie damals auf das ›t‹ einen Punkt gesetzt und das ›i‹ mit einem Querstrich versehen?«	4. Seien Sie verwirrt!!
5. »Wie viele Höcker hat ein ›n‹ und wie viele ein ›m‹?«	5. a) Seien Sie verwirrt!! b) Die Dinge können in einer unerwarteten Reihenfolge geschehen!! c) Seien Sie in die Erinnerung vertieft!!
6. »Sie haben damals allmählich mentale und visuelle Bilder entwickelt, die in Milliarden bis dahin ungenutzter Gehirnzellen dauerhaft verankert wurden.«	6. a) Lernen kann lange dauern!! b) Visualisieren Sie!! c) Das in Hypnose Erlernte wird Bestand haben!!
7. »Und während ich hier mit Ihnen geredet habe, hat sich Ihre Atemgeschwindigkeit verändert, Ihre Pulsfrequenz hat sich verändert, und so weiter.«	7. a) Sie reagieren!! b) Sie reagieren korrekt!! c) Sie lassen hypnotische Muster erkennen!!

Tab. 3: Frühe Lernhaltung

Man könnte die ericksonsche Therapie als Technik evokativer Kommunikation bezeichnen, denn Erickson war sehr klar, dass injunktive Kommunikation deutlich wirksamer ist als informative Kommunikation, was das Elizitieren von »Zustands«-Veränderungen angeht.

Man könnte vereinfachend sagen, dass Therapeuten zwar in der Regel klar ist, dass die Kommunikation der Patienten auf mehreren Ebenen stattfindet, dass sie aber nicht unbedingt wissen, wie sie die Mehrebenenkommunikation für ihre Zwecke nutzen können. Hier bietet sich ein Vergleich mit dem Ackerbau an. Es ist sinnlos, ein Samenkorn in verhärteten Boden zu pflanzen und dann zu erwarten, dass es wächst. Wenn Boden im Laufe der Zeit verhärtet ist, muss er zunächst bearbeitet werden. Man muss ihn pflügen und eggen, um ihn wieder aufnahmefähig zu machen.

Die Verbesserung der Aufnahmebereitschaft für Andeutungen bei der Induktion erfordert einen ähnlichen Vorbereitungsprozess. Außerdem ist die Fähigkeit, auf der psychischen Ebene zu reagieren, für die Utilisationsphase (oder Ressourcenphase) der Trancearbeit wichtig. Erfordert die Herbeiführung einer therapeutischen Trance die Nutzung von Metaphern, die sich auf die Kommunikation auf psychischer Ebene beziehen, sollte die Induktion den Weg bereiten, indem sie die Fähigkeit zur Reaktion auf Kommunikation auf der psychischen Ebene stimuliert, wodurch der Patient implizit zur Wachsamkeit gegenüber der injunktiven Botschaft angespornt wird (siehe Tab. 4).

Die implizite Struktur der Therapie entspricht der Struktur der vorangegangenen Induktion. Während der Induktion spricht der Hypnotherapeut auf der sozialen Ebene (beispielsweise darüber, wie man lernt, die Buchstaben des Alphabets zu schreiben), und auf der psychischen Ebene lädt er den Patienten ein, hypnotische Phänomene wie Veränderungen der Wahrnehmung, Modifikationen der Erlebensintensität, Dissoziation und Reaktion auf Anspielungen zu erleben. (Die Situation wurde schon vorher als Hypnose definiert.) In der Therapiephase des Ressourcenabrufs könnte der Therapeut auf der sozialen Ebene eine Metapher anbieten, beispielsweise das Bild: auf einem Bergpfad gehen und einer weisen Frau begegnen. Auf der psychischen Ebene würde die Metapher Informationen über Ressourcen liefern, die effektives Verhalten ermöglichen. Die Induktion bereitet im Grunde auf die Therapie vor und fungiert als strukturelle Analogie zur Behandlung. Evokative Kommunikation bildet die Grundlage sowohl für die Induktion als auch für die Therapie.

Induktion	Therapie
Sage »A« ...	Sage »X« ...
... meine »B« ...	... meine »Y« ...
... um Reaktion »C« zu bekommen.	... um Reaktion »Z« zu bekommen.

Tab. 4

Mehrebenen-Kommunikation

Patienten kommunizieren auf mehr als einer Ebene. Was sie sagen, ist nur die Spitze des Eisbergs. Ein Teil der Arbeit traditionell orientierter Therapeuten besteht darin, das, was der Patient anbietet, gründlich zu erforschen und ihm dann zu erklären, was er in Wahrheit meint. Sigmund Freud hat eine erfolgreiche Psychotherapie wie folgt charakterisiert: »Wo Es war, soll Ich werden.« Dem liegt die Vorannahme zugrunde, dass maladaptive Impulse adäquat verarbeitet werden können, wenn es gelingt, einige der primitiven Kräfte im Laufe der Therapie zu identifizieren und an die Oberfläche bzw. ins Bewusstsein zu befördern.

Der Philosoph Santanya hat vertreten, wenn jemand eine gute Idee habe, werde mit Sicherheit ein anderer den Nutzen dieser Idee durch ihre Überforderung zunichtemachen. Deutungsexzesse in psychotherapeutischen Behandlungen sind in der Presse gebührend parodiert worden. Beispielsweise gibt es einen Cartoon, in dem sich zwei Psychiater auf einer Cocktailparty treffen. Sie begrüßen einander mit einem freundlichen »Hallo!«, denken aber insgeheim: »Ich frage mich, was er tatsächlich gemeint hat.«

Die Deutung der Situation eines Patienten hängt häufig von den theoretischen Vorlieben des behandelnden Therapeuten ab. Die folgende Parodie zeitgenössischer psychotherapeutischer Schulen hebt hervor, wie die Mehrebenenkommunikation in einer klinischen Behandlung zum Ausdruck kommt.

Nehmen wir einmal an, ein depressiver Patient betritt den Behandlungsraum und sagt zum Therapeuten: »Heute ist wirklich ein schöner Tag.« Wie würde der Therapeut darauf reagieren?

Ein Rogerianer könnte sagen: »Sie scheinen sich heute ziemlich gut zu fühlen.« Rogerianer sind Spezialisten für Empathie, denen klar ist, dass es immer einen emotionalen Subtext gibt, den es zu enthüllen gilt. Sie sehen empathische Spiegelungen der zugrunde liegenden emotionalen Struktur der Kommunikation als entscheidende Voraussetzung für die Weiterentwicklung des Patienten an.

Ein auf kognitiv-behaviorale Therapie spezialisierter Therapeut könnte im geschilderten Fall sagen: »Auf welche Fakten stützt sich Ihre Aussage?« Die kognitiv-behaviorale Therapie konzentriert sich oft auf die zugrunde liegenden Überzeugungen und kognitiven Schemata und versucht, kognitive Verzerrungen zu entdecken und zu korrigieren.

Ein Psychoanalytiker könnte sagen: »Hm ... ich frage mich, warum Sie so vertraulich mit mir sprechen. Vielleicht verwechseln Sie mich ja mit jemandem aus Ihrer Kindheit. Vielleicht ... mit Ihrem Vater.« Psychoanalytiker interessieren sich besonders für Übertragung, Relikte früher Erlebnisse, die das Erleben aktueller Ereignisse verzerren. Deshalb versuchen sie, untergründige Übertragungseffekte zutage zu fördern und zu analysieren.

Ein Vertreter der Gestalttherapie könnte sagen: »Setzen Sie den Tag auf den leeren Stuhl. Und setzen Sie sich auf diesen Stuhl. Seien Sie der Tag. Sprechen Sie zu sich selbst.« Gestalttherapeuten interessieren sich besonders für zugrunde liegende Projektionen und arbeiten an der Vollendung unvollendeter Gestalten.

Ein Anhänger der Transaktionsanalyse könnte sagen: »Aufgrund früherer Erlebnisse mit Ihnen weiß ich, dass Sie zu Beginn einer Sitzung oft ziellos über den Tag reden. Im TA-Modell nennen wir dies *Pastime*. Dies ist eine der Möglichkeiten, Zeit zu strukturieren. Sie kann nützlich sein, wenn man feststellen will, ob Sie eine andere Möglichkeit, Zeit zu strukturieren, beispielsweise Intimität, nutzen wollen. Ich werde nun zum Flipchart gehen und ein Diagramm unserer Ich-Zustände zeichnen. Ich zeichne für jeden von uns drei Kreise, die für Eltern-, Erwachsenen- und Kind-Ich stehen. Pastime erscheint mir wie eine Transaktion von Erwachsenem zu Erwachsenem. Ich weiß aber aus Erfahrung, dass Sie nach längerem ›Pastiming‹ glauben werden, meine Aktivitäten gingen von der Haltung eines kritisierenden Elternteils aus, der Sie beurteile – was ich in Wahrheit niemals tun würde. Tritt das ein, haben wir das, was in der TA *Überkreuztransaktion* genannt wird. Eine Transaktion von Erwachsenen-Ich zu Erwachsenen-Ich würde von Ihnen dann als Eltern-Kind-Transaktion wahrgenommen. Eine Überkreuztransaktion ist ein Schritt in der TA-Sequenz, die als ›Spiel‹ bezeichnet wird. Das Spiel, das Sie gewöhnlich spielen, heißt, ›Schlag mich‹. Sie spielen, um zu Ihrem Schläger in Kontakt zu treten, einem chronisch negativen Gefühl, in Ihrem Fall konkret mit dem Gefühl, verletzt worden zu sein. Wenn Sie Ihre turbulenten Gefühle entwickeln, treiben Sie Ihre existenzielle Position voran – ›Ich bin nicht okay. Du bist okay.‹ –, und auf diese Weise wird Ihr Lebensskript, ein ›Verlierer‹ zu sein, weiterentwickelt. Hören wir also mit dem Pastiming auf und kommen zur Sache. Welchen Vertrag wollen Sie verändern?«

Nach Eric Berne ist die erste Phase der TA-Therapie die Strukturanalyse, das Bemühen des Therapeuten, die Ich-Zustände des Patienten zu verstehen. Daran schließt sich die Transaktionsanalyse an, die das unbewusste Lebensskript analysiert und es konstruktiv zu verändern versucht.

Was würde geschehen, wenn der depressive Patient das Büro eines ericksonschen Therapeuten beträte? Dem Ericksonianer wäre klar, dass er bei einem Patienten, der für die Mehrebenenkommunikation intelligent genug ist, ebenfalls intelligent sein muss. Abgesehen davon, wäre es in einem Gespräch, das die Regeln der Höflichkeit respektiert, unhöflich, die Grundstruktur dessen, was ein Gesprächspartner äußert, zu deuten.

Eine Parodie dessen, was ein ericksonscher Therapeut sagen könnte, ist: »Wissen Sie, dies ist wirklich einer wunderschöner Tag. Und ich weiß nicht, woran Sie aufgrund Ihres Erlebens merken: ›Es ist ein wunderschöner Tag.‹ Vielleicht ist da eine Empfindung von Wärme. Vielleicht ... fokussieren Sie jetzt ... auf die Reflexionen des Lichts. Außerdem könnten Geräusche eine Rolle spielen ... vielleicht der Gesang von Vögeln in den Bäumen. Und Sie können nun für einen Moment die Augen schließen ... denn so wie Sie nun ›Es ist ein wunderschöner Tag‹ erleben, können Sie auch leicht zurückdenken und sich lebhaft an andere Beispiele für ›Es ist ein wunderschöner Tag‹ erinnern. Vielleicht gibt es auch frühe Kindheitserinnerungen an ›Es ist ein wunderschöner Tag‹ ... und Erinnerungen an die Schule, die mit ›Es ist ein wunderschöner Tag‹ verbunden sind ... Erinnerungen an das College ... Denn so, wie Sie auf eine für Sie angenehme Weise zurückdenken können, können Sie auch zuversichtlich nach vorn blicken und entspannt vorausahnen, ohne bewusst zu wissen, wie Sie leicht neue, lebendige Beispiele für ›Es ist ein wunderschöner Tag‹ erleben können. Dies kann so einfach sein, wie plötzlich eine Lichtreflexion oder ein angenehmes Wärmegefühl oder den Gesang von Vögeln zu bemerken. Und dann können Sie auf Ihre ganz persönliche Weise und zu einem Zeitpunkt, der Ihnen angenehm ist, so, wie es für Sie richtig ist, realisieren: ›Es ist ein wunderschöner Tag!‹.«

Natürlich ist dies eine Parodie, aber ein ericksonscher Therapeut könnte die Mehrebenenkommunikation und ein leicht destabilisierend wirkendes naturalistisches hypnotisches Muster nutzen. Diese Methode steht im Gegensatz zu dem, was viele Therapeuten gewöhnlich tun, nämlich den Subtext der Äußerungen ihrer Patienten deuten – und ihnen so zu verstehen helfen, was sie tatsächlich meinen. Ein Ericksonianer hingegen würde eine mehrdeutige poetische Äußerung anbieten, sodass der Patient seinerseits sich gezwungen sähe, den Subtext des Therapeuten zu deuten. Die Therapiesituation wäre dann eine Art umgekehrter Analyse. Oberflächlich würde der Therapeut aktiver wirken als der Patient. Doch unterschwellig würde der Patient aktiviert und würde dann versuchen, in der untergründigen Struktur dessen, was der Therapeut ihm anbietet, einen Sinn zu finden.

Vielleicht ist hier eine Metapher von Nutzen. Der Patient bietet dem Therapeuten ein »Geschenk« an, ein Problem, das in ein Symptom verpackt ist. Der ericksonsche Therapeut kann dem Patienten daraufhin, statt die zugrunde liegende Struktur zu analysieren, ebenfalls ein Geschenk anbieten, nämlich eine Lösung, die in eine Mehrebenentechnik, wie eine Metapher es ist, verpackt ist. Der Patient wird daraufhin aktiv, um zu erkennen, was das verpackte Geschenk beinhaltet. So wird die Therapie zu einem Austauschen von Geschenken.

Mehrebenenkommunikation kann in fast jeder Psychotherapieschule der Verstärkung von Interventionen dienen. Die Kunst der Hypnose ist in dieser Hinsicht definitiv von Vorteil. Um bei einem Patienten eine Trance hervorzurufen, muss der Therapeut die Mehrebenenkommunikation für seine Arbeit nutzen können. Sie ist ein Königsweg zur »Zustands«-Veränderung. Für die Induktion ist sie unverzichtbar.

Injunktion und Induktion

Die Induktion der Hypnose basiert auf evokativer Kommunikation. Man kann Hypnose als intensivierten »Zustand« primär willensunabhängiger Reaktionen auf injunktive, expressive Aspekte der Kommunikation verstehen. Eines der wichtigeren Anzeichen für das Bestehen eines hypnotischen Zustandes ist die Modifikation der Reaktionen von Patienten auf minimale Hinweise.

Jede Induktion, auch die der frühen Lernhaltung, kann in einem Kontext stattfinden, der die betreffende Situation indirekt als Hypnose definiert. Durch direktes oder indirektes Definieren einer Situation als Hypnose wird der Patient darauf vorbereitet, auf implizite Botschaften zu reagieren. Anschließend arbeitet der Therapeut an der Verstärkung der Reaktionen auf minimale Hinweise und indirekte Suggestionen. In einer als Hypnose definierten Situation ist Trance die Phase, in welcher der Zuhörer merkt, dass es bei der Kommunikation nicht nur um die Bedeutung der benutzten Worte geht, und dementsprechend reagiert (Zeig 1987, dt. 1991). Hypnose basiert ebenso auf Mehrebenenkommunikation, wie Witze, Musik und Kunstwerke mehrere Ebenen ansprechende Botschaften beinhalten. Mehrebenenmethoden sind nützlich, wenn es um die Beeinflussung von »Zuständen« geht. Bei der Arbeit mit ericksonschen Methoden wird die evokative Kommunikation im gesamten Verlauf der Hypnotherapie angewandt, nicht nur während der Induktion.

Ähnlich wie die Metapher ist die Injunktion »einen Schritt entfernt« von der direkten Präsentation einer offenen Botschaft. Verdeckte Injunktionen (die häufig als »indirekte Techniken«, »minimale Hinweise« oder »Mehrebenenbotschaften« angesehen werden) dienen der Förderung des Prozesses der Entwicklung von Responsitivität, bezogen auf das inhärente Ziel. Ein umsichtiger Gebrauch der Implikation kann die Wirkung therapeutischer Arbeit in allen Phasen einer hypnotherapeutischen Behandlung verstärken, insbesondere wenn das Ziel der Therapie die Hervorrufung effektiver »Zustände« ist.

Die Injunktion in der Hypnose

Schauen wir uns einmal an, wie wirksam injunktive Methoden die Hypnose zu fördern vermögen. Fordert ein Therapeut einen hypnotisierten Klienten während der Induktion auf, seinen Kopf zu bewegen, und ist Compliance gegeben, so handelt es sich nicht unbedingt um Hypnose. Äußert ein Therapeut jedoch indirekt, der Patient könne feststellen, dass sein Kopf »nach unten gerichtet« sei und er immer tiefer in die Trance gehe, und erfolgt die Reaktion des Patienten darauf in einem gewissen Maße automatisch (d. h. verbunden mit einem veränderten Erleben des Einflusses seines Willens) mit einer Kopfbewegung, so kann man dies als hypnotisches Verhalten verstehen (Zeig 1987, dt. 1991).

Und noch ein anderes Beispiel. Sagt der Therapeut zu einem hypnotisierten Patienten: »Erheben Sie Ihren Arm«, und reagiert der Patient auf diese Direktive, warum würde dies dann als hypnotisches Verhalten verstanden? Deshalb beobachtet der Therapeut Hinweise, die er nutzen kann, um autonome Reaktionen zu fördern. In diesem Sinne könnte er beispielsweise sagen: »Sie können ... Ihren Arm erheben«, eine Kommunikation auf zwei Ebenen, die entweder als Tatsachenbeschreibung oder als Suggestion aufgefasst werden kann. Noch indirektere Ausdrucksformen könnten das Ziel noch stärker vernebeln: »Ich weiß nicht, wann Sie Ihren Arm ... einfach erheben können.« Oder: »Sie können auf entwaffnende Weise entdecken, dass Hypnose ein erhebendes Gefühl ist, das Ihnen nützlich und für Sie genau richtig ist.« Sie können als Therapeut aber auch eine Anzahl von Minigeschichten erzählen: »Sie haben als Kind erlebt, wie Sie in der Klasse waren und Ihrem Lehrer eine Frage stellen wollten. Sie haben als Kind erlebt, dass Sie in die Küche gingen und aus einem Regal Plätzchen stibitzen wollten. Und Sie haben als Kind erlebt, dass Sie in einem Auto mit offenem Fenster waren und den Luftstrom spüren wollten.« Reagiert der Patient auf die immer komplexer formulierten Botschaften, wird seine Fähigkeit, auf implizite Botschaften zu reagieren, aktiviert. Auch hier endet die Induktion, wenn die implizite Responsivität den höchsten Punkt ihrer potenziellen Entwicklung erreicht hat. Anschließend verwendete Techniken wie Metaphern nutzen die implizite Responsivität zur Förderung von Therapiezielen.

Entwickeln der Responsivität

Reaktionen auf implizite expressive Kommunikation zu entwickeln ist die Grundlage der Hypnose. In der Induktionsphase wird die Responsivität auf Injunktionen aktiviert. Mit der Nutzung spezifischer evokativer Techniken befasst sich das Kapitel über die Sprache der Hypnose (Kap. 11). Um Reaktionen auf Implikationen zu fördern, muss man sich einer bestimmten Grammatik bedienen.

Ein Hinweis zur Vorsicht erscheint in diesem Zusammenhang angebracht: Sowohl verbale als auch nonverbale Botschaften übermitteln implizite Bedeutungen. Hypnotische Kommunikation stärkt im besten Fall die Fähigkeit zur Reaktion auf das gesamte Kommunikationsgeflecht, nicht nur auf seinen verbalen Anteil.

10 Ein ericksonsches Induktions- und Hypnosemodell

Nachdem wir uns mit den hypnotischen Phänomenen und der Mehrebenenstruktur der Kommunikation befasst haben, werden wir uns nun der grundlegenden Orientierung des ericksonschen Hypnotherapeuten bei der Induktion von Trancephänomenen zuwenden. Die Induktionsprinzipien nutzt man, um Patienten zu helfen, Trancekomponenten zu realisieren. Doch zunächst geht es in diesem Kapitel um einen Vergleich zwischen einigen Aspekten der traditionellen Induktion und ericksonschen Methoden der Tranceelizitation.

Präinduktion

In seinen späteren Lebensjahren ließ Erickson die Präinduktionsphase oft ganz aus. Ich erinnere mich an Situationen, in denen er eine Begegnung mit einem Patienten oder Studenten mit der formellen Induktion einer Hypnose begann. Beim Elizitieren einer Trance stellte er Rapport her, führte ein klinisches Assessment durch und korrigierte falsche Vorstellungen von Hypnose. (Ein Beispiel für das Initiieren einer Hypnose gleich zu Beginn einer Begegnung wird in Zeig 1980, dt. 1995, dt. S. 112, beschrieben.)

Manchmal führte Erickson zu Beginn seiner Arbeit mit einem Patienten eine von ihm so genannte »naturalistische« Induktion durch. »Naturalistisch« nannte er hypnotische Techniken, die als solche nicht erkennbar sind und die ohne formelle, ritualisierte Induktionsprozedur angewendet werden. Erickson trug oft eine therapeutische Metapher oder eine Therapieaufgabe »hypnotisch« vor, indem er den Klang und Tonfall seiner Stimme dem bei einer formellen Induktion üblichen anpasste. Naturalistische Methoden lassen eine Intervention als dramatischer erscheinen, verstärken ihre Macht und damit auch die therapeutische Wirkung (in Zeig 1985, dt. 1995, dt. S. 117–119, wird ein Beispiel für eine naturalistische Induktion Ericksons aus dem Jahre 1973 anlässlich meiner ersten Begegnung mit ihm wiedergegeben).

Man kann die naturalistische Methode als Überraschungstechnik benutzen (Erickson 1964a, dt. 1995), die Widerstände wirksam zu umgehen vermag. Beginnt eine Begegnung mit einer informellen Induktion, wird der Patient implizit zu einer Reaktion aufgefordert. Die Injunktionen können ihm zu verstehen geben: »Los jetzt, schnell an die Arbeit!« – »Diese Prozedur initiiert den Veränderungsprozess.« – »Schätze das Unerwartete!«

Manchmal ist es therapeutisch gerechtfertigt, dass erfahrene Kliniker Induktionen schon früh in einer Therapie durchführen. Erickson hatte schon viele Jahre lang Erfahrungen mit Hypnosebehandlungen und Psychotherapien gesammelt, als er naturalistische Techniken zu nutzen begann. Außerdem verfügte er über eine einzigartige Begabung, Menschen schnell einzuschätzen; er brauchte nur relativ wenig vom Verhalten eines Patienten zu kennen, um die zentralen Elemente seiner Persönlichkeit identifizieren zu können. Außerdem konnte er nach Tausenden von Induktionen absehen, wie jemand auf seine Manöver reagieren würde. Natürlich beeinflussten auch sein Prestige und sein Ruhm die Reaktionen seiner Patienten. Seine unorthodoxen Methoden waren weithin bekannt, und viele suchten ihn in der Erwartung auf, dass er indirekte Methoden und Überraschungstechniken benutzen würde, um therapeutische Veränderungen herbeizuführen.

Die Nutzung naturalistischer Techniken ermöglicht es Therapeuten, die Reaktion auf ihre Botschaft so zu kalibrieren, dass sie bei zukünftigen Interventionen besser auf das Ziel fokussieren können. Naturalistische Techniken kann man auch für das Assessment nutzen. Eines der Ziele der traditionellen Präinduktionsphase ist, Informationen über die Hypnotisierbarkeit, die Persönlichkeit, soziale Faktoren und den Vorstellungsgrund zu sammeln. Der ericksonsche Ansatz versucht, den für einen bestimmten Patienten am besten geeigneten Hypnosestil zu identifizieren und sich über die wahrscheinliche Reaktion des Betreffenden auf eine Injunktion klar zu werden, statt die Hypnotisierbarkeit lediglich im Sinne der Kategorien »gut«, »mäßig« oder »schlecht« einzuschätzen. In dieser Hinsicht können formelle und informelle Induktionen in einer Therapie schon früh von Nutzen sein. In Reaktion auf jede injunktive Kommunikationsform (z. B. auf eine Metapher, einen Vergleich oder eine Anekdote) kann der Therapeut die Responsivität, Aufmerksamkeit, Dissoziationsfähigkeit und Vertieftheit eines Klienten beurteilen. Auf diese Weise vermag sich ein cleverer und aufmerksamer Therapeut rasch einen ersten Überblick verschaffen. Die Nutzung einer naturalistischen Technik gleich zu

Beginn der Interaktion verringert die Gefahr eines Misserfolgs sowohl für den Therapeuten als auch für den Patienten.

Erickson nutzte zum Sammeln von Informationen sowohl direkte als auch indirekte Methoden, wobei er zum frühestmöglichen Zeitpunkt vom Assessment zur Behandlung überwechselte. Insofern ist es kaum verwunderlich, dass seine Assessmentphasen sehr kurz waren; er bemühte sich selten um lebensgeschichtliche Ansatzpunkte, sondern suchte oft ausschließlich nach strukturellen Informationen über das Problem. Ich kann mich an etliche Fälle erinnern, in denen er schon nach nur zwei oder drei an den Patienten gerichteten Fragen mit der Hypnotherapie begann. Sobald er einen Ansatzpunkt für eine Behandlung entdeckte, begann er mit der therapeutischen Arbeit. In ihrem Verlauf sammelte er zusätzliche Informationen und »rekalibrierte« dementsprechend sein weiteres Vorgehen. Außerdem stellte er während seiner Intervention Rapport her.

Traditionell orientierte Hypnotherapeuten sprechen in der ersten Hälfte einer Behandlungssitzung mit ihren Patienten und arbeiten erst in der zweiten Hälfte mit Hypnose. Erickson riet seinen Studenten, die Hypnose stets am Anfang einer Sitzung durchzuführen. Ein Gespräch konnte sich daran anschließen. Er empfahl diese Vorgehensweise, weil er der Meinung war, eine erlebensbasierte Veränderung solle so rasch wie möglich herbeigeführt werden. Dem lag der folgende implizite Imperativ zugrunde: »Wir werden uns nun sofort dem Veränderungsprozess widmen. Wir werden es nicht dabei bewenden lassen, nur darüber zu reden.«

Ich werde nun ein wenig abschweifen, um darüber zu reflektieren, wie eine Intervention dem Assessment in einer sozialen Situation auf eine Weise vorangehen kann, wie es in der medizinischen Praxis nicht möglich wäre. In der Medizin entwickelt der Arzt mithilfe von Diagnoseverfahren einen Behandlungsplan; dazu führt er eine körperliche Untersuchung, eine lebensgeschichtliche Befragung und Laboruntersuchungen durch. Eine Psychotherapie muss sich als soziale Intervention nicht den gleichen Einschränkungen unterwerfen. Die Medizin orientiert sich bei ihren Entscheidungen über den Behandlungsverlauf an der Differenzialdiagnose, einem klar definierten Entscheidungsbaum. Psychotherapie hingegen basiert auf flexiblen Entscheidungsregeln und vereinfachenden Annahmen, und dies gilt ganz besonders für Kliniker, die nicht viel von feststehenden Behandlungsprotokollen halten. Was die therapeutische soziale Intervention betrifft, kann die Intervention dem Assessment in wichtigen Teilen vorangehen. Sämtliche Reaktionen des Patienten auf eine Intervention liefern Assessmentinformationen, die sofort für die weitere Interventionsgestaltung genutzt werden können. Flexible Anpassung beispielhaft vorzuführen kann für Patienten von Vorteil sein. Ein »reaktionsbereiter« Therapeut – der bereit ist, konstruktiv auf alles, was geschieht, zu reagieren – kann den Patienten zu konstruktiven Reaktionen anregen.

Die Trance-Elizitation

Ericksons Ansatz war eine Verfeinerung des traditionellen Hypnosemodells. Wenn man das traditionelle Modell genau untersucht, merkt man schnell, dass bei einer Induktion wesentlich mehr Aspekte menschlichen Handelns und Seins eine Rolle spielen als Faszination, Entspannung und standardisierte Skripts. Allerdings kümmern sich traditionell orientierte Hypnotherapeuten oft nicht um diese zusätzlichen Aspekte, was zur Folge hat, dass sie potenziell nützliche Facetten hypnotischer Prozesse nicht entwickeln.

Da ericksonsche Hypnosebehandlungen auf den jeweiligen Patienten abgestimmt werden, gibt es bei dieser Art hypnotischer Arbeit keine verbindliche Elizitationsmethode. Außerdem passen ericksonsche Therapeuten ihre Induktionen der jeweiligen Situation so an, dass sich die Induktion aus den Reaktionen entwickelt, die beim Patienten hervorgerufen werden. Statt eine starre Elizitationstechnik anzuwenden, orientiert sich die Induktionsarbeit nur an bestimmten Prinzipien.

Erickson hat die im Folgenden erläuterten Prinzipien selbst nie ausdrücklich benannt. Vielmehr habe ich nach eingehender Auseinandersetzung mit seinem Werk zehn Prinzipien herausgefiltert, die er regelmäßig anwendete. Es handelt sich dabei um ineinandergreifende und einander überschneidende Operationen, die im Einklang mit den konkreten Bedürfnissen und Ressourcen des Patienten und nicht in beliebiger Reihenfolge genutzt werden. Sie spielen nicht alle bei jeder Induktion eine gleich wichtige Rolle oder werden auch nur überhaupt immer alle berücksichtigt. Die Elizitationsprinzipien dienen primär der Induktion – indem sie dem Patienten helfen, die typischen Trancephänomene zu realisieren. Um es noch einmal zu wiederholen: Die fünf für die Entstehung einer Trance wichtigen Phänomene sind: (1)

Entwickeln der Responsivität, insbesondere bezogen auf minimale Hinweise; (2) Veränderung von Aufmerksamkeit und Wahrnehmung; (3) Modifikation der Intensität des Erlebens; (4) größtmögliche Förderung willensunabhängigen (automatischen) Verhaltens; und (5) Definieren der Situation als Trance.

Die zehn ericksonschen Induktionsprinzipien lassen sich vier allgemeinen Zielen unterordnen.

I) Strukturierung der Responsivität
   1) Erschließung und Entwicklung von Responsivität, insbesondere bezogen auf minimale Hinweise
   2) Beeinflussung von Aufmerksamkeit und Wahrnehmung
   3) Beeinflussung der Assoziationen
   4) Herbeiführung einer Rollenregression
   5) Zugangsmotivation

II) Beeinflussung des laufenden Verhaltens und des aktuellen Kontexts in Richtung einer Hypnose
   6) Ratifizieren (Bestätigen) von Reaktionen
   7) Definieren der Situation als Hypnose

III) Unterbrechung der gewohnten bewussten geistigen Verfassung
   8) Nutzung von Verwirrung/Destabilisierung

IV) Fördern automatischen Verhaltens
   9) Fördern von Wahrnehmungsveränderungen
   10) Fördern von Dissoziation

Tafel 2: Prinzipien der Tranceelizitation

Der Therapeut arbeitet allgemein an der Responsivität unter Berücksichtigung verschiedener Muster. Dabei geht es mehr oder weniger implizit darum, Aufmerksamkeit, Wahrnehmung, Erlebensintensität, Assoziationen, soziale Rolle und Motivation zu verändern.

Das Grundprinzip beim Elizitieren einer Hypnose ist die Entwicklung der impliziten Responsivität. Der Therapeut identifiziert, erschließt und entwickelt die einzigartige Fähigkeit des Patienten, insbesondere auf minimale Hinweise konstruktiv zu reagieren. Dazu kann er den Patienten zunächst mit harmlosen Aufgaben konfrontieren und später dazu übergehen, an seinen Reaktionen auf Andeutungen zu arbeiten.

Harmlose Direktiven

Erickson forderte seine Patienten oft zu irgendeiner »trivialen« Aktivität auf, bevor er mit seinen formellen Induktionen begann. Beispielsweise bat er sie, ihren Stuhl anderswohin zu stellen oder die Hände in eine bestimmte von ihm benannte Position zu versetzen. Durch Beobachtung ihrer Reaktionen bei dieser Aktivität beschaffte er sich wichtige diagnostische Informationen. Zögerte ein Patient, oder folgte er der Aufforderung schnell?

Außerdem »verkettete« Erickson Reaktionen, um einen »Fluss« zu kreieren, durch den schließlich eine Trance entstand. Manchmal forderte er Patienten, nachdem sie auf seine Bitte hin einen Stuhl verrückt hatten, auf, den Briefbeschwerer auf seinem Schreibtisch anzuschauen, während er über andere Dinge redete. So geleitete er sie ganz allmählich in eine Trance.

Suggestionen zu sequenzieren ist sehr nützlich. Indem der Patient einer »harmlosen« Direktive folgte, gelangte er unmerklich in einen Zustand verstärkter Responsivität, in dem er bei Erickson nach Hinweisen Ausschau hielt. Jeder Schritt einer solchen Sequenz war an und für sich sehr klein. Der Patient kooperierte, weil es nichts zu befürchten gab und er folglich auch keinen Widerstand zu entwickeln brauchte, wenn er bereit war, den simplen Aufforderungen zu folgen.

Indem der Patient nur kleine Schritte vollzog, nutzte er eine wichtige Gelegenheit, Erfolg zu erleben, ohne ein großes Versagensrisiko einzugehen. Dabei war ihm nicht unbedingt klar, dass die Direktiven strategisch Schritt für Schritt einen Geist der Kooperation fördern und einen konstruktiven Impuls hervorrufen sollten. (Bei manchen Patienten ist allerdings eine Überraschungsinduktion wirksamer.)

I) Strukturierung der Responsivität

1) Erschließung und Entwicklung der Responsivität, insbesondere bezogen auf minimale Hinweise

Grundsätzlich ermutigt der Therapeut den Klienten, sich auf immer indirektere und subtilere Injunktionen einzulassen, was ihm die Möglichkeit gibt, Direktiven immer impliziter zu formulieren. Dadurch hebt er die Autonomie der unbewussten Verarbeitung und ihren starken Einfluss auf das Verhalten hervor.

Reagiert der Patient auf minimale Hinweise, scheinen seine Reaktionen autonomer zu werden und eher eine Funktion seines Unbewussten als dem Einfluss des Therapeuten zuzuschreiben zu sein. Der Patient wird dabei »von innen nach außen« aktiviert. Der Therapeut liefert ihm nur Anhaltspunkte, ähnlich wie ein Maler es auf einem Gemälde tut. Beispielsweise produziert ein Maler Hinweise, die den Betrachter eine Perspektive wahrnehmen lassen.

Ein akkurates Assessment individueller Unterschiede ist für den gesamten Prozess sehr wichtig. Manche Patienten sprechen auf indirekte Suggestionen gut an, bei anderen wirken direkte besser. Einige Patienten reagieren auf verbale Direktiven, andere auf nonverbale Hinweise. In jedem Fall muss der Hypnotherapeut die Fähigkeit des Patienten, auf minimale Hinweise zu reagieren, nach besten Kräften fördern. Es geht ihm nicht nur darum, die Fähigkeit des Patienten, auf Gesprochenes zu reagieren, zu verbessern, sondern auch darum, seine Reaktionen auf Besonderheiten des sprachlichen Ausdrucks wie Tonhöhe, Sprachmelodie, Betonung und Ähnliches zu verbessern.

Zur Veranschaulichung entwickelte Erickson minimale Hinweise, um die Zeitwahrnehmung eines Patienten zu verändern. Beispielsweise veränderte er die Dauer eines gesprochenen Wortes, indem er die Vokale in die Länge zog, um das Zeitempfinden zu verlangsamen. Manchmal sprach er Wörter wie »now« und »time« langsam und sehr bewusst aus, etwa »nowwww« oder »tiiiiime«. Er wollte dem Patienten auf diese Weise subtil ein Gefühl der Zeitverzerrung suggerieren durch ein in die Länge gezogenes »jeeetzt«. Etwas später, entweder während der Hypnosesitzung oder danach, bat Erickson den Patienten gewöhnlich festzustellen, ob bei ihm eine wahrnehmbare Reaktion auf die Zielsuggestion eingetreten sei.

Ein Therapeut kann sowohl sein Reden als auch sein nonverbales Verhalten mit der Atmung des Patienten synchronisieren. Wenn er dann nach einiger Zeit das Tempo seiner Aktivität wieder verändert, kann er feststellen, ob sich die Atemfrequenz des Patienten daraufhin ebenfalls verändert. Eine ähnliche Technik besteht in der Anpassung der eigenen Körperhaltung an die des Patienten.

Die Fähigkeit, auf minimale Hinweise zu reagieren, ist völlig normal, weitverbreitet und keineswegs auf den Kontext der Hypnose beschränkt. Hustet beispielsweise jemand in einem Saal, folgen meist bald auch andere. Menschen, die nebeneinandersitzen, synchronisieren häufig ihre Atmung, ohne es zu merken. Und nebeneinandergehende Fremde bringen ihre Schritte in Einklang. Im Bereich der Hypnose wird dieses Phänomen sozialer Nachahmung bewusst entwickelt und im Sinne bestimmter Zielsetzungen organisiert. Sobald eine Reaktion auf minimale Hinweise eintritt, hat der Therapeut einen zuverlässigen Beweis dafür, dass die Hypnose begonnen hat. Es ist, als wäre die Reaktion eines Patienten auf eine Implikation ein Anzeichen für Rapport, wodurch dem Therapeuten eine Tür zu konstruktiver unbewusster Verarbeitung geöffnet wird. Sobald der Therapeut die Möglichkeit hat, in diesen Aspekt der Welt des Patienten einzutreten, kann die Ressourcenerschließung beginnen, was oft erfordert, den betreffenden Patienten implizit auf flexiblere und adaptivere »Zustände« hin zu orientieren.

An der Responsivität auf minimale Hinweise vor der eigentlichen Therapie zu arbeiten legt im Grunde der gesunde Menschenverstand nahe, also keineswegs nur eine spezielle Technik der ericksonschen Hypnose. Man könnte den Therapeuten mit dem Pächter eines Landguts, das dem Patienten gehört, vergleichen. Er bewirbt sich um das Recht, das Land zu bearbeiten, und der Patient bewilligt dies durch seine Reaktionen auf minimale Hinweisreize zu Beginn der gemeinsamen Arbeit. Der Therapeut arbeitet danach weiter an der Verbesserung der Responsivität, indem er den Boden umgräbt und so dessen inhärente Fruchtbarkeit zur Geltung bringt. Wie bereits erwähnt wurde, ist es nicht sinnvoll zu säen (eine Therapie durchzuführen), wenn der Boden noch nicht bearbeitet worden ist und deshalb gar nicht die Saat aufnehmen kann. Geht der Therapeut methodisch vor, nährt er die Reaktionen des Klienten auf seine strategischen Schritte, denn wenn Menschen auf Implikationen reagieren, wird ihre Responsivität dadurch verbessert.

Noch einmal sei gesagt, dass die hypnotische Induktion in der Anwendung von Einfluss besteht. Der Patient erklärt sich bereit, diese Einflussnahme zu akzeptieren, indem er auf minimale Hinweisreize reagiert. Durch sein Reagieren gesteht er dem Therapeuten zu: »Okay, du darfst mich beeinflussen.« Man sollte mit der Hypnotherapie möglichst erst beginnen, nachdem der Patient auf minimale Hinweisreize reagiert hat. Sie sind so wichtig, dass man viel Zeit darauf verwenden sollte, sie hervorzurufen und weiterzuentwickeln. Der Erfolg einer Therapie kann von der Fähigkeit eines Patienten, auf Andeutungen zu reagieren, abhängen.

Eine ericksonsche Induktion kann Stunden oder Minuten dauern, je nachdem, wie der Patient darauf anspricht. Bei einer traditionellen hypnotischen Behandlung dauert eine Induktion 10–20 Minuten, so lange, wie der Therapeut braucht, um das Induktionsskript durchzuarbeiten. Beim ericksonschen Ansatz hingegen hängt die Dauer der Induktion von der Reaktion des Patienten ab. Sobald er auf minimale Hinweisreize bestmöglich reagiert, ist die Induktion vorüber.

Die nützlichsten Techniken zum Hervorrufen von Reaktionen auf minimale Hinweisreize sind diejenigen, die laufende Verhaltensreaktionen des Patienten subtil zur Verstärkung nachfolgender autonomer Reaktionen nutzen.

Beispielsweise fragte Erickson einmal zu Beginn einer Induktion eine Frau, die gerade langsam mit dem Kopf genickt und ihre Augen dabei geschlossen gehalten hatte: »Wissen Sie, wie Menschen normalerweise mit dem Kopf nicken? Sie nicken so.« Dann führte Erickson ein normales Kopfnicken vor. »Und ... Sie ... nicken ... so ... mit ... Ihrem ... Kopf.« Erickson ahmte die langsame, mechanische Kopfbewegung der Patientin nach, indem er seine Sprechgeschwindigkeit verringerte und seine Stimme »mechanischer« klingen ließ. (Man bedenke, dass die Frau ihre Augen geschlossen hielt, während Erickson sprach.) »Und Sie wissen nicht, worüber ich rede, aber Ihre Hand kann sich jetzt zu Ihrem Gesicht emporbewegen.«[5] Indem er sein Sprechtempo veränderte, übermittelte Erickson, dass die Frau seinem Sprechtempo Hinweise entnehmen konnte. Gleichzeitig implizierte er unterschwellig, dass ihr manifestes Verhalten, das langsame Kopfnicken, ein Anzeichen dafür war, dass sie sich im hypnotischen Zustand befand. Verbal implizierte er zusätzlich, dass sie sich nicht mehr im »gewöhnlichen« Zustand befand. Im Anschluss konnte Erickson die Fähigkeit der Patientin, auf seine indirekten, mehrere Ebenen ansprechenden Methoden zu reagieren, ausbauen.

Bevor Erickson mit komplexen Suggestionen begann, arbeitete er mit seinen Patienten meist an der Verbesserung ihrer Reaktionen auf minimale Hinweisreize, soweit die Fähigkeiten beider Beteiligten dies zuließen. Wie bereits erläutert, hielt er die Fähigkeit, auf diese Art von Signalen zu reagieren, für die Grundlage zukünftiger Suggestionen. Diese komplexeren Suggestionen bettete er in eine kontinuierlich weiterentwickelte Grundlage dieser Art responsiven Verhaltens ein (Zeig 1987, dt. 1991).

Wie erläutert, ist die Arbeit an der Verbesserung der Reaktionen auf minimale Hinweisreize ein interpersonaler Prozess, der von den

5 Die auf Video aufgezeichnete Induktion *The Process of Induction: Milton Erickson 1964* kann über die Milton Erickson Foundation bezogen werden.

Fähigkeiten des Therapeuten und des Patienten abhängt und zur Verbesserung der Reaktionsbereitschaft des Patienten führen soll. Diese Aufgeschlossenheit des Patienten schafft die Grundlage für die Anwendung anderer Induktionsstrategien, unter denen die wichtigsten – automatisches Verhalten, das Erleben von Willenlosigkeit und Dissoziation – für die Hervorrufung hypnotischer Phänomene von zentraler Bedeutung sind.

Es folgen Darstellungen weiterer Facetten, die bei der generellen Verbesserung der Responsivität des Patienten eine wichtige Rolle spielen.

2) Beeinflussung von Aufmerksamkeit und Wahrnehmung

Aufmerksamkeit ist ein frei fließender Prozess, der sich vom Prozess der Konzentration insofern unterscheidet, als er weniger Willensanstrengung erfordert. Ein Hypnotherapeut, der die Reaktionsbereitschaft eines Patienten zu maximieren versucht, arbeitet an der Beeinflussung der Aufmerksamkeit und verbessert so die Zugänglichkeit des Patienten für hypnotische Phänomene. Aufmerksamkeit kann man unterschiedlich beeinflussen, und meist geschieht es auf folgende drei Arten: (a) von außen nach innen; (b) in Richtung eines verstärkten Erlebens des gegenwärtigen Augenblicks; und (c) in Form intensiven Fokussierens auf etwas.

Die Aufmerksamkeit vom Erleben äußerer Vorgänge auf das innere Erleben umzuorientieren ist eine gängige hypnotherapeutische Praxis. Beispielsweise instruiert der Therapeut den Patienten im Falle einer traditionellen Blickfixierungsinduktion, auf einen bestimmten Punkt an einer Wand zu schauen. Daran schließen sich Suggestionen an, die beinhalten, dass sich die Augen des Patienten zuerst schwer anfühlen und sich dann schließen, sodass der Klient »nach innen gehen« und sich entspannen kann.

Es ist jedoch nicht notwendig, grundsätzlich nur von außen nach innen zu arbeiten. Der Hypnotherapeut kann die Aufmerksamkeit auch unerwartet zwischen Außenfokussierung und Innenfokussierung wechseln lassen, um eine nützliche Anspannung zu erzeugen; er kann auch die Responsivität verstärken, die Situation dramatischer gestalten usw.

Im Übrigen ist es nicht immer ratsam, Patienten zur Innenfokussierung anzuleiten. Paranoide Patienten beispielsweise erhalten äußere Wachsamkeit als Abwehr aufrecht. Wenn man versucht, ihr

Gewahrsein nach innen zu fokussieren, steht dies im Widerspruch zu ihrer Persönlichkeitsstruktur. In solchen Fällen könnte man Assoziationen von einem äußeren Ereignis zu einem anderen äußeren Ereignis lenken und so das außenfokussierte Gewahrsein stärken.

Ob es sinnvoll und möglich ist, die Aufmerksamkeit in eine bestimmte Richtung zu lenken, hängt auch vom Persönlichkeitsstil des Patienten ab. Menschen, deren Aufmerksamkeit überwiegend nach innen gerichtet ist, können von einem Ansatz profitieren, der die Aufmerksamkeit allmählich von inneren sensorischen Erlebnissen auf äußere lenkt, wodurch eine Differenz entsteht, die sie zu neuen (hypnotischen) Erlebnissen geleitet.

Indem der Therapeut das Gewahrsein eines Patienten auf ein intensiveres Erleben des Hier und Jetzt fokussiert, fördert er die Wahrnehmung von Aspekten des unmittelbaren Erlebens. Dies erzeugt das Gefühl, dass »etwas anders ist«, weil Menschen nur selten intensiv auf den gegenwärtigen Augenblick fokussieren. Tun sie es dann, kann ihnen das Wahrgenommene als neuartig oder gar als merkwürdig und verzerrt erscheinen, was es wahrscheinlicher macht, dass sie über das Erleben einer Trance berichten.

Ein weiterer häufig berichteter Tranceeffekt, den der Therapeut zu erreichen versucht, ist der Zustand fokussierter Aufmerksamkeit. Im 19. Jahrhundert bezeichnete James Braid die Hypnose als »Monoideismus«, als »Fokussieren auf eine Idee«. Die Aufmerksamkeit kann auf ein äußeres Objekt, einen äußeren Prozess oder ein inneres Erlebnis wie beispielsweise ein visuelles Vorstellungsbild gerichtet werden.

Auch hier geht es darum, durch Beeinflussung des Aufmerksamkeitsfokus die allgemeine Responsivität zu verstärken. Die genaue Ausrichtung der Aufmerksamkeit im hypnotischen Zustand variiert je nach Patient, Therapeut und konkreten Behandlungsumständen. Bei manchen Klienten ist eine Veränderung der Aufmerksamkeit und des Gewahrseins eine notwendige Voraussetzung für ein Tranceerlebnis.

3) Beeinflussung der Assoziationen

Die Assoziationen eines Menschen sind wichtige Aspekte seiner kognitiven, intrapsychischen Aktivität, und man kann sie nutzen, um hypnotische Dynamiken zu beeinflussen. Bei jeder Art von Kommunikation, ob hypnotisch oder nichthypnotisch, wird auf vorbewusster Ebene ein Strom von Bildern, Projektionen, Träumereien, Wahrnehmungen, Empfindungen und Erinnerungen in Gang gesetzt (beispielsweise ein Gefühl der Wärme oder des Behagens), und diese Faktoren determinieren in starkem Maße die nachfolgenden Interaktionen und Verhaltensweisen. Verhalten und soziale Reaktion werden primär durch vorbewusste Assoziationen determiniert, nicht durch ein komplexes Geflecht positiver und negativer Gedanken.

Erickson erkannte und nutzte die Möglichkeit, Assoziationen zu beeinflussen, wenn er Verhalten elizitieren wollte. Er hat immer wieder erwähnt, wenn man einen Menschen dazu bringen wolle, über seinen Bruder zu berichten, solle man im Gespräch einen eigenen Bruder erwähnen (Zeig 1985a, dt. 1995). Und wenn man wissen wolle, wo jemand zur Schule gegangen sei, solle man erwähnen, wo man selbst in der Schule war.

In der ericksonschen Therapie werden Assoziationen verdeckt beeinflusst. Zu Beginn einer formellen Induktion suggerierte Erickson oft: »Sitzen Sie mit fest auf dem Boden stehenden Füßen, lassen Sie die Hände sicher auf dem Schoß ruhen, und lassen Sie Ihre beiden Daumen einander berühren.« Diese Direktive veranlasste den Patienten dazu, seine offene Haltung mit »Offenheit« gegenüber der bevorstehenden Hypnotherapie zu assoziieren.

Erickson beeinflusste in seinen Therapien oft indirekt die Assoziationen des Patienten. Er forderte ihn nicht explizit auf, an bestimmte Dinge zu denken, sondern lotste sein Denken in unbekannte Gewässer, was es ihm ermöglichte, neue Assoziationen oder Verbindungen herzustellen. Assoziationen durch Injunktionen zu beeinflussen ist generell wirksamer, als das Denken eines Menschen bewusst lenken zu wollen, weil durch die indirekte Beeinflussung die Neigung, Assoziationen zu entwickeln, verstärkt wird. In der Hypnose macht die Beeinflussung von Assoziationen einen Teil der ideodynamischen Wirkung aus.

Anders als bei der traditionellen Hypnose, die ideomotorisches Verhalten für offenkundige Zwecke nutzt – beispielsweise in Form von Fingersignalen –, beeinflussen ericksonsche Methoden Assoziationen häufig mithilfe evokativer Techniken und versuchen auf die gleiche Weise, sachdienliche Erinnerungen abzurufen (Zeig 1985b). Nachdem eine große Zahl positiver Assoziationen stimuliert worden ist, kann »spontan« konstruktives Verhalten folgen. Die Anerkennung hierfür erhält der Patient. Er bewirkt das Eintreten der Veränderung; der Therapeut unterstützt den Vorgang nur, indem er Hinweise liefert.

Beispielsweise konnte Erickson, wenn er eine Hypnotherapie wegen Anorexie durchführte, die Vorstellungen des Hungers und des Essens in seine therapeutischen Geschichten einstreuen (Zeig 2013). Dem Patienten war in der Regel nicht bewusst, was Erickson tat, weshalb er sich gegen die Ideen, mit denen er konfrontiert wurde, nicht verteidigte. Trotzdem konzentrierten sich seine Assoziationen auf Vorstellungen von Nahrung, Hunger und die emotionalen und sozialen Aktivitäten, die mit Nahrung im Zusammenhang stehen. Schließlich gelang es, genügend Assoziationen zu entwickeln, um das gewünschte Essverhalten hervorzubringen.

Diese Einstreutechnik ist eine der originellsten Neuentwicklungen Milton Ericksons überhaupt.

Beim Aufbau einer Induktion kann ein Therapeut seinem Patienten helfen, eine Verbindung zu der therapeutischen Reaktion herzustellen, die er hervorrufen will.

Beispielsweise beabsichtigte Erickson einmal, bei der Arbeit mit einer Studentin, die an einem Lehrseminar in seinem Haus teilnahm, Entspannung zu elizitieren. Statt direkt mit ihr zu arbeiten, sprach er dem Boden zugewandt und nutzte dabei eine hypnotisch wirkende Sprachmelodie und Veränderungen des Stimmklangs: »Da können wir einen anderen festen Glauben zur Ruhe betten, nämlich den, man sollte bei der Psychotherapie immer dafür sorgen, dass sich die Patienten wohlfühlen« (Zeig 1980, dt. 1995, dt. S. 114). Erickson beeinflusste die Assoziationen der Patientin, indem er die Wörter »Ruhe« und »wohlfühlen« besonders betonte. Ohne direkt zu arbeiten, erkannte er, dass seine Patientin zu diesen Konzepten idiosynkratische und persönliche Assoziationen entwickeln würde. Die so hervorgerufenen Assoziationen würden sich zu einer erlebensbasierten Realisation des angestrebten Verhaltens verbinden.

Statt sich Zielen direkt zu nähern, nutzte er eine Technik paralleler Kommunikation – des indirekten Ansprechens der gewünschten Reaktion mit dem Ziel, konstruktive Assoziationen zu erzeugen.

Man erinnere sich daran, dass Ericksons Frühe-Lernhaltung-Induktion den Patienten in eine Erinnerung involvierte. Indem er sich mit den Details des Erlernens von Buchstaben beschäftigte, steuerte er Assoziationen, welche die Unmittelbarkeit des gegenwärtigen Augenblicks verstärkten und dadurch den Patienten besser in die Lage versetzten, die Erinnerung zu leben. Erickson (persönliche Mitteilung 1974) vertrat die Auffassung, eine der leichtesten Methoden, einen Patienten in Trance zu versetzen, bestehe darin, den Betreffenden in eine Erinnerung zu geleiten und dann die dadurch entstehenden Veränderungen zu ratifizieren. Sich in der Induktionsphase in eine Erinnerung hineinzuversetzen kommt Patienten im weiteren Therapieverlauf zugute, wenn lange vergessene sachdienliche Erinnerungen abgerufen werden können und mit ihrer Hilfe die Behandlung beeinflusst werden kann.

Die Bedeutung der Beeinflussung von Assoziationen kann nicht überschätzt werden, weil unsere vorbewussten Assoziationen unser Verhalten so stark bestimmen. Will ein Hypnotherapeut auf das Verhalten eines Patienten einwirken, müssen dessen Assoziationen auf eine der Therapie förderliche Weise elizitiert werden. *Eine der Prämissen ericksonscher Psychotherapie lautet, dass Psychotherapie auf der Ebene stattfinden muss, auf der das Problem entstanden ist.* Ist es auf der verbalen Ebene entstanden, kann Reden zur Veränderung führen. Ist es jedoch auf der assoziativen Ebene verwurzelt, wie es bei vielen Problemen der Fall ist, lässt es sich manchmal am besten verändern, indem man beim Patienten einen neuen, konstruktiven Strom von Assoziationen hervorruft.

Studenten fällt es oft schwer, die Kunst der Beeinflussung von Assoziationen zu erlernen und auszuüben, insbesondere wenn sie zuvor in der Anwendung psychoedukativer Methoden ausgebildet wurden. Psychoedukation kann für eine Therapie sehr wichtig sein, aber wenn es um das Elizitieren von »Zuständen« geht, ist sie das falsche Werkzeug. »Zustände« werden durch Andeutungen hervorgerufen. Um dies noch verständlicher zu machen, können wir auch hier wieder einen Vergleich zwischen Wissenschaft und Kunst bemühen.

Die Wissenschaft erforscht Tatsachen; die Wissenschaft informiert; und die Sprache der Wissenschaft muss Tatsachen unterstützen, indem sie sich spezifisch und konkret ausdrückt. Studenten im Magisterstudium erlernen oft Theorien und Techniken der Therapie, die auf dem wissenschaftlichen Modell basieren.

Die Kunst befasst sich mit Andeutungen. Sie orientiert auf ein Erlebnis hin. Kunst impliziert, sie informiert nicht. Beim Lesen eines Romans oder beim Anschauen eines Film werden unsere Assoziationen durch das, was wir erleben, beeinflusst. Die Mikrodynamik künstlerischer Methoden muss für den Betrachter der Kunstwerke unsichtbar bleiben, denn würde sie bekannt, würde Kunst zu Information und verlöre ihre erlebensbezogene Wirkung. Kunst zielt darauf, implizit Stimmung, Wahrnehmung und »Zustände« zu beeinflussen.

Um »Zustände« hervorzurufen, muss man Assoziationen beeinflussen. Reaktionen auf Implikationen zu fördern bedarf der Beeinflussung von Assoziationen.

4) Herbeiführung einer Rollenregression

Beim vierten Prinzip der hypnotischen Induktion, der Herbeiführung einer Regression, ist eine andere interpersonale Dynamik im Spiel, die den Klienten dazu bringt, eine adaptive Rolle zu übernehmen. Um die Responsivität zu stärken, die Aufmerksamkeit zu beeinflussen und Assoziationen zu fördern, muss der Therapeut eine Beziehung aufbauen, in der der Patient bereit ist, das, was der Therapeut ihm anbietet, anzunehmen – sich also daran anzupassen. Um das Erleben des Patienten modifizieren und beeinflussen (darauf einwirken) zu können, muss sich der Hypnotherapeut in einer überlegenen Position befinden. Wer sich in der überlegenen Position befindet, beeinflusst und definiert die Beziehung und induziert soziale Rollen.

Der Patient befindet sich in der hypnotischen Beziehung eindeutig in der unterlegenen Position. Für die dementsprechende Rolle ist die Bereitschaft charakteristisch, die Rollenspezifikationen anzuerkennen, welche die Person in der überlegenen Position vorgibt. In psychologischer Hinsicht erhält der Patient eine externe Kontrollüberzeugung aufrecht. Um hypnotisiert zu werden, muss er so flexibel sein, dass er in der Lage ist, in Trance die meiste Zeit über in der untergeordneten Rolle zu verharren.

Es sei ausdrücklich darauf hingewiesen, dass es sich beim Etablieren einer Regression, so wie sie hier verstanden wird, um eine adaptive Regression in eine Rolle handelt, nicht um eine hypnotische Altersregression. Das Konzept der Rollenregression ähnelt ein wenig der Idee einiger psychoanalytischer Autoren (Gill a. Brenman 1959), die Hypnose als Regression im Dienste des Ichs zu verstehen (siehe hierzu auch Gruenewald, Fromm a. Oberlander 1972). Im Zustand der Hypnose kommt es zu einer Regression hinsichtlich der Funktionsfähigkeit, wenn der Hypnotisierte sein kritisches Urteilsvermögen außer Kraft setzt.

Roland Shor (1959) wies darauf hin, dass in Trance die allgemeine Realitätsorientierung des Patienten verblasst. Er beschrieb die verschiedenen Stufen hypnotischer Tiefe als Rollenspiel, Trance und »archaic involvement«, wobei man das Rollenspiel als einen Schritt in Richtung Rollenregression verstehen könnte.

Einige Patienten können sich nicht von ihrer habituellen Beziehungsrolle lösen und/oder ihr kritisches Urteilsvermögen nicht in einem gewissen Maße außer Kraft setzen. Häufig werden die Betreffenden als schwer hypnotisierbar bezeichnet. Manche Widerstände sind möglicherweise unüberwindbar, selbst wenn der behandelnde Therapeut in der individuellen Anpassung der hypnotherapeutischen Behandlung und in der Herstellung von Rapport sehr erfahren ist.

Der Patient lässt zu, dass der Therapeut über die Richtung der Kommunikation entscheidet; dies gilt insbesondere für die direktiveren Therapien. Setzt der Patient sein kritisches Urteilsvermögen außer Funktion, muss er auf die Wahrnehmung des Therapeuten vertrauen und seinen Vorgaben folgen, wobei er erwartet, dass der Therapeut bei der Behandlung seine Interessen wahrt. Die adaptive Regression ist ein fester Bestandteil jeder Form von Psychotherapie, sie wird aber in der Hypnotherapie verstärkt genutzt.

Erickson führte häufig gleich zu Beginn seiner Interaktion eine Regression herbei und ermöglichte es dem Patienten so, sich in eine gewohnte, wenn auch manchmal dysfunktionale Rolle zurückzuziehen. (Beschreibungen meiner ersten Begegnungen mit Erickson, über die ich in Zeig, 1980, dt. 1995 und in Zeig 1985a, dt. 1995, berichtet habe, enthalten gute Beispiele für die Nutzung der Konfusionstechnik zur Herbeiführung einer adaptiven Regression.) Auch die Art, wie Erickson die Frühe-Lernhaltung-Induktion nutzte, förderte die adaptive Regression, indem sie indirekt in die Situation des Kindes hineinversetzte. Auch in diesem Fall geht es nicht um eine Altersregression in die Kindheit, sondern um eine adaptive Regression in die Situation eines Kindes, das bei anderen Menschen nach Hinweisen Ausschau hält, die ihm Aufschluss darüber geben, wie es reagieren sollte. Eine Rollenregression herbeizuführen ist ein notwendiges therapeutisches Manöver. Es ist für die Beziehung zwischen dem Hypnotherapeuten und seinem Patienten unverzichtbar, weil der Therapeut nur auf dieser Grundlage die hypnotischen Phänomene hervorrufen kann. Ein weiterer wichtiger Aspekt ist die Motivation.

5) Zugangsmotivation

Kay Thompson (persönliche Mitteilung 1974) hat mich als Erster auf die Bedeutung der Motivation bei der hypnotischen Suggestion aufmerksam gemacht. Motivation spielt bei jeder Psychotherapie eine wichtige Rolle und ist ein zentrales sozialpsychologisches Prinzip der Einflussnahme. Hypnose und strategische Kurzzeittherapie heben die Bedeutung einer motivierten Haltung besonders hervor. Weil Motivation so wichtig ist, wird sie hier als eigenständiges Induktionsprinzip beschrieben. Patienten erzielen die besten Resultate, wenn sie zur Bewältigung hypnotischer Aufgaben motiviert sind. Die meisten Menschen mögen es nicht, wenn ihnen befohlen wird, etwas zu tun. Die traditionelle Hypnose verlässt sich in der Regel auf autoritäre Befehle. Man sagt dem Patienten »Sie werden tiefer in eine Trance gehen« und/oder »Ihr Arm wird sich von Ihrem Schoß erheben«. Induktionen dieser Art können Widerstand fördern.

Im Rahmen des ericksonschen Modells nutzt der Therapeut permissivere Suggestionen, beispielsweise »Sie können tiefer in eine Trance hineingehen« oder »Ihr Arm kann sich von Ihrem Schoß erheben.« Außerdem ist es ein Gebot guter Technik, an Suggestionen Motivationsaussagen anzuschließen. Sie erläutern den Patienten, »warum« sie die angebotene Suggestion ausführen sollten: »Weil es interessant ist« oder »Weil es Freude macht«. Je besser der Therapeut die psychische Motivation eines Patienten kennt, umso wahrscheinlicher kann er Motivationen anführen, die den persönlichen Wertvorstellungen des Patienten entsprechen, und umso wahrscheinlicher akzeptiert der Patient die Ideen des Therapeuten.

Man kann einem Patienten aber auch Motivationen allgemeiner Art, die viele Menschen für relevant halten, zuschreiben. Die beste Strategie ist jedoch, die wahren Motive eines Patienten zu erkennen und zu nutzen. Ist er daran interessiert, Neues zu lernen, kann man dies als Motivation nutzen: »Sie können die Aufmerksamkeit nach innen richten, weil Sie etwas Wertvolles lernen können.« ›Schätzt der Patient Neugier, können sich die Direktiven, die ihm präsentiert werden, auf die Entdeckung von Neuem beziehen. Ist Sicherheit für ihn ein wichtiger Wert, können die Direktiven mit dem Konzept einer Verstärkung seiner Sicherheit verbunden werden.

Die Erschließung der Motivation war für Erickson sehr wichtig, und zwar sowohl in Verbindung mit seinen formellen als auch mit seinen naturalistischen Techniken. Manchmal gab er Patienten schon vor der ersten Sitzung eine Aufgabe, die ihre Motivation testen und gleichzeitig erschließen sollte. Vielleicht erinnern Sie sich noch, dass er in seinem ersten Brief an mich im Jahre 1973 die Bedeutung der Motivation für eine Veränderung besonders hervorhob.

II) Beeinflussung des laufenden Verhaltens und des aktuellen Kontexts in Richtung Hypnose

Das Ratifizieren von Reaktionen und das Definieren einer Situation als Hypnose sind zwei für Hypnose spezifische Methoden, und beide wirken sich bei der Ausgestaltung der hypnotischen Phänomene sehr positiv aus.

6) Ratifikation von Reaktionen

Während der Induktion (und nach Abschluss der Hypnose im Sinne des traditionellen Modells) ist es nützlich, die Trance zu »ratifizieren« (zu bestätigen) (Erickson a. Rossi 1979, dt. 1981, dt. S. 25 ff.). Die Ratifikation wirkt überzeugend. Indem er die Trance ratifiziert, bestätigt der Hypnotherapeut dem Patienten gegenüber offen oder implizit, dass dieser etwas erlebt hat, das typisch für eine Trance ist. Nach der Trance kann ein traditionell arbeitender Hypnotherapeut zum Patienten sagen: »Was meinen Sie, wie lange Sie in Trance waren?« Nennt der Patient daraufhin eine Zeitspanne, die deutlich länger oder kürzer ist als die tatsächlich vergangene Zeit, bestätigt er dadurch, dass sich seine Zeitwahrnehmung verändert hat und dass er folglich hypnotisches Verhalten erlebt haben muss. Eine Ratifikation ist dann wirksam, wenn sie die Zuschreibung beinhaltet, dass der Patient hypnotisch reagiert hat. Zuschreibungen (Attributionen) haben eine starke Wirkung auf Einstellung und Verhalten.

Erickson pflegte Attributionen mittels indirekter Ratifikationsaussagen zu kreieren. Dies erreichte er, indem er sich über Verhaltensweisen äußerte, von denen allgemein angenommen wird, sie seien hypnotischer Natur. Solche Verhaltensweisen bezeichne ich im Folgenden als *hypnotische Konstellation* (sie werden später in diesem Kapitel erläutert). Weist der Therapeut etwa während der Trancearbeit darauf hin, dass der Kopf des Patienten anders nickt als vorher (wie Erickson es in einem an früherer Stelle erwähnten Beispielfall tat), deutet er implizit an, dass sich die Reaktionsweise des Patienten verändert hat. Daraus folgt, dass ein hypnotischer »Zustand« eingetreten sein muss. In vielerlei Hinsicht ist ein Hypnotherapeut eine »Feedbackmaschine«, weil er die laufenden Reaktionen des Patienten im Sinne der angestrebten (hypnotischen) Phänomene formt (bzw. deutet).

Wie bereits erwähnt, hat Erickson erklärt, eine einfache Methode der Tranceinduktion bestehe darin, den Patienten in eine Erinnerung zu involvieren und dann die Veränderungen zu bestätigen, die eingetreten sind, während der Patient in die Erinnerung vertieft war. Im Falle der Frühe-Lernhaltung-Induktion beispielsweise folgte den Äußerungen über die Schwierigkeiten des Kindes mit dem Schreiben bestimmter Buchstaben eine Reihe von Ratifikationsäußerungen: »Während ich mit Ihnen gesprochen habe, hat sich Ihr Blinzelreflex verändert. Und Ihre Pulsfrequenz hat sich verändert. Und Ihr Schluckreflex hat sich verändert. Und beim Muskeltonus und beim motorischen Tonus sind ebenfalls Veränderungen eingetreten.« Im Kontext bestätigte jede dieser Aussagen implizit, dass hypnotische Reaktionen zu beobachten waren. Außerdem beinhalteten sie, dass das beobachtete Verhalten erwünscht und erwartet war.

7) Definieren der Situation als Hypnose

Aus experimentellen Untersuchungen geht hervor, dass ausdrückliches Definieren einer Situation als Hypnose die Reaktion von Probanden auf anschließende hypnotische Aufgaben verbessert (Barber 1969). Wird eine Situation als Hypnose definiert, regt dies den Patienten subtil zu einer veränderten Reaktionsweise an, was beinhaltet, dass er auf Nuancen reagiert und willensunabhängige, dissoziative Phänomene erlebt.

Wie nutzte Erickson Indirektivität, um das Bestehen einer Hypnose zu implizieren? Eine Kombination aus nonverbalen und paraverbalen Techniken brachte den Patienten zu dem Verständnis: »Diese Situation ist Hypnose.« Man erinnere sich, dass Erickson unvermittelt Tonfall und Stimmcharakteristika so zu verändern pflegte, dass seine Stimme verhalten und damit hypnotisch wirkte. Er veränderte die Sprechrichtung, indem er dem Boden zugewandt sprach, was den Eindruck erweckte, seine Stimme komme von überall. Außerdem bewegte er sich sehr langsam und »mechanisch« und ahmte so die Art, wie Hypnotisierte sich bewegen, nach.

Es ist sehr wichtig, dafür zu sorgen, dass die Situation in der Therapie als Hypnose definiert wird, ganz gleich, ob dies offen oder verdeckt geschieht. Es reicht aber, wenn der Patient die Situation nur vage als hypnotisch wahrnimmt.

Aber warum machte Erickson sich die Mühe, eine Situation indirekt als »Hypnose« zu definieren, statt gleich direkte Methoden zu nutzen? Dies hängt damit zusammen, dass es Aufgabe des ericksonschen Therapeuten ist, die implizite Responsivität zu fördern. Indem er die

Situation indirekt definiert, erreicht er zwei Dinge gleichzeitig: Er gibt dem Patienten Gelegenheit, auf minimale Hinweisreize zu reagieren, und bietet gleichzeitig eine Definition der Situation an.

III) Unterbrechung der gewohnten bewussten geistigen Verfassung

Therapeutische Konfusions- und Destabilisierungstechniken werden benutzt mit dem Ziel, den habituellen Bewusstseinszustand zu unterbrechen und die hypnotische Verfassung zur Geltung zu bringen. Auch Destabilisierung und leichte Verwirrung sind integrale Bestandteile des Erlebens von Hypnose.

8) Nutzen von Verwirrung/Destabilisierung

Jay Haley (1973, dt. 1978) hat beobachtet, dass bei jeder hypnotischen Induktion Verwirrung eine Rolle spielt, unabhängig davon, ob dies dem behandelnden Therapeuten klar ist oder nicht. Die besonnene Nutzung der Konfusion kann bei der Strukturierung von Veränderungen hinsichtlich der Responsivität, der Aufmerksamkeit, der Dissoziation, der Intensität und der Vertieftheit sehr nützlich sein. Man könnte destabilisierende Techniken mit dem Beackern eines Feldes vor der Aussaat vergleichen.

Die Nutzung der Konfusion mag zunächst beängstigend wirken, weil man dies für besonders manipulativ hält. Diesbezüglich sollte man bedenken, dass eine musikalische Komposition Konsonanzen und Dissonanzen enthält, stabile und instabile Harmonien. Eine instabile Harmonie stellt das Folgen einer stabilen Harmonie in Aussicht. Ohne Dissonanzen würde Musik viel fader wirken. Witze basieren häufig darauf, dass sie durch Ansprechen von zwei Kommunikationsebenen gleichzeitig eine kurzfristige Destabilisierung hervorrufen. Das abschließende Lachen löst die kurzzeitige Anspannung wieder auf.

Es ist weder notwendig noch wünschenswert, einen Patienten unter Hypnose stark zu verwirren; mehr als eine leichte Ablenkung oder eine kurzfristige Destabilisierung ist in der Regel nicht erforderlich. Oft erfolgt eine Destabilisierung mit nonverbalen Mitteln, wenn der Therapeut ein ungewöhnliches Kommunikationsmuster benutzt, indem er beispielsweise mit sanfter Stimme und ungewöhnlichem Tonfall spricht. Erkennt der Patient vage einen temporären, schwer fassbaren Erregungszustand, besteht eine leichte Destabilisierung. Sie ist eine Begleiterscheinung von Mehrebenenkommunikation. Es wirkt leicht destabilisierend festzustellen, ob die soziale oder die psychische Ebene der übermittelten Botschaft im Vordergrund steht.

Der Hypnotherapeut nötigt dem Patienten ungewöhnliche Reaktionen ab. Beispielsweise kann er ihn auffordern, einen Arm zu heben, und gleichzeitig darauf beharren, dass der Patient den Arm nicht willentlich erhebt, was ein Widerspruch in sich zu sein scheint. Würde man einem Hypnotisierten unumwunden befehlen: »Heben Sie Ihren Arm«, wäre seine Reaktion nicht mit dem Gefühl verbunden, dass es sich um eine dissoziierte Bewegung handelt. Deshalb benutzen sogar traditionell orientierte Hypnotherapeuten zumindest leicht verwirrende Techniken, indem sie bei einem Patienten beispielsweise mit unbeschwerter Stimme eine Armlevitation suggerieren, wozu sie ihn auffordern, eine Aufgabe »unbewusst« statt willentlich auszuführen. Und wie das folgende *Beispiel* veranschaulicht, können destabilisierende Techniken außerdem Gefühle der Willenlosigkeit fördern.

»Und er kann wohl schon stolperndes Wohbefinden, ähm, wohliges Wohbefinden, wohliges Realisieren, ... allmähliche Veränderungen schritt...weise zu erkennen, und Sie wissen nicht, welchen Arm Ihr Unbewusstes wählen kann, um ihn zu Ihrem Gesicht emporzuheben, obwohl Sie wissen, dass Sie, wenn er sich nach oben bewegt, es genießen können, stärker in das Erlebnis vertieft zu sein.«

Destabilisierende Methoden werden häufig vor den eigentlich intendierten Suggestionen eingesetzt. Menschen fühlen sich nicht gern unsicher. Deshalb reagieren sie meist positiv auf die konkrete Suggestion, die der Destabilisierung folgt, insbesondere wenn sie spüren, dass ihre Reaktion die Anspannung verringert, in die sie durch die Konfusion versetzt wurden.

Einige Male initiierte Erickson eine hypnotische oder therapeutische Beziehung mithilfe einer Konfusionstechnik. Dieses Vorgehen vermag Gewohnheitsmuster und eingefleischtes Rollenverhalten wirksam zu durchbrechen, erfordert aber ein hohes Maß an Kompetenz, und Neulinge sollten sich nicht daran wagen.

Eine drei Schritte umfassende Technik kann die Hervorrufung hypnotischer Reaktionen unterstützen: Pacing, Unterbrechen und Patterning (siehe z. B. Tart 1975; Bandler a. Grinder 1975, dt. 1996). Der Therapeut geht auf einen Aspekt dessen, was der Patient erlebt, ein (Pacing); dann nutzt er die Destabilisierung, um die gewohnte Verfassung zu durchbrechen; und schließlich elizitiert er die Phänomene des neuen hypnotischen Bewusstseinszustandes samt damit zusammenhängenden Verhaltensweisen. Die durch die Destabilisierung entstehende undifferenzierte Erregung verleiht den anschließenden Suggestionen Kraft.

Will der Hypnotherapeut beispielsweise eine Innenfokussierung der Aufmerksamkeit erreichen, kann er sich zunächst auf die bestehende Außenfokussierung des Patienten einlassen (Pacing), indem er auf Objekte in der Umgebung hinweist, die der Patient sich bewusst machen kann. Anschließend verursacht er eine leichte Destabilisierung, und schließlich suggeriert er die Zielreaktion, nämlich die Innenfokussierung. Im Folgenden wird ein Beispiel für die Anwendung dieser Technik beschrieben, wobei eine semitraditionelle Augenschlussinduktion zur Anwendung kommt.

> *Pacing:* »Während Sie hier sitzen, können Ihre Füße bequem auf dem Boden ruhen; und Ihre Hände können leicht auf Ihrem Schoß liegen; und Ihre Arme können leicht an den Seiten Ihres Körpers anliegen.«
>
> *Unterbrechen:* »Und es ist nicht nötig, dass Sie Gewicht aufwenden oder Ihr Gewicht auf die Erzeugung eines schwerelosen Gefühls verwenden, auf das Sie vielleicht schon lange warten.«
>
> *Patterning:* »Aber Sie können leicht atmen und die Augen schließen, damit Sie nach innen gehen und Ihr Geist bestimmte Gefühle entwickeln kann, bestimmte angenehme Gefühle, bestimmte schwerelose Gefühle, die Sie zu neuen Erlebnissen der Entwicklung von Behagen führen können.«

Pacing, Unterbrechen und Musterentwicklung (Patterning) sind nicht nur der Mikrodynamik hypnotischer Suggestion zuzurechnen, sondern diese Technik ist für Psychotherapie ganz generell von grundlegender Bedeutung. Hat der Patient ein Problem beschrieben, akzeptiert der Therapeut es und versucht, sich darin einzustimmen; manchmal durchbricht er auch das maladaptive Gewohnheitsmuster des Patienten ein wenig, indem er es umdefiniert; und schließlich hilft er dem Patienten, ein effektiveres Verhalten zu entwickeln.

Sobald das Gewohnheitsmuster unterbrochen ist, kann durch die Hervorrufung autonomer Reaktionen das Tranceerlebnis gefestigt werden.

IV) Fördern automatischen Verhaltens

Es wurde bereits erwähnt, dass es für Patienten im Kontext einer Hypnose wichtig ist, in einem gewissem Maße Willenlosigkeit zu erleben. Gewöhnlich wird dieses Induktionsziel durch Förderung von Wahrnehmungsveränderungen und Dissoziation angestrebt.

9) Fördern von Wahrnehmungsveränderungen

Während der Induktion erleben manche Patienten eine leichte Depersonalisierung, und in Verbindung damit sind Veränderungen der Sinneswahrnehmung möglich, beispielsweise eine Reduzierung der Wahrnehmung auf zwei Dimensionen, weiterhin Veränderungen des Körperbildes und von Bewegungsempfindungen. Solche Veränderungen können spontan während einer hypnotischen Induktion auftreten. Um Wahrnehmungsveränderungen während der Induktion strukturieren zu können, muss der Therapeut die Fähigkeit des Patienten, seine Wahrnehmungsfunktionen zu beeinflussen, verbessern. Häufig nutzt er zu diesem Zweck zunächst natürlich vorkommende Phänomene, die der Patient physiologisch und willensunabhängig erlebt. Im Rahmen einer traditionellen Augenfixierungsinduktion beispielsweise kann der Therapeut suggerieren, der Patient schaue auf ein Objekt und bemerke währenddessen Veränderungen der visuellen Wahrnehmung wie den Tunnelblick oder körperliche Veränderungen wie Tränenfluss. Diese Veränderungen kann der Therapeut verstärken, indem er sie voraussagt, bevor sie tatsächlich von selbst auftreten, und indem er sie willkommen heißt, wenn sie sich manifestieren. Beispielsweise kann er sagen: »Sie können den Tunnelblick, den Ihr Geist Ihnen zu ermöglichen vermag, bemerken und wirklich genießen.« Weitere nutzbare Wahrnehmungsveränderungen umfassen das Erlebnis, dass die Umrisse von Objekten schärfer wirken; aber auch eine Verzerrung des Körperbildes ist möglich, die den Kopf als größer oder weiter von den Füßen entfernt erscheinen lässt, als er es in Wirklichkeit ist; und es können Bewegungsempfindungen wie das Gefühl zu schwanken auftreten, die in Wahrheit nicht existieren.

Veränderungen der Wahrnehmung, ob suggeriert oder spontan auftretend, sind wichtig, um Patienten von der Realität des Trancezustandes zu überzeugen. Sie lassen erkennen, dass etwas anderes als normalerweise geschehen ist, und dies impliziert, dass sich der Patient unter dem Einfluss des hypnotischen Zustandes befindet. Wahrnehmungsveränderungen sind eine innere, verdeckte Art, Veränderungen zu ratifizieren, und sollten deshalb vom Therapeuten gefördert werden.

10) Förderung von Dissoziation

Dissoziation ist der Förderung von Wahrnehmungsveränderungen verwandt, sie betrifft jedoch die menschliche Fähigkeit zu unwillkürlichem Erleben. Sie ist mit einer gewissen autonomen Funktionsweise verbunden. Hypnotische Phänomene, Wahrnehmungsveränderungen oder hypnotische Reaktionen manifestieren sich, wenn sich der Patient in einer dissoziierten, relativ willensunabhängigen Verfassung befindet. Wenn ein Patient sich in einem dissoziierten Zustand befindet, berichtet er, dass etwas »einfach geschehen ist«.

Dissoziation kann auf mentaler und/oder körperlicher Ebene stattfinden. Oft berichten Patienten, die eine Trance erleben, auf einer Ebene bestehe bei ihnen eine normale Realitätsorientierung, auf einer anderen jedoch seien sie auf ungewöhnliche Weise in das aktuelle hypnotische Erlebnis involviert. Beispielsweise könnte ein Patient in solch einem Fall in Reaktion auf eine Suggestion sagen: »Ich weiß, dass ich hier mit Ihnen zusammen war, aber andererseits habe ich mich so gefühlt, als wäre ich als Kind in der Schule.« Im Falle einer körperlichen Dissoziation wie bei einer Armlevitation hat der Proband das Gefühl, das Körperglied, das sich bewegt (der Arm), sei vom übrigen Körper getrennt.

In einer meiner Ausbildungsgruppen arbeiteten die Teilnehmer im Rahmen einer Doppelinduktionsübung in Zweiergruppen zusammen, um einander zu ermöglichen, eine Dissoziation zu erleben. Einer der Teilnehmer beschrieb sowohl eine Wahrnehmungsveränderung als auch eine mentale und körperliche Dissoziation:

»Ich habe verschiedene Reaktionen bei mir beobachtet. Einer meiner Hypnotiseure hatte eine sehr sanfte und beruhigende Stimme, die eine sehr starke Wirkung auf mich hatte. Auf der anderen Seite war eine Stimme, die ins andere Extrem ging. Es war, als würden mich zwei völlig verschiedene Teile interessieren. Mein Gesicht wirkte asymmetrisch. Die eine Hälfte war wirklich sehr tief und entspannt, die andere nicht. Mein Ohr schien auf diese Stimme fixiert zu sein. Und obwohl ich wusste, dass meine Augen geschlossen waren, war es gleichzeitig so, als wäre dieses Auge offen. Das war sehr merkwürdig. Beide sagten, sie sähen eine Asymmetrie in meinem Gesicht.«

Manche Patienten reagieren negativ auf Dissoziation. Ein anderer Seminarteilnehmer berichtete:

»Als sehr ablenkend empfand ich meine Verhaltensbeobachtungen, als der Hypnotiseur mich auf das Flackern meiner Augenlider während der Hypnose aufmerksam machte. Ich habe mich dabei beobachtet, wie ich dies tat, und ich konnte es einfach nicht glauben. Ich dachte: »Jetzt habe ich die Kontrolle über meinen Körper verloren.« Mir gefiel meine Visualisation nicht, und ich merkte, dass gegen diesen Zustand in mir Widerstand aufkam. Dann ließ ich mich auf Äußerungen ein, denen gegenüber ich ein positives Gefühl hatte, solche, die es mir ermöglichten, Macht zu haben.«

Dieser Bericht zeigt, dass es sehr wichtig ist, die Reaktionen eines Patienten zu verfolgen. Es war Aufgabe des Therapeuten zu registrieren, dass die Ratifikation des Flackerns der Augenlider und damit verbundene Dissoziation dem Patienten unangenehm waren. Er hätte die Anspannung des Patienten, die Veränderung seiner Atemfrequenz und/oder seine auf Widerstand hinweisenden Bewegungen bemerkt haben und aufgrund dieser Informationen unterstützendere und konstruktivere Suggestionen anbieten können.

Ein *Beispiel* für eine spontane Dissoziation erlebte ich anlässlich eines meiner ersten Besuche bei Erickson (Zeig 2013, S. 75–77). Im Jahre 1975 brachte ich meinen Freund Paul, der sich mit Videoaufnahmen auskannte, mit nach Phoenix zu Erickson, wo er hypnotische Induktionen dokumentieren sollte. Paul war einer der Ersten gewesen, mit denen ich zu arbeiten versucht hatte, als ich anfing, mich mit Hypnose zu beschäftigen. Er interessierte sich zwar für Hypnose, schien aber keine besondere Begabung für Trancezustände zu haben. Allerdings wusste ich zu diesem Zeitpunkt noch nicht sonderlich viel über Hypnose, und wahrscheinlich hatte Paul das instinktiv gemerkt. Er sprach nicht auf meine Technik an, weil ich eigentlich noch gar keine Technik hatte. Unter Ericksons Obhut erwies er sich als somnambulistisch.

Eines Tages nahmen wir auf Video auf, wie Erickson mit Paul arbeitete. Das Resultat war eine faszinierende Einführung in die Arbeit mit einem völlig unbefangenen Patienten, und ich war mit dem aufgenommenen Material sehr zufrieden. Die Videoaufnahmen, die wir damals produzierten, gehörten zu den ersten, die Ericksons Arbeit dokumentierten. Später stellte sich heraus, dass Paul vergessen hatte, das Mikrofon einzuschalten; wir hatten also einen Stummfilm produziert. Als wir Erickson am Abend über dieses Missgeschick informierten, erklärte er, dafür, dass der Ton nicht eingeschaltet gewesen sei, sei auch ich verantwortlich. Nicht nur Paul hätte dafür zu sorgen gehabt, dass die Aufnahmegeräte richtig funktionierten.

Am nächsten Morgen forderte Erickson mich auf, »den Stummfilm laufen zu lassen«. Ich schaltete den Monitor ein und startete das Videoband, das am Vortag entstanden war. Paul saß auf dem Patientenstuhl. Erickson schaute Paul erwartungsvoll an. Paul schaute sich den Stummfilm an. Erickson schaute Paul erwartungsvoll an. Paul starrte unverwandt auf den Stummfilm. Ericksons erwartungsvoller Ausdruck bewirkte, dass Paul in eine Trance verfiel.

Ich schaltete rasch die Kamera ein, um aufzuzeichnen, was Erickson als Nächstes mit Paul anstellen würde. Nachdem ich das Gerät eingeschaltet hatte, stand Paul von seinem Stuhl auf und ging mit mechanischen Bewegungen durch den Raum, wobei er seine rechte Hand – seine dominierende Hand – kataleptisch gegen die Körperseite drückte. Er ging zum Videoaufnahmegerät und überprüfte mit seiner linken Hand, ob alles richtig angeschlossen war, insbesondere das Mikrofonkabel. Dann kehrte er, ohne auch nur im Geringsten auf die Umgebung zu achten, mit mechanischen Bewegungen auf seinen Stuhl zurück, wo er weiter in Trance blieb. Paul schaute Erickson an und sagte langsam und stockend: »Ich würde mir wünschen, dass Sie mir noch ein paar Dinge mehr beibringen, während ich mich in diesem Zustand befinde.«

Paul war sich des kataleptischen/dissoziierten Zustandes seines rechten Arms nicht bewusst. Er verfiel spontan in eine Dissoziation. Dies war sowohl für Paul als auch für mich eine ausgezeichnete Lernerfahrung. Erickson erklärte, dass Patienten normalerweise mehr Zeit brauchen, um zu lernen, eine so tiefe Dissoziation zu erreichen.

Man beachte, dass Erickson etwas nutzte, wovon wir angenommen hatten, es sei völlig wertlos – einen Stummfilm. Er nutzte das »wertlose« Video und erfüllte es mit einem Wert. Das Ergebnis war eine unauslöschbare Lektion sowohl über Utilisation als auch darüber, wie Hypnotisierte auf Erwartungen betreffende minimale Hinweise reagieren. Er demonstrierte, wie man einen Patienten in Trance versetzen kann, indem man ihm hilft, sich intensiv an ein vorheriges Tranceerlebnis zu erinnern.

Dass Menschen Dissoziationen erleben, ist eher die Regel als die Ausnahme. Wir dissoziieren ständig bestimmte Aspekte dessen, was wir erleben. Automatisches Verhalten manifestiert sich beim Autofahren, beim Tagträumen und beim Lesen eines Buches. Dissoziation ist ein fester Bestandteil unseres Lebens.

Im Zustand der Hypnose jedoch wird Dissoziation kondensiert und dient einem strategischen Zweck. Häufig wird sie in diesem Zusammenhang genutzt, um hypnotische Phänomene hervorzurufen, die dazu beitragen können, einen Patienten von seiner Fähigkeit, auf Hypnose zu reagieren, zu überzeugen, und die außerdem in der Therapie als Ressource Verwendung finden können.

Die Therapie basiert auf der Erschließung von Ressourcen, die häufig »schlafen« oder vom Gewahrsein »dissoziiert« sind, sodass sich der Patient nicht in der Lage fühlt, sie zu finden und zu nutzen. Obwohl jeder ängstliche Patient in seinem Leben mit Sicherheit schon den Zustand der Entspannung erlebt hat, fühlt er sich nicht in der Lage, zu ihm in Kontakt zu treten. Außerdem werden auch psychische Probleme so stark dissoziiert, dass der Betroffene glaubt, dass sie »einfach so passieren«. Die dissoziative Identitätsstörung und die Fugue sind Beispiele für extreme Dissoziation. Bei einer Phobie oder Depression ist wahrscheinlich eine schwächere Dissoziation im Spiel, und bei familiären Problemen ist der dissoziative Einfluss noch geringer. Doch bei allen psychischen Problemen geht es mehr oder weniger stark um Dissoziation. Die Patienten fühlen sich in einem Muster gefangen, aus dem heraus sie nicht so reagieren *können*, dass ein für sie angenehmes Ergebnis dabei herauskommt.

Tatsächlich ist Dissoziation ein bei Weitem adaptiveres und positiveres Phänomen, als man aufgrund des negativen Charakters, der ihr oft zugeschrieben wird, meinen könnte. Die meisten Aktivitäten im Leben – so das Sprechen, das Gehen und das Aufmerksamsein – gehen automatisch vonstatten. Willensunabhängiges (avolitionales) Handeln macht das Leben überhaupt erst möglich. Dissoziation liegt sowohl Lösungen als auch Problemen zugrunde. Hypnotische Dissoziation kann die Grundlage für die Erzeugung einer adaptiven Dissoziation sein. Eines der Ziele einer Therapie ist, dem Patienten zu helfen, den Problem-»Zustand«, der automatisch wirkt, durch einen neuen, positiver wirkenden »Zustand« zu ersetzen – einen, von dem sich sowohl der Therapeut als auch der Patient wünschen, dass er so automatisch wie möglich in Funktion tritt. Hypnose kann förderliches automatisches Verhalten begünstigen.

Eine Technik, die häufig genutzt wird, um eine Dissoziation hervorzurufen, schreibt bestimmte Funktionen dem Bewusstsein und andere dem Unbewussten zu. Der Therapeut könnte sagen: »Ihr Bewusstsein kann über die Geräusche im Raum nachdenken, aber Ihr Unbewusstes kann genussvoll ein Gefühl des Behagens entwickeln.« (Ausführlichere Informationen über »dissoziationsfördernde Aussagen« folgen in Kap. 11, das die Sprache der Hypnose zum Thema hat.) Dissoziationsfördernde Aussagen wie die soeben als Beispiel angeführte sind ein häufig genutzter Bestandteil der Sprache der Hypnose. Zur Förderung automatischer Reaktionen wird eine ungewöhnliche Grammatik genutzt. Dissoziierte Reaktionen überzeugen Patienten davon, dass sie sich in Trance befinden und dass etwas deutlich anderes im Gange ist als das, was sie bisher kannten.

Obwohl Dissoziation praktisch allgegenwärtig ist, hat jeder Patient seine ganz eigene Art zu dissoziieren, und es ist Aufgabe des Hypnotherapeuten, den Dissoziationsstil eines Patienten zu erkennen und zu nutzen.

Warum ist es wichtig, die zehn Induktionsprinzipien zu nutzen?

Die zehn Induktionsprinzipien fördern die Manifestation hypnotischer Phänomene, und dies legt dem Patienten nahe, seinen »Zustand« als hypnotisch zu bezeichnen. Außerdem werden die zehn Prinzipien zu einer Taktik verbunden, die eine umfassende Wirkung auf den Patienten hat. Doch welche Wirkung wird angestrebt? Die zehn Prinzipien sind alle auf ein und dasselbe Ziel gerichtet: *Kooperation*. Letztlich ist es Sinn und Zweck jeder Induktion, Patienten zu helfen, mit Bemühungen um die Lösung ihres Problems zu kooperieren (Zeig 2013, S. 22). Die hypnotische Induktion besteht darin, einen »Zustand« kooperativer Reaktionsbereitschaft herbeizuführen.

Einen »Zustand« der Einwilligung (Compliance) zu erreichen ist für eine Psychotherapie generell eine große Herausforderung, und ein Ziel dieser Bemühungen ist es, die latenten Ressourcen und Fähigkeiten des Patienten selbst zu wecken. Vereinfacht gesagt, geht es allen Therapien darum, eine Umgebung zu schaffen, in der sich Patienten an ihre eigenen guten Ratschläge halten. In den meisten Fällen wissen sie selbst, was sie tun müssen, beispielsweise dass sie aufhören müssen, Dinge ständig aufzuschieben, dass sie in Beziehungen liebenswürdig sein müssen, dass sie sich eine andere Arbeit suchen sollten, dass sie ihre Ernährung auf eine bestimmte Weise verändern sollten usw. Trotzdem tun sie oft nicht das, wovon sie selbst wissen, dass es für sie am besten wäre. Die Induktion einer Hypnose – ob traditionell oder im Stile Ericksons – verstärkt die Compliance und verbessert die Fähigkeit von Patienten, sich an der Realisierung von Therapiezielen zu beteiligen.

Schauen wir uns als konkretes *Beispiel* das Problem der Nikotinsucht an. Therapeuten, die Rauchern schlicht suggerieren: »Sie werden nicht mehr den Drang verspüren zu rauchen«, sollten keine nennenswerten Erfolge erwarten. Doch sogar mit so einfachen Suggestionen kann man, wenn sie einer geglückten Induktion folgen, gewisse Erfolge erzielen. Und differenziertere Methoden können das Potenzial eines Patienten noch besser erschließen und zu einem therapeutischen Erfolg führen.

Doch unabhängig von der angewandten hypnotischen Technik sollte die Reaktion auf die Induktion als Maßstab für die Kooperationsbereitschaft des Patienten herangezogen werden.

Die zehn Prinzipien der Induktion und die durch sie hervorgerufenen hypnotischen Phänomene entfalten sowohl im Rahmen der traditionellen Hypnose als auch bei der Arbeit im Sinne Ericksons ihre Wirkung. Unterschiedliche Hypnotherapeuten können einige dieser Prinzipien in den Vordergrund stellen und andere vernachlässigen. Deshalb ist die so entstehende Hypnose wahrscheinlich immer ein Resultat der individuellen Vorlieben des Hypnotherapeuten.

Doch obwohl traditionelle Verfahrensweisen bei der Behandlung mancher Patienten recht nützlich sein können, erreichen Ericksons Methoden wohl mehr Patienten und führen zu besseren Behandlungsresultaten. Wir werden uns nun anschauen, wie sich die zehn Induktionsprinzipien in der traditionellen Hypnosearbeit und im Rahmen des ericksonschen Ansatzes auswirken.

Die von Erickson entwickelten und inspirierten Methoden nutzen flexible Induktionsprinzipien und maßgeschneiderte Induktionen, wohingegen traditionelle Ansätze auf vorgefasste Skripts zurückgreifen. Ein wichtiger Vorteil flexibler Prinzipien gegenüber der Arbeit mit vorgegebenen Skripts besteht darin, dass der Therapeut, wenn er Erstere nutzt, auf individuelle Unterschiede eingehen kann. Bei der Anwendung traditioneller Hypnosemodelle muss sich der Patient tendenziell eher an den Therapeuten anpassen als umgekehrt. Von Erickson beeinflusste Therapeuten hingegen sind bestrebt, auf ihre Patienten und deren Bedürfnisse einzugehen.

Induktion	Induktionsprinzipien
1. »Und so werden wir mit der Hypnose beginnen.«	1. Definieren der Situation als hypnotisch
2. Schauen Sie auf einen bestimmten Punkt auf Ihren Daumen …«	2. Fokussieren der Aufmerksamkeit, Entwickeln der Responsivität
3. »… und achten Sie darauf, dass sich Ihre Sicht verändert.«	3. Verändern der Wahrnehmung
4. »Sie kann getrübt werden, und Ihre Augen können zu tränen anfangen.«	4. Verändern der Wahrnehmung
5. »Nach einiger Zeit werden Sie das Gewicht der Münze spüren.«	5. Lenken der Assoziationen, Fokussieren der Aufmerksamkeit
6. »Und dann werden sich Ihre Finger langsam öffnen. Wenn die Münze fällt, werden sich Ihre Augen schließen, und Sie können in eine Trance fallen.«	6. Dissoziation
7. »Ich nehme an, Sie werden etwas daran hochinteressant finden …«	7. Motivation

Tab. 5

Induktionsprinzipien in Aktion

Die erste traditionelle Induktion, die ich gelernt habe, war eine physische Prozedur. Anfangs hielt der Patient eine Münze in einer Faust, wobei er den Arm mit der Handfläche nach unten vor dem Körper ausstreckte und den Daumen gestreckt hielt. Diese einem festen Skript folgende Induktion erlernte ich in der Graduate School. Damals lebte ich mit vielen anderen Studenten zusammen in einem großen Haus. Ich ließ sie alle im Gemeinschaftswohnzimmer nebeneinander Aufstellung nehmen (Paul war einer von ihnen), ließ alle eine Münze in die Hand nehmen und führte meine Induktion aus. Keiner der Anwesenden ließ die Münze fallen. Dennoch setzte ich unverdrossen meine Studien fort. Zwei meiner Mitbewohner besuchten später Erickson und erwiesen sich als hypnotisch begabt. Als ich sie im Wohnzimmer unseres Hauses hatte antreten lassen, hatte ich erstens ein Skript benutzt und zweitens wenig Vertrauen in meine eigenen Fähigkeiten gehabt. Im Grunde war es gut gewesen, dass niemand die Münze hatte fallen lassen, denn ich hatte damals noch nicht die geringste Ahnung, wie ich den nächsten Schritt hätte ausführen sollen.

Tabelle 5 zeigt ein vereinfachtes Beispiel samt Analyse. Die jeweils angewandten Induktionsprinzipien sind in der rechten Spalte vermerkt.

Wir können in der obigen Induktion noch einige andere Prinzipien beobachten, darunter leichte Konfusion und Rollenregression. Die Neuartigkeit der Aufgabe kann leicht desorientierend wirken, weil der Patient auch (implizit) dazu aufgefordert wird, sich unter dem Einfluss des Therapeuten in eine »regredierte« Rolle zu begeben. Die Ratifizierung kann in die Methode einbezogen werden, doch im Rahmen des traditionellen Hypnosemodells erfolgt die Ratifizierung häufig nach Beendigung der Trance. Beispielsweise kann der Therapeut danach fragen: »Haben Sie schon vorher jemals so starke Veränderungen Ihres Sehsinns erlebt?« Eine positive Antwort auf diese Frage wäre dann eine »Ratifikation« der Existenz des zuvor veränderten »Zustandes«.

Die zweite traditionelle Induktion, die ich lernte, war eine Visualisationstechnik. Der Proband wurde aufgefordert, auf einen Punkt an einer Wand zu schauen und sich eine Uhr mit einem großen, roten, schnell laufenden Sekundenzeiger vorzustellen. Sobald dieser Zeiger die Ziffer 12 passierte, würde der Proband die Augen schließen, sich entspannen und in Trance fallen. Bei diesem ganzen Vorgang waren die gleichen allgemeinen Induktionsprinzipien wie im ersten Beispiel wirksam: Die Aufmerksamkeit wurde fokussiert, die Situation wurde als Hypnose definiert, eine Dissoziation wurde suggeriert usw.

Natürlich beschränken sich die traditionellen Induktionsverfahren nicht darauf, Faszination und Entspannung zu nutzen, um die Induktion zu fördern. Aber traditionell arbeitende Hypnotherapeuten verlassen sich oft auf starre Protokolle, statt flexibel die zugrunde liegenden Induktionsprinzipien anzuwenden. Sie bemühen sich kaum, die Induktion an die Bedürfnisse eines bestimmten Patienten anzupassen. Tatsächlich wären die Induktionsprinzipien im Rahmen einer traditionellen Hypnose ebenso wirksam wie in der ericksonschen

Hypnotherapie, weil sie für hypnotische Reaktionen ganz allgemein von grundlegender Bedeutung sind. Allerdings sind die Verfechter des ericksonschen Ansatzes generell versierter darin, Induktionen situationsgerecht zu modifizieren.

Das ericksonsche Modell bevorzugt individualisierte Vorgehensweisen. Ericksons Induktionen waren keine Monologe, sondern Dialoge, und manchmal gelangen ihm sogar Induktionen ganz ohne Worte. Ein *Beispiel* hierfür ist meine allererste Interaktion mit Erickson im Jahre 1973 (Zeig 1980, dt. 1995, dt. S. 48 f., 2013, S. 117 ff.).

> Ich kam in Ericksons Haus in Phoenix gegen 10.30 Uhr morgens an. Es war mein erster Besuch bei ihm, und er beherbergte mich als Gast. Ericksons Tochter Roxanna begrüßte mich an der Tür und führte mich zu ihrem Vater, der unmittelbar links von der Tür saß und fernsah. Sie sagte: »Das ist mein Vater, Erickson.« Erickson erhob langsam und mit kleinen, ruckartigen Bewegungen den Kopf. Als sein Kopf die normale aufrechte Haltung erreicht hatte, bewegte er ihn mit ebenso ruckartigen, mechanisch wirkenden Bewegungen in meine Richtung. Als er merkte, dass er meine visuelle Aufmerksamkeit auf sich gezogen hatte, zögerte er ein wenig, wobei er, wie ich annehme, den Rhythmus meiner Atmung spiegelte und vielleicht auch den Blick entfokussierte. Er wiederholte die roboterhaften Bewegungen und folgte mit seinem Blick der Mittellinie meines Körpers abwärts.
>
> Niemand hatte mich jemals auf diese Art begrüßt. Ich erstarrte einen Moment lang »kataleptisch«. Ich wusste nicht, was ich tun sollte. Dann führte mich Roxanna in einen anderen Raum, wo sie mir erklärte, ihr Vater sei ein Spaßvogel.
>
> Doch was Erickson getan hatte, war kein Spaß, sondern eine vollständige nonverbale Überraschungsinduktion gewesen. Seine Handlungen und sein Verhalten mir gegenüber hatten alle zur Herbeiführung einer Induktion notwendigen Elemente enthalten. Zunächst hatte er meine bewusste Erwartung durchkreuzt. Ich hatte angenommen, dass er mir die Hand geben und »Hallo!« sagen würde. Aber Erickson verhinderte durch sein Verhalten gewohnte Reaktionen; ich konnte mich nicht auf vertraute Verhaltensmuster verlassen. Doch er durchbrach durch sein Verhalten nicht nur gewohnte Muster, sondern schuf auch neue Muster. Er demonstrierte die hypnotischen Phänomene, die er mich erleben lassen wollte, nämlich die dissoziierten, ruckartigen, kataleptischen Bewegungen, die Patienten beispielsweise im Falle einer Armlevitation zeigen. Außerdem fokussierten seine Handlungen meine Aufmerksamkeit, was ebenfalls für eine Trance

charakteristisch ist. Als er entlang der Mittellinie meines Körper hinabschaute, kreierte er in mir eine Assoziation, die suggerierte: »Geh tief nach innen, und erlebe eine Trance.«

Erickson hatte mich an einem Beispiel erleben lassen, welche Macht er der Kommunikation verleihen konnte. Erst viel später wurde mir klar, wie gewaltig seine Kreativität war. In den nächsten sechs Jahren verfolgte ich Ericksons Arbeit sehr genau und besuchte ihn regelmäßig. Aber ich habe ihn nie wieder genau die Induktion benutzen sehen, die ich anlässlich unseres ersten Treffens kennenlernte. Er scheint sie in jenem Moment speziell für mich erfunden zu haben.

Die Induktionsprinzipien zu nutzen, statt traditionelle Induktionsskripts anzuwenden, hat gewisse Vorteile. Der Therapeut kann sich dann nämlich jeweils die Induktionsprinzipien aussuchen, die bei einem bestimmten Patienten besonders gut die Entwicklung einer Trance fördern. Stellt sich beispielsweise heraus, dass ein Patient von Wahrnehmungsveränderungen profitieren würde, kann man entsprechende Suggestionen zusätzlich anbieten. Frei gestaltete Induktionen können dann organisch aus der konkreten Situation heraus entstehen; dies verstärkt die emotionale Intensität der Beziehung und ermöglicht es, die Vorgehensweise auf den individuellen Patienten abzustimmen. In die Induktion können dann auch schon therapeutische Aspekte einfließen, und man kann sie auf die anschließende Therapie abstimmen. Die traditionelle Hypnose sieht in der Induktion ein *Mittel* zur Hervorrufung einer Trance, und zwischen Induktion und anschließender Therapie besteht keine Beziehung. Hingegen kann eine maßgeschneiderte Induktion auf die Therapie vorbereiten und sogar therapeutische Elemente enthalten. Sie ist somit manchmal selbst schon eine *Methode* therapeutischer Arbeit.

Eine Induktion kann auch darin bestehen, mit dem Patienten über ein Thema zu sprechen, das ihn interessiert, beispielsweise über Fahrradfahren oder Walking. Sogar eine so alltägliche Aktivität wie das Betreten eines Raumes kann für die Induktion genutzt werden. Das Thema dient dem Therapeuten nur als sozialer Kontext, in den er Induktionsthemen und -prinzipien einstreut. Das folgende fiktive Skript veranschaulicht, wie Induktionsprinzipien in eine *ad hoc* entwickelte Induktionsmethode integriert werden können. Vielleicht hat die Therapie, die sich daran anschließt, etwas mit dem Betreten eines Raumes zu tun.

Induktion	Induktionsprinzipien
• (Therapeut schaut auf den Boden und spricht bedächtig.)	1. definiert (indirekt) den Kontext als Hypnose; fokussiert die Aufmerksamkeit
• Sie haben erlebt, dass Sie einen Raum betreten, vielleicht einen ganz besonderen Raum. • Vielleicht zögern ... Sie einen Moment ... den Bruchteil ... eines Augenblicks. Und vielleicht ... schließen Sie die Augen ... für einen Moment. Und staunen.	2. Gelegenheit, auf minimale Hinweise zu fokussieren
• Und während Sie erwartungsvoll staunen, können Sie denken: »Wie schön es sein kann, wenn ich so leicht ... nach innen gehen ... und ... den Raum betreten ... kann.«	3. Stärkung der Motivation
• Werden Sie Wärme vorfinden? ... Wir das Licht darin ausreichen? ... Werden Sie darin Dinge entdecken, die Sie dort nicht erwarten? ...	4. Lenken von Assoziationen
• Und dann können Sie ... zuversichtlich nach innen gehen und darauf achten, wie schön es dort ist, wie angenehm und bequem ... und sich einen Platz suchen, wo Sie behaglich verweilen können. Und nehmen Sie sich genügend Zeit, um die Muster des Behagens erkennen zu können.	5. Fokussieren der Aufmerksamkeit
• Und während Sie das Innere des Raumes erforschen, erleben Sie innere Einsicht.	6. Fördern von Destabilisierung
• Und während Sie diese Schritte vollziehen, kann es sein, dass Sie plötzlich Fantasien bemerken, die Tagträumen ähneln. Vielleicht finden Sie sich für einen Augenblick in einem bequemen Sessel wieder ... Vielleicht befinden Sie sich einen Moment lang draußen ... an einem warmen, angenehmen Tag am Strand.	7. Fördern von Dissoziation

Induktion	Induktionsprinzipien
• Und vielleicht sind Sie für einen Moment ein Kind ...	8. Fördern von Regression
• Und während ich mit Ihnen geredet habe, sind einige Veränderungen eingetreten: Ihr Atemrhythmus hat sich verändert, Ihr Bewegungsmuster hat sich verändert, und das Flattern Ihrer Augenlider ist auch anders als vorher ...	9. Ratifikation
• Vielleicht fällt Ihnen auch auf, dass Geräusche intensiver wirken, dass Ihre Sicht klarer ist und dass Ihre Körperempfindungen deutlicher sind.	10. Fördern von Wahrnehmungsveränderungen

Tab. 6

Denken Sie daran, dass nicht die Struktur der Induktionskommunikation entscheidend ist, sondern die Reaktion, die sie hervorruft. Deshalb sollten Induktionen im Einklang mit dem verbalen und nonverbalen Feedback des Patienten modifiziert werden. Die Reaktionen eines Patienten machen es häufig erforderlich, die Induktionsprinzipien nichtlinear anzuwenden. Es ist nützlich, während der Induktion mit dem Patienten zu reden und seine Reaktionen zu beobachten. Schließlich handelt es sich um einen hypnotischen Dialog.

Die hypnotische Konstellation

Hypnotisches Verhalten zu erkennen ist entscheidend für eine erfolgreiche Anwendung der Induktionsprinzipien, insbesondere wenn es um die Ratifizierung einer Trance geht. Diese Verhaltensweisen werden im Rahmen der typischen *hypnotischen Konstellation* (siehe z. B. Erickson a. Rossi 1979, dt. 1981, dt. S. 25 f.) kategorisiert. Die Manifestation von Verhaltensweisen, die der hypnotischen Konstellation zugerechnet werden, kann nicht nur eine Trance ratifizieren, sondern auch das Erreichen wichtiger Ziele fördern. Der Therapeut arbeitet auf die Elizitation der hypnotischen Konstellation offenkundiger Verhaltensweisen hin, die jeder Patient zeigt. Das Spektrum der Verhaltensweisen, die der hypnotischen Konstellation zugerechnet werden, ist nicht bei allen Patienten gleich, aber bei vielen sind zumindest einige dieser Muster zu finden. Sobald der Therapeut die für einen bestimmten Patienten charakteristischen Muster identifiziert hat, kann er darauf hinarbeiten, sie in nachfolgenden Trancen hervorzurufen. Beispielsweise können bei einem Patienten, der in eine Trance eintritt, die Augenlider flackern und eine asymmetrische Entspannung auftreten. Ein anderer Patient hingegen reagiert auf den Eintritt in eine Trance regelmäßig mit Perseveration und zeitlicher Verzögerung seiner Reaktionen. Nachfolgende Induktionen zielen dann darauf, genau diese Verhaltensweisen erneut hervorzurufen.

Es gibt keine einzig und allein richtige Art, sich in eine Trance zu begeben oder hypnotisches Verhalten zu zeigen. Die folgende Liste führt beobachtbare Verhaltensmerkmale auf, die bei hypnotisierten Patienten während einer Induktion, die auf Passivität zielt, häufiger vorkommen.[6] Jeder Patient entwickelt unter Hypnose ein ganz besonderes Verhalten, das sich aus bestimmten Verhaltenselementen zusammensetzt und andere ausschließt. Ein Hypnotherapeut sollte nicht erwarten, dass alle im Folgenden aufgeführten Elemente bei einem bestimmten Patienten auftreten. Außerdem können sich die Verhaltensweisen von Patienten im Laufe der Hypnotherapiesitzung auf charakteristische Weise verändern. Man kann in der hypnotischen Konstellation Verhaltensweisen suggerieren, obwohl die meisten von selbst auftreten.

6 An dieser Stelle sei darauf hingewiesen, dass es noch viele andere Arten von Hypnose gibt außer derjenigen, die traditionell in den USA praktiziert wird, welche auf der Passivität des Hypnotisierten basiert und ihn dazu veranlasst, sich möglichst ruhig zu verhalten. David Akstein (1973) hat in Brasilien eine kinetische Trance und Hypnotherapie vorgestellt, die er Terpsichorio Trance Therapy genannt hat (zu TTT und kulturspezifischer Trance siehe Richeport 1982). Ericksons Hypnotherapien waren Zwiegespräche. Hilgard (1968) hat nachgewiesen, dass es durchaus möglich ist, bei aktiven Probanden hypnotische Phänomene zu induzieren. Er modifizierte eine der Stanford Scales of Hypnotic Susceptibility und ließ Probanden komplexe hypnotische Phänomene produzieren, während sie auf einem Ergometer trainierten. Kay Thompson, einer von Ericksons überragendsten Schülern, minimierte die Nutzung von Entspannung und förderte stattdessen, was er »the bright-eyed, bushy-tailed trance« nannte (persönliche Mitteilung).

Die Tatsache, dass die passive Trance häufig im Vordergrund steht, hat sogar einige Autoren zu der Auffassung veranlasst, Hypnose sei »hauptsächlich Entspannung« (Edmonston 1981). Im vorliegenden Buch wird die Auffassung vertreten, dass Hypnose *nicht* Entspannung und auch kein passiver Zustand ist, sondern ein aktiver psychischer und relationaler Prozess.

Die hypnotische Konstellation

Die im Folgenden genannten Verhaltensweisen können spontan auftreten oder suggeriert werden:

1. Ökonomie der Bewegung, der Reaktionsweise und des Ausdrucks
2. Wörtlichnehmen
3. zeitliche Verzögerung bei Reaktionen
4. Veränderung des Schluck- und Schreckreflexes
5. Muskelentspannung
6. Veränderung der Puls- und Atemfrequenz sowie des Blutdrucks
7. Veränderungen des Verhaltens der Augen
   a. Veränderung der Pupillen
   b. Flackern der Augenlider
   c. Entfokussieren
   d. Trancestarre
   e. Veränderung der Häufigkeit des Blinzelns
   f. Veränderung der sakkadischen[7] Augenbewegungen
   g. Tränenfluss
8. Verringerung der Zahl der Bewegungen, die der Orientierung dienen
9. Perseveration
10. asymmetrisches Verhalten
11. Veränderung der peripheren Blutzirkulation
12. Muskelzucken
13. Verstärkung des Rapports und der Responsivität
14. Verstärkung des ideodynamischen Verhaltens
15. maskenhafte Erscheinung des Gesichts
16. Trancelogik
17. Veränderung der Orientierung des Körpers im Raum
18. Zahnradphänomen
19. Katalepsie
20. Veränderung der Stimmcharakteristik
21. idiosynkratische Veränderungen.

7 Sakkade: »Serie willkürlicher, schneller minimaler Bewegungen oder Zuckungen beider Augen, die auftreten, wenn der Fixationspunkt verändert wird« (Kilian 2012).

1) Ökonomie der Bewegung, der Reaktionsweise und des Ausdrucks

Patienten bewegen sich und reagieren in Trance oft ökonomischer als im normalen Wachzustand. Hypnotisierte, denen man aufträgt, in eine bestimmte Richtung zu schauen, reagieren manchmal verlangsamt und drehen den Kopf »mechanisch« statt in fließenden Bewegungen.

Außerdem neigen hypnotisierte Patienten zur Kommunikation im Telegrafenstil; sie ziehen nonverbale Reaktionen oder Antworten in kurzen Sätzen vor. Es ist, als würden Hypnotisierte eine Reaktionsweise bevorzugen, die einen möglichst geringen Energieaufwand erfordert.

2) Wörtlichnehmen

Hypnose kann Menschen in einen Geisteszustand versetzen, in dem sie alles wörtlich nehmen; dies könnte das Resultat einer adaptiven Regression sein. Kinder antworten oft wörtlich auf Fragen. Fragt man einen hypnotisierten Patienten beispielsweise: »Können Sie aufstehen?«, antwortet er eventuell einfach: »Ja.«

3) Zeitliche Verzögerung bei Reaktionen

Eine Reaktion, zu der man einen Patienten in Trance auffordert, erfolgt manchmal mit ziemlicher Verzögerung. Dieses Phänomen kann das Resultat einer bei Hypnotisierten spontan eintretenden Zeitverzerrung sein. Die Verzögerung einer Reaktion sollte sehr genau geprüft werden; sie kann eine sich anbahnende Trance ankündigen, muss also nicht unbedingt auf Widerstand hindeuten.

4) Veränderung des Schluck- und Schreckreflexes

In der Induktionsphase wird bei Patienten manchmal der Blinzel- und Schluckreflex verringert. Außerdem lässt oft die Ablenkung durch Außenreize nach; manchmal ist im Falle einer unerwarteten Störung bei ihnen nicht einmal der Schreckreflex funktionsfähig. Hypnotisierte Patienten konzentrieren sich oft nur auf das, was für sie ganz unmittelbar wichtig ist.

5) Muskelentspannung

Der Muskeltonus und die motorischen Bewegungen sind in einer passiven Trance ganz generell geschwächt. Die Gesichtsmuskulatur wird glatt, und manchmal wirkt das Gesicht wachsartig und maskenhaft.

6) Veränderungen der Puls- und Atemfrequenz sowie des Blutdrucks

Im Zustand hypnotisch suggerierter Vertiefung können Pulsfrequenz, Atemfrequenz und Blutdruck sinken.

7) Veränderungen des Verhaltens der Augen

Manchmal kommt es bei hypnotisierten Patienten zu Erscheinungen wie einer Weitung oder Kontraktion der Pupillen, langsameren, bedächtigeren sakkadischen Augenbewegungen sowie Flackern der Augenlider, ähnlich den Erscheinungen im REM-Schlaf während des Träumens. Häufig kommen auch ein »glasiger Blick« und eine entfokussierte »Trancestarre« vor sowie eine Verringerung des Blinzelns und ein Tränenfluss, der nicht durch starke Emotionen oder eine Überanstrengung der Augen hervorgerufen wird.

Der erste klinische Patient, den ich in meiner Facharztausbildung hypnotisierte, war ein ziemlich rigider Soldat. Als er in Trance war, flossen Tränen über sein Gesicht, und zwar hauptsächlich aus einem Auge, obwohl er entspannt war und keine Anzeichen für eine Emotion zu erkennen waren. Ich war damals angesichts dieser »unerwarteten« Reaktion ziemlich ratlos; der Patient selbst war ebenfalls völlig perplex. Später erfuhr ich, dass Tränenfluss, auch wenn er einseitig auftritt, eine spontane Folge des Induktionsprozesses sein kann.

8) Verringerung der Zahl der Bewegungen, die der Orientierung dienen

Im bewussten Zustand bewegt man sich normalerweise umher, verändert seine Haltung, berührt das eigene Gesicht und führt, ohne es zu merken, zahllose andere Bewegungen aus. Auf diese Weise orientieren wir uns auf die äußere Realität hin und verankern unseren gewohnten Bewusstseinszustand. In Trance hingegen fehlen diese der Orientierung dienenden Bewegungen entweder völlig oder sind zumindest stark eingeschränkt, und der Patient ist sich dieser Veränderung gegenüber seinem gewohnten Bewusstseinszustand nicht bewusst. Manchmal bringt dieses Fehlen von der Orientierung dienenden Bewegungen den Patienten dazu, die Trance zu bestätigen, weil etwas, das er nicht genauer benennen kann, anders ist als sonst.

9) Perseveration

Patienten wiederholen in Hypnose bestimmte Aktivitäten unverhältnismäßig oft. Beispielsweise kommt es vor, dass jemand seine nonverbale Reaktion auf eine Frage ziemlich lange wiederholt, indem er unablässig mit dem Kopf nickt. Es wirkt, als bereite es den Betroffenen zu viel Mühe, die Bewegung wieder zu stoppen.

10) Asymmetrisches Verhalten

Hinsichtlich des lateralisierten Verhaltens sind bei Patienten in Trance manchmal deutliche Unterschiede erkennbar. Entspannung kann stärker auf einer Gesichtsseite sichtbar werden, und auch asymmetrische Fingerbewegungen kommen vor, ebenso Zuckungen in einer Gesichtshälfte usw. Das Verhalten im Trancezustand kann untypisch lateralisiert sein.

11) Veränderungen der peripheren Blutzirkulation

Während der Induktion kann sich bei Patienten auch regional die Hautfarbe verändern. Bei einigen reagiert die periphere Durchblutung auf direkte hypnotische Suggestion (Maslach, Marshall a. Zimbardo 1972). Auch spontane Veränderungen der peripheren Durchblutung sind möglich. Gesicht oder Hals können sich röten oder erbleichen.

12) Muskelzucken

Damit sind winzige Muskelbewegungen unter der Haut gemeint, die in Trance häufiger auftreten (Overlade 1976).

13) Verstärkung von Rapport und Responsivität

Während einer Trance können die Responsivität und der Rapport verstärkt werden. Erickson (Erickson, Rossi a. Rossi 1976, dt. 1978) hat darauf hingewiesen, dass das Reagieren auf offene Direktiven keine zwingende Voraussetzung für den hypnotischen Zustand ist. Reagiert der Patient jedoch auf minimale Hinweisreize, wird die Wirkung generalisiert, und Responsivität und Rapport können allgemein verbessert werden.

14) Verstärkung ideodynamischen Verhaltens

Ideodynamisches Verhalten besteht aus ideomotorischer und ideosensorischer Aktivität, die beide in Trance stärker werden können. Ideomotorisches Verhalten betrifft die Art, wie Assoziationen Verhalten automatisch beeinflussen. Ein Beispiel hierfür, das nichts mit einem Trancezustand zu tun hat, ist, dass ein Vater unbewusst den eigenen Mund öffnet, um ein kleines Kind dazu zu bringen, seinen Mund ebenfalls zu öffnen. Der Gedanke des Vaters und seine Konzentration wirken sich, ohne dass ihm dies bewusst ist, auf sein Verhalten aus.

Ideosensorische Aktivität ist die Art, wie Assoziationen das »sensorische« Verhalten beeinflussen. Beispielsweise kann die Erinnerung an eine als peinlich empfundene Situation zum Erröten des Gesichts führen.

Therapeuten sollten auf ideodynamische Effekte achten, die spontan auftreten, ohne dass der Patient es merkt. Wenn ein Therapeut beispielsweise eine traditionelle Induktion durchführt und dabei das Bild »auf einer Treppe hinabgehen« benutzt, senkt der Patient manchmal, ohne es zu merken, immer wieder leicht den Kopf, während er die »Treppenstufen« hinabsteigt. Und wenn ein Patient sich in die Vorstellung versetzt, er besuche ein Konzert, kann er, ohne es zu merken, mit den Füßen im Rhythmus der innerlich gehörten Musik auf den Boden tippen.

15) Maskenhafte Erscheinung des Gesichts

Bei Patienten in Trance wirkt das Gesicht oft ausdruckslos, als handle es sich um eine Maske.

16) Trancelogik

Trancelogik ist eine Denkweise, die nicht der normalen Logik entspricht; sie ermöglicht Ideen, die einander außerhalb des Trancezustandes ausschließen, im Geist der Hypnotisierten eine friedliche Koexistenz. Im hypnotisierten Zustand ist die Fähigkeit zu kritischem Urteil außer Kraft gesetzt. Das Konzept der Trancelogik wurde von Martin Orne (1959) in einem Artikel mit dem Titel *The nature of hypnosis: Artifact and essence* eingeführt.

> Orne bezieht sich darin auf eine Situation, in der einem Hypnotisierten suggeriert wurde, eine Person, die ihm gegenüber auf einem Stuhl saß, sei durchsichtig. Der Proband berichtete, er wisse, dass die Person dort sitze, und er könne sie sehen, aber gleichzeitig sehe er auch den Stuhl, auf dem sie sitze, vollständig. Dass dies den Gesetzen der konventionellen Logik gemäß unmöglich war, störte den Probanden offenbar nicht.

17) Veränderung der Orientierung des Körpers im Raum

Einige Menschen berichten in Trance über Veränderungen der Orientierung ihres Körpers. Die Gliedmaßen können ihnen dann verändert erscheinen; ihre Propriozeption kann sich verändert haben, und es können Verzerrungen der Körperwahrnehmung und sogar ein Gefühl der Depersonalisierung auftreten.

18) Zahnradphänomen

Als Zahnradphänomen werden ruckartige Arm- und Beinbewegungen eines Menschen bezeichnet. Beispielsweise kann bei der Armlevitation die Aufwärtsbewegung des Arms in einer Folge ruckartiger Bewegungen stattfinden.

19) Katalepsie

Als Katalepsie wird die wachsweiche Flexibilität eines Körpergliedes bezeichnet. Dabei können Muskeln erstarren, und die Position des Arms oder Beins kann fixiert sein. Beispielsweise kann ein Therapeut, wenn er einen Arm eines Hypnotisierten zu bewegen versucht, eine Katalepsie feststellen.

20) Veränderung der Stimmcharakteristik

Wenn Menschen sich in Trance befinden, sind ihre sprachlichen Äußerungen gewöhnlich sehr kurz. Manchmal klingt ihre Stimme außerdem künstlich, und oft fehlt dem, was sie sagen, jede Sprachmelodie.

21) Idiosynkratische Veränderungen

Auch idiosynkratische Verhaltensweisen können in Trance auftreten. Beispielsweise habe ich Patienten erlebt, deren gesamter Körper in Trance zitterte. Wenn ich dies merkte, versuchte ich, das Phänomen hervorzurufen und nicht zur »Utilisation« der Postinduktionsphase überzugehen, bis der Patient deutlich erkennbar zitterte. Weitere idiosynkratische Verhaltensweisen sind unter anderem Seufzer und Zwicken.

Weitere Möglichkeit der Nutzung von Verhaltensweisen der hypnotischen Konstellation

Der Hypnotherapeut sollte die obigen 21 Verhaltensweisen erkennen können, und er kann ihr Auftreten sogar fördern, weil sie bei der Vorbereitung des Patienten auf die Utilisationsphase eine wichtige Rolle spielen. Die hypnotische Konstellation ist im Rahmen einer Hypnosebehandlung in dreifacher Hinsicht wichtig: als Induktionsziel, insofern der Therapeut dem Patienten hilft, seine *persönliche* hypnotische Konstellation hervorzurufen; beim Ratifizieren der Trance; und als Signal dafür, dass die Induktionsphase sich ihrem Ende nähert und die Phase der Tranceutilisation bald beginnt.

Das Auftauchen von Verhaltensweisen der hypnotischen Konstellation kann als interpersonales Signal verstanden werden, also nicht nur als intrapsychisches Phänomen. Treten bei einem Patienten Verhaltensweisen der hypnotischen Konstellation auf, beispielsweise ein Flackern der Augenlider oder Perseveration, so kann er dadurch signalisieren, dass sich seine Trance wunschgemäß entwickelt und der Hypnotherapeut sich der Trance-Utilisation zuwenden kann.

Verhaltensweisen der hypnotischen Konstellation werden dafür genutzt, die Trance zu ratifizieren, und die Ratifizierung trägt erheblich zum Erfolg des Induktionsprozesses bei. Das Ratifizieren manifestierter Verhaltensweisen, die der hypnotischen Konstellation zuzurechnen sind, fördert das Tranceerleben des Patienten und ermutigt ihn zur Verstärkung der Kooperation. Die Prinzipien und Verfahren der Ratifikation werden in Kapitel 12 im Zusammenhang mit der ARE-Methode erläutert. An dieser Stelle sei nur darauf hingewiesen, dass die Ratifikation die Wahrnehmung der Trancetiefe verstärken kann.

Die Utilisation hypnotischer Phänomene

Wir können uns nun eingehender mit den Gründen für die Bevorzugung von Induktionsprinzipien gegenüber feststehenden Hypnoseskripts befassen. Wenn dem Therapeuten daran gelegen ist, die fünf hypnotischen Phänomene zu fördern (Modifikation der Wahrnehmung, Veränderung der Erlebensintensität, willensunabhängiges Erleben, willensunabhängige Reaktion und Definieren der Situation als Hypnose), arbeitet er besser frei auf der Grundlage der Induktionsprinzipien statt mithilfe vorgefasster Hypnoseskripts. Bei der freien Arbeit kann er sich auf die Reaktionen des Patienten konzentrieren und sein Vorgehen im Laufe der Arbeit so modifizieren, dass es optimal auf die reale Situation eingeht. So wird die Induktion zu einem Prozess, in dessen Verlauf die Möglichkeit geboten und gestaltet wird, jede Kombination der fünf potenziellen subjektiven Reaktionsweisen in die Tat umzusetzen. Außerdem beeinflusst der Hypnotherapeut als Feedbackgeber die Reaktionen des Patienten und fördert die Manifestation hypnotischer Phänomene.

Für eine Induktion kann der Therapeut ein Thema wählen, über das er mit dem Patienten auf der oberflächlichen oder »sozialen« Ebene spricht, während er gleichzeitig auf der »psychischen« Ebene die Möglichkeit des Auftauchens subjektiver (hypnotischer) Phänomene einstreut. Diese subjektiven Aspekte entwickelt er so weiter, wie es ihm erforderlich scheint. Abbildung 2 veranschaulicht den Prozess.

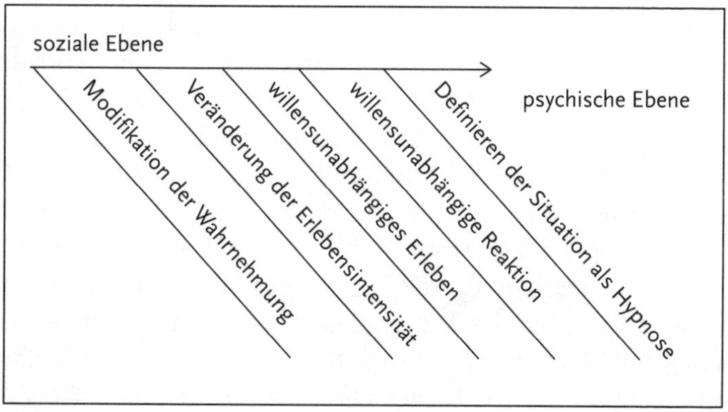

Abb. 3

Wir werden uns diesen Prozess nun an einem hypothetischen *Beispiel* genauer anschauen.

Auf der sozialen Ebene könnte der Therapeut darüber sprechen, was geschieht, wenn man lernt, Fahrrad zu fahren. (Man sollte bei der Wahl eines Themas für das Gespräch auf der sozialen Ebene in jedem Fall die therapeutischen Interessen im Blick behalten, das Thema also nicht nach Gutdünken auswählen.) Auf der psychologischen Ebene werden die genannten Phänomene suggeriert:

»Und während Sie die Augen schließen und mir zuhören ... können Sie ... auf eine ganz besondere Weise ... viele interessante Dinge erleben: neue Sichtweisen ... momentanes Behagen ... lebhafte Erinnerungen. [Patient schließt die Augen und lässt so eine gewisse Bereitschaft erkennen, die Situation als Hypnose zu definieren.] Beispielsweise haben Sie erlebt, wie Sie auf einem Fahrrad fahren. Das erfordert ... dass Sie ohne Mühe im Körper ein anderes Gleichgewichtsgefühl erzeugen. Zuerst erscheint das schwierig, aber nach einer Weile ... sitzen Sie bequem ... und achten Sie auf die Wärme der Luft, und empfinden Sie das Gefühl der Freiheit, von einem Ort zu einem anderen reisen zu können.«

Der Therapeut bietet die Möglichkeit, die Wahrnehmung zu modifizieren, an und achtet auf die Reaktionen. Lässt der Patient Bereitschaft zur Kooperation erkennen, indem er beispielsweise unverhältnismäßig lange nickt, fährt der Therapeut mit seiner Arbeit fort. Deutet das Verhalten des Patienten hingegen auf Widerstand, kann der Therapeut dieses Feedback nutzen und zu einem anderen Thema wechseln, andere Möglichkeiten hervorheben, indirekter werden usw. Dann könnte er fortfahren ...:

»Und Ihre Fähigkeit ... Fahrrad zu fahren ... entwickelt sich weiter ... Ihr Gleichgewichtssinn wird besser, Ihre Sicht klarer, und Ihre Bewegungen werden immer müheloser.

Es kann so angenehm sein, so behaglich, dass Sie das Aufsuchen neuer Orte ungehindert genießen können, und während Sie weiterfahren, merken Sie, Ihr Gleichgewichtsempfinden wird besser, und es wird deutlich leichter weiterzufahren ... Und Sie merken nicht, wie die Zeit vergeht. Sie merken nicht, dass Sie bequem sitzen ...«

Der Therapeut bietet eine Möglichkeit an, tiefer in die Trance zu gehen und die Erlebensintensität zu verändern:

»Denn während Sie sich weiter fortbewegen ... und ankommen ... wird Ihnen vielleicht plötzlich einen Augenblick lang klar, dass Sie gar nicht auf die Bewegung geachtet haben ... darauf, wie Sie auf dem Fahrrad ... an Ihr Ziel gekommen sind ... sondern dass Sie in einer Erinnerung gefangen waren, die Sie erforschen ... so schön ... so angenehm ... und das Vergehen der Zeit ist so anders ... und vielleicht sind andere mit Ihnen zusammen auf dieser Reise ... auf dem Fahrrad ... und wer genießt diese Fahrt jetzt mit Ihnen?«

Der Therapeut suggeriert dissoziative mentale Erlebnisse wie eine spontan auftauchende Erinnerung oder das spontane Erscheinen eines fantasierten Reisebegleiters. Auch Rudimente hypnotischer Phänomene wie solche der Zeitverzerrung können suggeriert werden:

»Und Sie können ... Ihre Füße bewegen ... und Ihre Hände können sich bewegen ... um Sie auf Ihrem Weg zu geleiten ... Sie können ... emporblicken ... und den Weg sehen ...«

Der Therapeut nennt Hinweise auf eine offene Verhaltensreaktion – beispielsweise Bewegungen der Hände, Füße oder des Kopfes –, und solche Veränderungen können aufgrund ihrer indirekten Präsentation als willensunabhängig erlebt werden. Natürlich ist es einer guten Technik förderlich, mit dem Patienten einen Dialog zu führen und die hypnotischen Techniken im Einklang damit zu modifizieren. Anschließend kann der Therapeut mit der Fahrradmetapher fortfahren, um die Responsivität weiterzuentwickeln oder um zu einer Phase der Ratifikation überzugehen, wobei er die hypnotische Konstellation nutzt. Er könnte sagen: »Während ich gesprochen habe, hat sich die Häufigkeit Ihres Blinzelns verändert; und Ihre Pulsfrequenz verändert sich ...« usw.

Durch Wechsel zwischen der sozialen und der psychischen Ebene passt der Therapeut die Induktion dem laufenden Verhalten des Patienten an. Er suggeriert Möglichkeiten, damit der Patient die hypnotischen Phänomene entwickeln kann. Gleichzeitig kann er die zehn Induktionsprinzipien nutzen, um den Patienten auf die Zielphänomene hin zu orientieren. Er kann die Induktion auch weiterhin auf den Patienten abstimmen, indem er sie mithilfe speziellerer hypnotischer Techniken verstärkt und therapeutische Suggestionen in sie einbezieht.

Hypnosetiefe

Im traditionellen Hypnosemodell lässt der Therapeut der Induktion eine spezielle Phase der *Vertiefung* der Hypnose folgen. Im Rahmen des ericksonschen Modells wird Hypnosetiefe anders verstanden. In seinen späten Lebensjahren verlor Erickson allmählich das Interesse an der formellen Trancevertiefung. Stattdessen setzte er stärker auf die Verbesserung der Fähigkeit, auf minimale Hinweisreize zu reagieren.

Zu einer Vertiefung der Trance kommt es ganz natürlich durch die Modifikation der Wahrnehmung, die Veränderung der Erlebensintensität, die Dissoziation und das Erleben willensunabhängigen Verhaltens. Während beim Patienten diese Veränderungen stattfinden, wird das Induktionserlebnis vertieft, und der Patient wird »tiefer« in die Trance geführt. Und wenn er verstärkt auf minimale Hinweisreize sowie auf Veränderungen hinsichtlich der hypnotischen Konstellation reagiert, wird er noch »tiefer« in die Trance geführt. Mithilfe der Mehrebenenkommunikation kann man Funktionen, die traditionell als zwei separate Vorgänge verstanden wurden – Induktion und Vertiefung – miteinander verbinden.

Es gibt noch einen anderen Grund für den Rückgang des Interesses an einer gesonderten Vertiefungsphase. Patienten glauben oft fälschlich, eine Hypnotherapie könne nur wirken, wenn sie sich in einer tiefen Trance befänden. Doch tatsächlich besteht zwischen der Trancetiefe und dem Erfolg der Hypnotherapie kein zwingender Zusammenhang. Da sich die meisten Probleme in einer leichten Trance lösen lassen, braucht sich der Therapeut nur um eine Trance zu bemühen, die ihm hilft, die Ressourcen des Patienten zu erschließen.

Erickson bevorzugte einige spezielle Vertiefungstechniken. Beispielsweise verwendete er manchmal eine Methode mit Namen »Fraktionierung«, die darin besteht, zunächst eine Trance zu initiieren und den Patienten nach einer Weile vollständig oder teilweise wiederaufzuwecken. Er führte dann ein kurzes Gespräch mit ihm, versetzte ihn anschließend wieder in Trance, weckte ihn wenig später erneut auf und versetzte ihn schließlich abermals in Trance. Diesen ganzen Vorgang wiederholte er noch einige Male.

Beim Entwickeln einer Induktion nutzte Erickson manchmal diese Fraktionierungstechnik, um dem Patienten zu helfen, bei sich selbst die trancetypischen Charakteristika zu erkennen. Im Laufe dieser Arbeit brachte er den Patienten sanft dazu, etwas über seine latente Tranceaffinität herauszufinden.

Die Fraktionierung kann eine Trance vertiefen (Vogt 1896, zit. in Kroger 1977), trägt aber gleichzeitig zum Erkennen der typischen Trancephänomene bei. Im Laufe der Zeit »geht der Patient tiefer«. In jeder Phase der Fraktionierung lernt der Patient die erlebensbasierten Parameter der Hypnose besser kennen und festigt so sein Verständnis dessen, was Trance und was der Wachzustand ist. Der Prozess des Erkennens typischer Trancemerkmale bei sich selbst ist bei Patienten ohne jede Vorerfahrung in Hypnose besonders wirksam.

Diese persönlichen Tranceparameter zu identifizieren hat den zusätzlichen Vorteil, dass es dem Therapeuten ermöglicht, die Stärken des Patienten zu fördern, statt sich in Bemühungen zu verausgaben, ihm einen bestimmten Hypnotisierbarkeitsgrad zuzuschreiben, nämlich gut, schlecht oder mittelmäßig. Im Mittelpunkt stehen die einzigartigen Reaktionen eines bestimmten Patienten, nicht der Vergleich seiner Trancefähigkeit mit derjenigen einer bestimmten Gruppe. Sich auf die besonderen Charakteristika eines konkreten Patienten zu konzentrieren kann für die klinische Arbeit von Vorteil sein, wohingegen ein Vergleich der Fähigkeiten eines Probanden mit denjenigen einer bestimmten Gruppe eher für die Forschung von Interesse ist.

Nach der Induktion und der Identifikation des individuellen Tranceerlebens kann sich der ericksonsche Therapeut auf die Förderung der Entwicklung hypnotischer Phänomene konzentrieren, statt sich nur um die Vertiefung der Trance zu bemühen. Im Rahmen des traditionellen Modells werden hypnotische Phänomene auf zwei Arten genutzt. In der Präinduktionsphase fungieren sie als diagnostische Suggestibilitätstests und Induktionswerkzeuge. In der Vertiefungsphase werden sie zu Indikatoren für Kontrollverlust. Im ericksonschen Modell spielen Suggestibilitätstest keine Rolle. Hypnotische Phänomene können in diesem Rahmen während der Induktionsphase dazu genutzt werden, die Tendenz zu willensunabhängigem Verhalten zu fördern, und außerdem werden sie zu primären Ressourcen für die Therapie.

Hypnotische Phänomene als Ressourcen

Wie schon früher erwähnt, sind die *klassischen hypnotischen Phänomene* eigenständige intrapsychische Erlebnisse. Zur Auffrischung:

1) positive/negative Halluzinationen
2) Anästhesie und Analgesie
3) Amnesie
4) Hypermnesie
5) Altersregression
6) Zeitverzerrung
7) Dissoziation
8) automatisches Verhalten
9) ideomotorisches Verhalten
10) posthypnotische Suggestion.

Man könnte einen *fundamentalen hypnotherapeutischen Ansatz* in folgenden drei Schritten darstellen:

1) Elizitieren einer Trance
2) Identifizieren der hypnotischen Phänomene, die der Patient am besten realisieren kann
3) Nutzung der hypnotischen Phänomene als Ressource.

Indikationen für eine Hypnotherapie

Obwohl es in diesem Buch hauptsächlich um die Induktion geht, sollen an dieser Stelle einige simple Indikatoren für eine Hypnotherapie benannt werden. Hypnotische Phänomene sind sehr wirksame Ressourcen. Eine wichtige Faustregel für Neulinge, die eine Hypnotherapie durchführen wollen, lautet, dass eine der wichtigsten Ressourcen für eine solche Therapie die hypnotischen Phänomene sind, die der betreffende Patient am besten zu erleben vermag. Zur Veranschaulichung dieses Konzepts werden wir uns mit einem *Fall* beschäftigen, in dem es um Schmerzmanagement geht.

Nachdem der Therapeut bei einem unter Schmerzen leidenden Patienten eine Trance hervorgerufen hat, kann er sich auf hypnotische Phänomene konzentrieren und herausfinden, welche von ihnen der Patient als am intensivsten erlebt. Diese auf den ersten Blick simple Aufgabe kann einige Sitzungen in Anspruch nehmen. Als wäre er auf der Suche nach Ressourcen, bietet der Therapeut dem Patienten die Chance zur Realisation hypnotischer Phänomene. Das Phänomen, das der Patient als am überzeugendsten erlebt, kann später für therapeutische Zwecke genutzt werden. Produziert er beispielsweise am besten positive Halluzinationen, böte es sich an, ein beruhigendes Bild oder eine angenehme Empfindung im schmerzenden Bereich seines Körpers zu »halluzinieren«. Erlebt er als am besten negative Halluzinationen, kann er »schwarze Löcher« in den schmerzenden Körperbereich einfügen. Das Phänomen der Anästhesie kann man direkt nutzen, um Schmerz zu vermeiden. Eine Amnesie kann helfen, einen bestimmten Aspekt des Schmerzes zu vergessen. Hypermnesie und Altersregression können Patienten zu einem Zeitpunkt vor der Entstehung des Schmerzes zurückführen. Zeitverzerrung kann schmerzfreie Phasen verlängern und die Schmerzepisoden verkürzen. Ein Patient kann sich durch Dissoziation vom Schmerz distanzieren, indem er ihn in einen Körperbereich verlagert, wo er weniger unangenehm ist, oder indem er ihn an einen Ort außerhalb seines Körpers befördert.

Außerdem können Patienten mental von ihrem Körper lösen und sich an einem anderen Ort erleben. Mithilfe von automatischem Schreiben und Zeichnen kann man einen Plan zur Förderung des eigenen Behagens entwickeln. Ideodynamische Effekte können mithilfe von Anekdoten und indirekten Techniken beruhigende Assoziationen aufbauen. Phasen des Behagens können mittels posthypnotischer Suggestionen auf bestimmte Signale hin initiiert werden. Kurz gesagt: Das als Ressource genutzte Phänomen beinhaltet eine Lösung, die je nach Bedürfnissen und Trancecharakteristik des betreffenden Patienten direkt und/oder indirekt genutzt werden kann.

Angehenden Hypnotherapeuten kann die Maximierung der Entwicklung hypnotischer Phänomene insbesondere in der Anfangszeit ihrer klinischen Arbeit sehr nützlich sein. Sammelt der Therapeut im Laufe der Zeit mehr Erfahrung sowohl im Erkennen solcher Phänomene als auch darin, sie hervorzurufen und zu fördern, kann er die Wirkung seiner therapeutischen Bemühungen durch Nutzung der hypnotischen *Plastizität* optimieren.

Hypnotische Plastizität

Obwohl Erickson den Begriff »Plastizität« nie erwähnt hat, glaube ich, dass er diesem Konzept gegenüber aufgeschlossen gewesen wäre, hätte er es gekannt.

Plastizität ist die Fähigkeit, zeitweilig ein neues mentales und/oder physisches Muster zu entwickeln. Sie ermöglicht es, Erlebnisse zu zerstören, zu verzerren oder neu zu schaffen. Wir glauben in der Regel, unsere Erinnerungen, Wahrnehmungen, Empfindungen und willensgesteuerten Verhaltensweisen seien starr, doch in Wahrheit sind sie fließend. Betrachten wir die weiter oben genannten zehn klassischen hypnotischen Phänomene aus einer anderen Perspektive, erkennen wir, dass sie sich vier Gruppen zuordnen lassen.[8]

Wir werden uns diese vier Bereiche der Plastizität nun genauer anschauen.

I) Plastizität hinsichtlich der sensorischen Wahrnehmung

Wir können die menschlichen Sinnesrezeptoren wie folgt kategorisieren: Es gibt visuelle, auditorische, gustatorische, olfaktorische, kutane (für Berührung, Schmerz, Wärme- und Kälteempfindungen zuständige), kinästhetische und das Gleichgewicht betreffende. Das

8 Man kann die hypnotischen Phänomene auch nach drei Kriterien ordnen, nämlich danach, ob ein Erlebnis durch Erzeugung, Verzerrung oder Zerstörung modifiziert wird (Zeig 2013).

kinästhetische Empfinden informiert uns über die Beziehung der Körperteile, Muskeln, Sehnen und Gelenke zueinander und zu Objekten in der äußeren Umgebung. Die Orientierung des Körpers im Raum, das Gleichgewichtsgefühl, wird durch den Bogengang im Innenohr und das Gleichgewichtsorgan gesteuert.

Klassische Phänomene	Bereiche der Plastizität
Gruppe I: Halluzinationen Anästhesie/Analgesie	Bereich I: sensorische Wahrnehmung
Gruppe II: Amnesie Hypermnesie Altersregression	Bereich II: Gedächtnis
Gruppe III: Zeitverzerrung	Bereich III: Zeit
Gruppe IV: automatisches Verhalten ideodynamisches Verhalten posthypnotisches Verhalten	Bereich IV: willensunabhängiges Verhalten

Tab. 7

Was die Produktion hypnotischer Phänomene betrifft, würde ein Verfechter des traditionellen Hypnoseansatzes es in der Regel dabei bewenden lassen, positive oder negative Halluzinationen bezogen auf zwei Sinne zu produzieren, nämlich positive oder negative *visuelle* Halluzinationen sowie positive und negative *auditorische* Halluzinationen. Im Sinne des Konzepts der Plastizität jedoch kann ein ericksonscher Therapeut Veränderungen der sinnlichen Wahrnehmung auf einem Kontinuum erreichen, von der Neuschaffung über die Modifikation bis zur Tilgung oder Zerstörung von Erlebnissen. Hinzu können weitere Möglichkeiten kommen. Die folgende Tabelle veranschaulicht dies. Der Therapeut kann die Plastizität als Spektrum darstellen.

	Erzeugen	**Modifizieren**	**Zerstören**
visuell			
auditorisch			
gustatorisch			
olfaktorisch			
kutan			
kinästhetisch			
das Gleichgewicht betreffend			

Tab. 8: Sensorische Plastizität

Was die sensorische Wahrnehmung anbetrifft, können einige Menschen ihre visuelle Wahrnehmung stark verändern. Sie berichten dann zuweilen über starke visuelle positive und/oder negative Halluzinationen. Andere können ihren Sehsinn verzerren, wobei einige nur visuelle Erlebnisse erzeugen und andere sie vor allem zerstören können. Manche Menschen können ihre visuellen Wahrnehmungen nur flüchtig verändern. So können einige im hypnotisierten Zustand eine Rose halluzinieren, die aus einem vor ihnen stehenden Tisch wächst. Andere können sich auf diesem Tisch ein Muster anschauen und es zum Bild einer Rose verzerren. Wieder andere lassen den Tisch mittels einer negativen Halluzination verschwinden, sodass sie ihn nicht mehr sehen. Manche erzeugen eine partielle negative Halluzination, was zur Folge hat, dass sie einen Teil der Farbe des vor ihnen stehenden Tisches nicht mehr sehen. Einige Menschen können sowohl positive als auch negative visuelle Halluzinationen erzeugen, andere nur die einen oder die anderen. Das Gleiche gilt für die übrigen Sinne. Eine Katalepsie basiert auf der Fähigkeit, das kinästhetische Empfinden zu modifizieren. Das Konzept der Plastizität ermöglicht es, die Fähigkeiten eines hypnotisierten Patienten zu »kartieren«. Außerdem erweitert dieses Konzept die Handlungsmöglichkeiten eines Hypnotherapeuten, weil er auf dieser Grundlage mit mehr sensorischen Systemen als den gewöhnlich von den Traditionalisten genutzten arbeiten kann, indem er beispielsweise die Veränderung des kinästhetischen Empfindens und des Gleichgewichtsgefühls einbezieht.

II) Plastizität hinsichtlich der Gedächtnisfunktionen

Veränderungen hinsichtlich der Gedächtnisfunktionen können erzeugt, verzerrt oder zerstört werden, und dies in einem Spektrum, das von Amnesie über Hypermnesie bis hin zur Altersregression reicht.

Gedächtnis

Erzeugen Modifizieren Zerstören

Altersregression ——————— Hypermnesie ——————— Amnesie

Abb. 4: Gedächtnis

Einige Patienten können eine überzeugende Amnesie produzieren. Andere sind nur zu einer partiellen Amnesie und/oder einer Quellenamnesie in der Lage (Kihlstrom a. Evans 1979), was bedeutet, dass sie sich an den Ursprung eines Ereignisses nicht erinnern können. Ob jemand eine Amnesie erleben kann, ist meist nicht von der Fähigkeit des Betreffenden, eine Hypermnesie zu erleben, abhängig. Nicht jeder, der eine Amnesie erleben kann, ist auch in der Lage, eine Hypermnesie zu erleben. Doch Patienten, die eine Altersregression erleben können – die so stark in eine Erinnerung eintauchen können, dass sie das entsprechende Ereignis wiedererleben, als würde es in der Gegenwart stattfinden –, sind in jedem Fall besser in der Lage, eine Hypermnesie zu erleben.

III) Plastizität hinsichtlich der Zeitwahrnehmung

Eine Verzerrung der Zeitwahrnehmung kann sich in einem von Kontraktion bis Expansion reichenden Spektrum manifestieren.

Zeitwahrnehmung

Expansion ——————— Kontraktion

Abb. 5: Zeitwahrnehmung

Hypnotisierte verzerren ihre Zeitwahrnehmung oft, indem sie den unmittelbaren Augenblick als länger oder kürzer erleben (Cooper a. Erickson 1959; dt. Rossi 2015, Bd. 3, S. 317–364). Einige sind besser zur Expansion als zur Kontraktion in der Lage, aber oft können diejenigen, die das eine können, auch das andere.

IV) Veränderungen hinsichtlich des Erlebens der Willensbestimmtheit des Verhaltens

Zu den mit klassischen hypnotischen Phänomenen verbundenen willensunabhängigen Verhaltensweisen zählen Dissoziation, ideodynamisches Verhalten, automatisches Verhalten (einschließlich automatischen Schreibens und Zeichnens) sowie posthypnotische Suggestion. Was die Plastizität betrifft, können die genannten Verhaltensweisen alle mehr oder weniger stark willensgesteuert auftreten. Hypnotisches Verhalten kann sich in einem von willensgesteuert (volitional) bis willensunabhängig (avolitional) reichenden Spektrum manifestieren, je nachdem, wie viel bewusstes Bemühen der Patient darauf verwendet, das betreffende Verhalten zu realisieren. Eine Armlevitation beispielsweise kann als völlig dissoziiert und unbewusst, als sehr bewusst und als irgendwo zwischen diesen beiden Extremen liegend erlebt werden. Das Gleiche gilt für posthypnotische Suggestionen und ideodynamische Verhaltensweisen.

Willenseinfluss

volitional ——————— avolitional

Abb. 6: Willenseinfluss: Verhalten im Verhältnis zum Willenseinfluss willensgesteuert (volitional)/willensunabhängig (avolitional)

Ergänzende Erwägungen

Auch andere Aspekte des menschlichen Verhaltens können durch Hypnose verändert werden, darunter Kognition, Affekt, Verhalten, Einstellung, Motivationen und sogar Beziehungsmuster. Doch werden solche Modifikation in der Regel nicht als hypnotische Phänomene verstanden. Außerdem wurde im Zusammenhang mit Hypnose über physiologische Veränderungen berichtet, beispielsweise über Veränderungen der Blutzirkulation, aber auch sie werden traditionell nicht den hypnotischen Phänomenen zugerechnet.

Plastizität in Hypnose

Plastizität ist für Hypnose von zentraler Bedeutung. Man kann sogar sagen, dass einer der wichtigsten Aspekte besonderer Begabung für Hypnose die Fähigkeit zur Plastizität hinsichtlich der mentalen, physischen und sozialen Funktionsfähigkeit ist. Der ericksonsche Therapeut erforscht das Potenzial eines Patienten zur Plastizität. Kann der Patient neue visuelle Erlebensweisen entwickeln, existierende visuelle Wahrnehmungen modifizieren oder visuelle Erlebnisse zerstören? Auf diese Weise kann man alle Bereiche der sensorischen Wahrnehmung untersuchen. Der Vorteil dieser Orientierung ist, dass sie es dem Therapeuten ermöglicht, ein *Spektrum* der Plastizität zu erforschen. Die Fähigkeit von Menschen, Erlebnisse zu verändern, ist unterschiedlich ausgeprägt. Bei einigen ist die Plastizität extrem stark, bei anderen praktisch nicht vorhanden. Bei den meisten befindet sie sich irgendwo in der Mitte zwischen den beiden genannten Extremen. Die traditionellen Hypnoseansätze gehen davon aus, dass Menschen hypnotische Phänomene entweder produzieren können oder nicht: Sie können entweder visuelle Halluzinationen entwickeln oder nicht.

Die Bereiche der Plastizität lassen sich nicht starr voneinander abgrenzen. Es gibt manchmal Überschneidungen zwischen verschiedenen Kategorien. Beispielsweise kann man Katalepsie als Veränderung willentlichen Verhaltens einstufen, aber andererseits ist Katalepsie auch ein Phänomen der Plastizität des kinästhetischen Empfindens. Ebenso kann man Analgesie als halluzinatorisches Erlebnis oder als Verzerrung des kutanen Empfindens verstehen. Sie kann in Form eines halluzinierten Taubheitsgefühls oder als Einschränkung der Berührungsempfindung hervorgerufen werden. Und Analgesie kann eine negative Halluzination hinsichtlich des kutanen oder des kinästhetischen Empfindens sein. Man kann sie als »Fehlen« eines Körperglieds oder als Unfähigkeit zu kutanen Empfindungen erleben.

Im Übrigen nutzen Therapeuten, die auf Plastizität fokussieren, nur Aspekte der natürlichen Tendenz des menschlichen Körpers zu sensorischen Verzerrungen. Wissenschaftler, die das Empfindungs- und Wahrnehmungsvermögen erforschen, wissen, dass Illusionen in jeder Sinnessphäre möglich sind. Unser Wahrnehmungssystem ist formbar. Fließt beispielsweise kaltes Wasser durch ein Rohr und warmes Wasser durch ein zweites, mit dem ersten verflochtenes, empfindet jemand, der die beiden verflochtenen Rohre berührt, ein heißes, brennendes Gefühl. Auch der Gleichgewichtssinn kann Verzerrungen unterliegen. Erhöht ein Flugzeug allmählich seine Geschwindigkeit, kann ein Passagier mit verbundenen Augen »spüren«, dass sich das Flugzeug im Steigflug befindet. Verringert es die Fluggeschwindigkeit hingegen allmählich, kann der Passagier das Gefühl haben, das

Flugzeug befinde sich im Sinkflug. Auch unser Sehsinn ist zahlreichen Verzerrungen unterworfen, wofür der blinde Fleck an der Fovea (Sehgrube) und das Phi-Phänomen (eine Wahrnehmungstäuschung) nur zwei von vielen Beispielen sind. Untersuchungen zur Unaufmerksamkeitsblindheit (Chabris a. Simons 2009) deuten darauf hin, dass dieses Phänomen allgegenwärtig ist.

Doch die meisten Menschen wissen nichts von ihren Fähigkeiten, Plastizität zu erleben. Das hypnotische Erleben ermutigt Menschen zu mehr Toleranz gegenüber einem höheren Maß an Plastizität. Um es noch einmal zu wiederholen: Hypnotische Phänomene und Plastizität beinhalten ein extremes Spektrum normaler Wahrnehmungs- und Verhaltensformen. Diese »normalen« Verhaltensweisen, die in der Regel nicht erkannt werden, können in Hypnose konsolidiert und für bestimmte Zwecke organisiert werden.

Da Plastizität eher ein Spektrum von Erlebensweisen als eine bestimmte »Alles-oder-nichts«-Reaktion beinhaltet, ist jeder Patient in seinem Bemühen, das gewünschte Phänomen hervorzubringen, mehr oder weniger erfolgreich. Statt einen Patienten als entweder fähig oder unfähig zu visuellen Halluzinationen zu bezeichnen, erforscht der Therapeut, in welchem Maße der Betreffende in der Lage ist, visuelle Verzerrungen zu erleben. Er kartiert also die Plastizität des Patienten, um die Besonderheiten seines Hypnosestils zu beschreiben. Diese Analyse der Plastizität kann anschließend für hypnotische oder therapeutische Ziele genutzt werden.

Therapie

Anders als bei den traditionell orientierten Hypnoseansätzen üblich, begann Erickson mit der Therapie, sobald er mit dem Patienten zusammentraf, statt damit bis zu einer bestimmten Phase des Hypnoseprozesses zu warten. Er arbeitete therapeutisch während der Induktion, der Vertiefung und/oder beim Abschluss; seine Therapie war also nicht auf die Postinduktionsphase beschränkt. Er bemühte sich während der gesamten Therapiesitzung um maximale therapeutische Wirkung, indem er unablässig daran arbeitete, hypnotische Phänomene hervorzurufen und Therapieziele zu erreichen, worin auch immer sie bestehen mochten. Eine intensive Auseinandersetzung mit Ericksons Therapieansatz ist nicht Thema dieses Buches. Diesbezüglich möge der Hinweis genügen, dass er in vielen Fällen darauf basierte, indirekte Methoden des »Geschenkeverpackens« zu nutzen, indem er beispielsweise mithilfe von Anekdoten bislang ungenutzte Ressourcen aktivierte und indem er Referenzerlebnisse kreierte, die Veränderungen hinsichtlich des »Zustandes« und der Identität förderten.

Zu den Referenzerlebnissen ist anzumerken, dass sie nahtlos unsere Identität erzeugen. Wir verfügen über Referenzerlebnisse, die bestätigen, dass wir effektiv, klug, schön und/oder kreativ sind. Referenzerlebnisse können aber auch darauf verweisen, dass wir ineffektiv, dumm, hässlich und/oder fantasielos sind. Im Laufe einer Therapie werden konstruktive Referenzerlebnisse geschaffen und verstärkt.

Abschluss

Erickson hatte eine ganz besondere Art, eine Hypnose zu beenden. Ich habe nie erlebt, dass er Patienten mithilfe einer der traditionellen Suggestionen aus einer Trance zurückholte, so wie beispielsweise »Ich werde jetzt von 1 bis 5 zählen, und während ich zähle, werden Sie aufwachen und sich entspannt und erfrischt fühlen.« Vielmehr suggerierte er etwas wie »Atmen Sie ein- oder zwei- oder dreimal tief, und wachen Sie auf, sodass Sie ganz und gar wach, völlig wach, hellwach sind.«

Indem er dem Patienten eine Entscheidungsmöglichkeit ließ (beispielsweise die Möglichkeit, zwischen ein, zwei oder drei Atemzügen zu wählen), sprach er seine Rationalität an und forderte ihn auf, eine bewusste Entscheidung zu treffen, im völligen Gegensatz zu einer Art der Hypnose, bei der die Ausschaltung willentlichen Handelns im Vordergrund steht. Er sprach auch möglichst rasch das Bewusstsein an, indem er die Trance beispielsweise mit einem fröhlichen »Hi!« beendete und mit dem Patienten ein Gespräch begann. Aufgrund kultureller Konditionierung reagiert ein Patient, der so angesprochen wird, automatisch, indem er das »Hi!« erwidert. In anderen Fällen brachte Erickson nur durch sein nonverbales Verhalten zum Ausdruck, dass die Trance vorüber war. Er ließ seine Stimme dann etwa »aufgeweckter« klingen und erwartete, dass der Patient auf diese Signale reagieren werde.

Erickson benutzte für den Abschluss auch häufig »unkonventionelle« Strategien. Statt ihn auf die Funktion eines Rituals zu beschränken, das die Trance beenden sollte, förderte er in der Abschlussphase die Therapieziele weiter. Manchmal rief er in ihr auch indirekt eine Amnesie hervor, wodurch er die Suggestionen der bewussten Analyse entzog und ihnen so ermöglichte, sich im Unbewussten festzusetzen (Zeig 2013). In anderen Fällen setzte er die Therapie fort, indem er unmittelbar nach dem Abschluss eine therapeutische Geschichte erzählte. Oder er nutzte den Abschluss für eine Überraschungsinduktion einer zweiten Trance. Nachdem er den Patienten aus der Trance geführt hatte, hob er manchmal plötzlich seine Hand und versetzte ihn wieder in den Zustand der Katalepsie. Überraschungsinduktionen können einen Patienten zu einem Zeitpunkt, zu dem sein Widerstand geringer ist als normalerweise, dazu bringen, ein größeres Spektrum an hypnotischen Phänomenen zu erleben.

Manchmal führte Erickson einen Patienten auch nur teilweise aus einer Trance heraus, etwa nur seinen Geist, während sein Körper im hypnotischen Zustand blieb. Er setzte die Therapie dann fort, indem er eine Geschichte erzählte, die das in der formellen Trance Gelernte konsolidierte und weiterentwickelte (siehe Zeig 1980, dt. 1995, dt. S. 125 ff.).

Die grundlegenden Themen bei einem Abschluss im Sinne des ericksonschen Modells sind die gleichen wie bei den traditionellen Hypnoseansätzen: Es geht um Wiederherstellung des bewussten Rapports, um Rückübertragung der Kontrolle auf den Patienten und um Ratifizierung der Trance. Der Unterschied beim ericksonschen Modell besteht darin, dass diese Prozesse sowohl auf den einzelnen Patienten als auch auf seine speziellen Therapieziele abgestimmt werden.

Zusammenfassend können wir feststellen, dass der ericksonsche Ansatz einige Aspekte des traditionellen Modells beibehält und andere weniger wichtig nimmt. Ein Therapeut, der im Sinne Ericksons arbeitet, lässt sich von den zehn Induktionsprinzipien leiten, und er fördert bestimmte Verhaltensweisen, die hypnotische Konstellation genannt werden. Die Grundelemente der ericksonschen Induktion und Hypnotherapie sind die Entwicklung impliziter Responsivität und die Elizitation und Nutzung von Ressourcen. Hypnotische Phänomene werden im Rahmen dieses Modells als Ressourcen verstanden und im Sinne der subjektiven Plastizität beschrieben.

Milton Erickson hat vielleicht mehr als jeder andere Hypnotherapeut klientenzentrierte Hypnose praktiziert. Sein primäres Ziel war stets, die Bedürfnisse der Patienten zu erfüllen. Wenn Patienten sich eine formelle Hypnose wünschten und wenn sie bei ihnen sinnvoll war, hatte Erickson nichts dagegen, sie zu nutzen. Wenn nicht, konnte er auf viele andere Techniken zurückgreifen.

Eine von Ericksons ganz besonderen Errungenschaften war die Nutzung der Mehrebenenkommunikation zur Veränderung des »Zustandes«. Dieses Ziel erreichte er unter anderem durch den Gebrauch der Sprache der Hypnose. Wenn man »Zustände« hervorrufen will, braucht man eine evozierend wirkende Sprachnutzung.

11 Die Sprache der Hypnose – Mikrodynamische Möglichkeiten des ansehnlichen Verpackens

In diesem Kapitel geht es um mikrodynamische Möglichkeiten des ansehnlichen Verpackens hypnotischer Ziele mithilfe von einzigartigen evokativen Sprachformen: Gemeinplätzen, Vorannahmen, eingebetteten Befehlen, Bestätigungsfragen, Ja-Sets, Zitaten, konversationellen Postulaten, impliziten Kausativen, dissoziationsfördernden Aussagen und Doppelaussagen. Diese injunktiven Formen der Mehrebenenkommunikation sind unverzichtbar für eine noch intensivere Elizitation hypnotischer Phänomene. Es geht dabei um ungewöhnliche Kommunikationsformen, die auf ein Zielphänomen »hin orientieren«, statt direkt zu instruieren, was die implizite Responsivität fördert. Außerdem wird in diesem Kapitel die Sequenzierung von Suggestionen in Form eines drei Schritte umfassenden Prozesses erläutert: *set up – intervene – follow through* (SIFT).

Eine Therapie ist ohnehin eine Art von Gespräch, die sich ungewöhnlicher Praktiken bedient: Man liegt dabei auf einer Couch und sagt, was einem in den Sinn kommt; man spricht mit einem leeren Stuhl; man spricht mit jemandem, der geradezu zwanghaft empathisch ist, über die eigenen Konflikte – all dies ist zweifellos sehr ungewöhnlich. Doch all dieses Ungewöhnliche hat einen bestimmten Zweck: Es soll evokativ wirken.

Einige der Sprachformen, mit denen Sie in diesem Kapitel konfrontiert werden, sind schon an und für sich sehr ungewöhnlich. Doch zusammen haben sie die Wirkung, die Menschen dazu bringt, ihren »Zustand« zu verändern. Isoliert man die verschiedenen Elemente eines Films oder eines Gedichts, wirken auch sie merkwürdig, doch ihre gemeinsame, synergistische Wirkung kann beträchtlich sein.

So wie das Schreiben von Gedichten den Dichter zwingt, ungewöhnliche sprachliche Formen wie Reime, Alliteration und Metaphern zu verwenden, müssen auch Hypnotherapeuten zu ungewöhnlichen Kommunikationsformen greifen. Wenn Emotionen oder »Zustände« beeinflusst werden sollen, ist es unverzichtbar, ungewöhnliche Sprachformen zu nutzen. Die Sprache der Hypnose ist eine poetische Sprache, die eine evokative Wirkung entfalten soll.

Durch die Nutzung besonderer Sprachformen fördert der Therapeut die Vertiefung, die implizite Responsivität und die Dissoziation, er modifiziert die Erlebensintensität, das Gewahrsein, und außerdem definiert er die Situation als Hypnose. Obwohl die genannten Sprachformen bei der Hypnose besonders nützlich sind, kann man sie auch in der nichthypnotischen Psychotherapie nutzen, weil es sich um hochwirksame Formen der Beeinflussungskommunikation handelt.

Man kann Therapieziele in indirekte Suggestionen verpacken. Hat der Therapeut beispielsweise das Ziel, dem Patienten zu suggerieren, es sei für ihn von Vorteil, langsamer zu essen, kann er dieses Ziel in folgende indirekte Kommunikationsform verpacken: »Es könnte für Sie interessant sein zu entdecken, dass es angenehm ist, langsamer zu essen, weil Sie dann den Geschmack jedes einzelnen Bissens noch mehr genießen können.«

Indirekte Kommunikationsformen sind hochwirksame Werkzeuge sozialer Beeinflussung; wobei allerdings zu bedenken ist, dass die Energie für die Aktivität vom Patienten kommt. Der Therapeut nutzt die Sprache der Hypnose nur, um dem Patienten emotionale, mentale, soziale und physiologische Möglichkeiten zu erschließen (Lankton a. Lankton 1983).

Sobald der Therapeut die globale Induktionsstruktur versteht (die ARE-Methode wird im nächsten Kapitel vorgestellt), kann er sie durch Methoden zur Förderung der Induktion ergänzen, wodurch innerhalb der Grundstruktur die Zielphänomene elizitiert werden sollen. Die hypnotische Sprache ist eine solche Methode.

Erickson hat die in diesem Kapitel vorgestellten Sprachmuster erfunden, aber selbst nie kategorisiert. Seine Kommentatoren studierten sein Werk, ordneten seine Methoden makro- und mikrodynamisch und bezeichneten sie ihren eigenen Vorlieben gemäß. Erickson selbst war eher pragmatisch als didaktisch orientiert. Er dachte nie darüber nach, welche Technik er anwenden sollte; ihn interessierte die aktuelle Situation des Patienten und das als Behandlungsresultat angestrebte Ziel. Welche Technik er jeweils anwandte, war seiner Orientierung auf ein bestimmtes Ziel hin nachgeordnet.

Die Formen indirekter Suggestion, die in diesem Kapitel erläutert werden, sind die Grundbausteine einiger der größeren »Verpackungsmittel« – makrodynamische Formen, die Anekdoten, Metaphern und die Einstreutechnik einschließen. Indirekte Formen fungieren als Bausteine des Therapieprozesses; sie sind die mikrodynamischen Techniken des Verpackens von Möglichkeiten.

Die Sprache der Hypnose umfasst primär verbale Techniken. Es ist jedoch unmöglich, verbale Techniken vom Zusammenhang des ökologischen Rahmens der Kommunikation zu isolieren, der verbale, nonverbale und paraverbale Elemente umfasst. Wenn wir uns beispielsweise den Satz »Ich habe nie gesagt, dass er Geld gestohlen hat« anschauen, so können wir durch Veränderung der Betonung innerhalb des Satzes sechs verschiedene Bedeutungen produzieren: »*Ich* habe nie gesagt, dass er Geld gestohlen hat.« – »Ich habe *nie* gesagt, dass er Geld gestohlen hat.« Usw.

Erickson war ein Meister im Umgang mit verbalen und nonverbalen Elementen; er erforschte, wie man sie nutzen konnte, um Patienten zu helfen, sich selbst zu stärken. Wollte man alle Möglichkeiten der Nutzung nonverbaler und paraverbaler Methoden in der Hypnose und Psychotherapie untersuchen, wäre das Ergebnis eine Enzyklopädie. Weil nonverbale und paraverbale Elemente für den Sinn einer verbalen Botschaft häufig entscheidend sind, muss man sie bei der Nutzung derjenigen Sprachformen, welche die Sprache der Hypnose ausmachen, stets berücksichtigen. Um zu veranschaulichen, welche Möglichkeiten die Nutzung der nonverbalen und paraverbalen Kommunikation bietet, konzentrieren wir uns auf ein Element, das der positiven Erwartungen.

Positive Erwartungen

Schon bevor ein einziges Wort gesprochen worden ist, wird die Qualität der therapeutischen Beziehung durch die Erwartungen des Therapeuten beeinflusst, wobei die Kommunikation mittels nonverbalen Verhaltens in Form von Prosodie, Gestik, Ausdruck, Haltung und Nähe stattfindet. Die Einstellung des Therapeuten gegenüber der Fähigkeit des Patienten, in eine Trance einzutreten und später Therapieziele zu erreichen, hat starke Auswirkungen auf den Patienten. Selbst die komplexeste verbale Suggestion kann durch inkongruentes Kommunikationsverhalten des Therapeuten zunichtegemacht werden. Suggeriert ein Therapeut einem hypnotisierten Patienten eine Halluzination wie »Sie können eine Rose aus dem Boden hervorwachsen sehen«, hängt die Wirkung der Suggestion von der Überzeugung des Therapeuten ab, dass der Patient diese Halluzination realisieren kann.

Welche Macht die unbewusste Übermittlung einer Erwartung haben kann, wurde vor einiger Zeit in einem *Experiment* demonstriert. Leider sehe ich mich nicht in der Lage, die genaue Quelle anzugeben.

> Ein Student im Aufbaustudium, der an einem Forschungsprojekt teilnahm, wurde von einem Forscher beauftragt, einen Raum zu betreten, in dem sich zwei Studenten im Basisstudium befanden. Der Graduierte sollte einem der beiden ein Zehncentstück und dem anderen einen Dollar geben. Beiden Probanden wurde mitgeteilt, sie könnten das Geld, das sie bekämen, behalten. Allerdings hatte niemand dem Graduierten gesagt, welchem Studenten er die zehn Cent und wem er den Dollar geben sollte. Ohne dessen Wissen hatte der Forscher, der das Experiment leitete, sich heimlich mit den beiden Studenten im Basisstudium getroffen und dem einen mitgeteilt, er werde zehn Cent erhalten, und dem anderen, er bekomme einen Dollar. Im Laufe des Experiments wurden die Erwartungen der beiden Studenten bezüglich des Geldbetrags, den sie bekommen würden, implizit, nicht offen verbal, dem Graduierten mitgeteilt. So wurde der Graduierte durch die Erwartungen der beiden Studenten beeinflusst (Zeig 1982, S. 262).

Erickson führte eine ähnliche *Feldstudie* mit Studenten der Hypnose durch.

> Er teilte sie in zwei Gruppen auf, die er unabhängig voneinander mit ein und demselben seiner für Trance trainierten Probanden arbeiten ließ. Vorher gab er beiden Gruppen separat Instruktionen, sodass die eine Gruppe die Instruktionen, welche die andere erhalten hatte, nicht kannte. Der einen Gruppe erklärte er, der Proband sei ausgezeichnet, nur sei er zu *positiven Halluzinationen* nicht in der Lage. Auch der anderen Gruppe sagte er, der Proband sei ausgezeichnet, könne aber keine *Amnesie* entwickeln. Die Gruppen sollten unabhängig voneinander mit dem Probanden arbeiten, um seine Fähigkeit, bestimmte hypnotische Phänomene zu produzieren, zu untersuchen. Dann kamen die beiden Gruppen zusammen, um über ihre Erkenntnisse zu berichten. Die Gruppe, die nicht erwartet hatte, bei dem Probanden eine positive Halluzination hervorrufen zu können, hatte dies auch tatsächlich nicht geschafft. Und die Gruppe, die nicht erwartet hatte, eine Amnesie hervorrufen zu können, hatte damit tatsächlich keinen Erfolg gehabt. Der Proband konnte sich nicht erklären, weshalb er das jeweilige Zielphänomen nicht hatte erreichen können; in Wahrheit hätte er beide Phänomene problemlos produzieren können.

Erickson verhielt sich Patienten und Studenten gegenüber erstaunlich kongruent. Er *wusste*, dass sie in Trance fallen konnten. Er *wusste*, dass sie hypnotische Phänomene hervorbringen konnten. Er *wusste*, dass sie sich verändern konnten. Und er *wusste*, dass sie mit ihren Problemen fertigwerden konnten.

Positive Erwartungen strategisch nonverbal zu kommunizieren ist nur eine von vielen nonverbalen und paraverbalen Techniken, die Hypnotherapeuten nutzen. Wir wenden uns nun wieder der verbalen Kommunikation zu, behalten dabei aber den nonverbalen Kontext im Sinn.

Direkte und indirekte Kommunikation

Generell kann man verbale therapeutische Botschaften zwei Kategorien zuordnen, nämlich den direkten und den indirekten. Beide sind für die Entwicklung einer funktionierenden therapeutischen Beziehung unverzichtbar. Obwohl Erickson in seiner Praxis mit direkter Suggestion arbeitete, wurde er vor allem wegen seiner hochkomplexen indirekten Suggestionen berühmt, die er grundsätzlich für wirksamer hielt. Dass es wahrscheinlich zu nichts führt, wenn man einem aufgebrachten Patienten, der unter Angst leidet, die direkte Anweisung »Entspannen Sie sich!« gibt, wird wohl jedem einleuchten. Unter den Gründen, aus denen Erickson indirekte Suggestionen für nützlicher hielt, war der wohl wichtigste, dass sie es ermöglichen, den bewussten Widerstand des Patienten zu umgehen (Rossi 2015, Bd. 2, S. 105–138).

Lankton und Lankton (1983, S. 159–160) bestätigten diese Einschätzung, als sie beobachteten, dass durch indirekte Suggestionen:

- der Klient die Gelegenheit erhält, ganz individuelle Reaktionen und Potenziale erkennen zu lassen
- der Therapeut von der Psychodynamik des vorangegangenen Lernprozesses des Klienten profitieren kann: von der Fähigkeit, zu assoziieren, zu vergleichen, zu kontrastieren, die Kongruenz zu untersuchen usw.
- die bewusste Kritik umgangen wird.

Weil indirekte Suggestionen von der individuellen Deutung des Patienten abhängig sind, nehmen sie jeweils die Bedeutung an, die er ihnen zuschreibt, ganz gleich, ob er sie als verfehlt abtut oder sie als bedeutsame Botschaften annimmt.

Erickson und Rossi identifizierten die Merkmale indirekter Suggestionen, die ihnen als besonders wichtig erschienen:

- Indirekte Suggestionen ermöglichen es, dass die individuelle Eigenart, die bisherigen Lebenserfahrungen und die einzigartigen Potenziale eines Patienten zum Ausdruck gelangen.

- Die klassische Psychodynamik des Lernens, die Prozesse wie Assoziation, Kongruenz, Ähnlichkeit, Kontrast usw. umfasst, sind alle auf einer mehr oder weniger bewussten Ebene involviert, sodass ...
- ... indirekte Suggestionen kritische Äußerungen des Bewusstseins zu umgehen vermögen, und deshalb können sie wirksamer sein als direkte Suggestionen (ebd., Bd. 2, S. 159 f.).

Erickson zog indirekte Suggestionen vor, weil die Suggestionskraft häufig auf einer Ebene wirkte, die dem bewussten Gewahrsein des Patienten verborgen war. Auch in diesem Zusammenhang ist anzumerken, dass indirekte Methoden für die Beeinflussung von Veränderungen der Responsivität wesentlich sind.

Als indirekt wird eine Suggestion bezeichnet, die eine unbewusste Suche initiiert und bei Hypnotisierten unbewusste Prozesse fördert, was bewirkt, dass die Betreffenden angesichts ihrer eigenen Reaktion, wenn sie sie erkennen, gewöhnlich etwas überrascht sind. Doch meist erkennen die Probanden nicht einmal die indirekte Suggestion als solche und wie ihr Verhalten durch sie initiiert und teilweise strukturiert wurde (Rossi 2015, Bd. 2, S. 105–138).

Das Wichtigste jedoch ist, dass indirekte Suggestionen unverzichtbar sind, wenn man eine Veränderung hinsichtlich eines »Zustandes« erreichen will. Viele »Zustände« kann man erschließen, wenn die betroffene Person auf den Ziel-»Zustand« hin orientiert ist, was bedeutet, dass sie implizit in einer sozialen Situation reagiert. Denken Sie stets daran, dass die Kunst Wirkungen mithilfe von Anspielungen erzielt.

Die Elemente der indirekten Suggestion

Zwei sprachliche Formen fungieren als Grundbestandteile der indirekten Suggestion. Wie die Neutronen und Protonen eines Atoms bilden *Gemeinplätze* und *Vorannahmen* die Grundlage aller indirekten Suggestionen und ebenso die Grundlage für komplexere Formen indirekter Suggestion, die später in diesem Kapitel erläutert werden. Wir beginnen mit den Gemeinplätzen.

Gemeinplätze

Gemeinplätze sind simple Tatsachenaussagen, die dem Realitätserleben eines Patienten entsprechen. »Sie lesen dieses Buch« ist ein solcher Gemeinplatz. »Sie sitzen auf einem Stuhl« ist nicht zwingend ein

Gemeinplatz. »Sie können auf einem Stuhl sitzen« ist für die meisten Menschen ein Gemeinplatz. Erickson benutzte oft Gemeinplätze, die sich auf psychophysiologische Prozesse und mentale Mechanismen bezogen, um ideodynamische Reaktionen aufgrund von Assoziationen und Lernerfahrungen des Patienten zu aktivieren (Rossi 2015, Bd. 2, S. 110). Er führte dazu folgendes Beispiel an: »Jeder hat schon einmal durch Kopfnicken ein Ja oder durch Kopfschütteln ein Nein ausgedrückt, ohne es überhaupt zu merken« (ebd., S. 112).

Grob geschätzt, gibt es vier Arten von Gemeinplätzen, nämlich auf Pacing zielende Gemeinplätze, die Aufmerksamkeit beeinflussende Gemeinplätze, suggestive (oder direktive) Gemeinplätze und symbolisch-injunktive Gemeinplätze. Ein Beispiel für auf Pacing zielende Gemeinplätze ist: »Sie lesen dieses Buch.« Der Gemeinplatz »Sie können die Geräusche außerhalb des Raumes hören« lenkt die Aufmerksamkeit im auditiven Bereich. »Sie können sich neuen Arten, Gemeinplätze zu nutzen, öffnen« beeinflusst nicht nur den Fokus der Aufmerksamkeit, sondern wirkt außerdem suggestiv. Und wie wir bald sehen werden, ist »Ihre Füße befinden sich auf dem Boden« ein symbolisch-injunktiver Gemeinplatz.

Man kann Gemeinplätze für unterschiedliche Zwecke nutzen: (1) um dem Patienten zu folgen (Pacing), (2) um seine Aufmerksamkeit zu beeinflussen, (3) um ihm Suggestionen anzubieten, (4) um seine Trance zu ratifizieren (zu bestätigen), (5) als symbolische Injunktionen, (6) um Befehle einzubetten, (7) um ein Ja-Set zu kreieren. Die ersten fünf genannten Zwecke sind einfachere Arten, Gemeinplätze zu nutzen, die wir zunächst untersuchen werden. Weil eingebettete Befehle und das Ja-Set komplexere Formen sind, werden wir uns mit ihnen später in diesem Kapitel beschäftigen.

1) Pacing des Erlebens eines Patienten

Wie bereits erläutert wurde, besteht ein exemplarischer Prozess der Hypnotherapie (und ganz generell der Psychotherapie) aus den Elementen Pacing, Unterbrechen und Elizitieren. Der Therapeut lässt sich zunächst auf den Bezugsrahmen des Patienten ein und unterbricht dann dessen gewohnte bewusste Haltung, um die generative Reorganisation von Ressourcen anzuregen.

Am Anfang kann der Therapeut Gemeinplätze nutzen, um sich in das unmittelbare Erleben des Patienten einzufühlen. Wie beim Tanzen passt sich der Therapeut an Tempo und Schrittfolge des Patienten an, bevor er selbst die Führung übernimmt und dem Patienten neue

Verhaltensmöglichkeiten erschließt. Indem er sich zunächst mit dem Patienten »in Einklang« bringt, demonstriert er seine Bereitschaft, dessen unmittelbares Erleben zu akzeptieren, um sich in seine Psyche hineinzuversetzen. Pacing-Gemeinplätze, die einen Lesenden ansprechen, könnten beispielsweise sein: »Sie schauen auf das Blatt« und »Sie können verstehen, was Sie lesen«.

2) Beeinflussung der Aufmerksamkeit

Gemeinplätze können auch genutzt werden, um die Aufmerksamkeit zu beeinflussen und offensichtliche Prozesse verbal zu verfolgen. Der Gemeinplatz »Sie können spüren, wie Ihr Körper von dem Stuhl, auf dem Sie sitzen, getragen wird« ist eine Tatsachenaussage, lenkt aber gleichzeitig die Aufmerksamkeit auf den Körper. »Sie können die Position Ihres Kopfes feststellen« lenkt die Aufmerksamkeit auf einen anderen Aspekt unmittelbaren Erlebens.

Gemeinplätze können die Aufmerksamkeit auf Verhaltensweisen und/oder psychische Geschehnisse lenken. »Sie können den Rhythmus Ihrer Atmung wahrnehmen« lenkt die Aufmerksamkeit auf ein Verhalten; »Sie können beginnen, innerlich Empfindungen des Behagens zu spüren« lenkt die Aufmerksamkeit auf einen inneren »Zustand«. Man beachte die unterschiedlichen Verbformen bei Pacing-Gemeinplätzen und bei die Aufmerksamkeit beeinflussenden Gemeinplätzen. Bei Pacing-Gemeinplätzen werden Verbformen wie »Sie schauen auf ein Buch« bevorzugt. Permissive Verben wie »dürfen« oder »können« sind eher im Zusammenhang mit aufmerksamkeitslenkenden Gemeinplätzen gebräuchlich: »Sie können die Unterstützung der Sitzmöbel spüren.« Oder: »Sie könnten die Geräusche im Raum wahrnehmen.«

3) Suggestionen anbieten

Die Ambiguität der Sprache ist so stark ausgeprägt, dass es schwierig ist, einen Satz zu bilden, der wirklich konkret und ganz und gar präzise ist. Fast alle Sätze enthalten einen tieferen Sinn. Schauen wir uns beispielsweise den Gemeinplatz »Sie können sich an eine angenehme Zeit erinnern, die Sie als Kind erlebt haben« an. Dies ist ein Gemeinplatz, weil der Satz eine Tatsache zum Ausdruck bringt, aber gleichzeitig wirkt der Satz auch suggestiv, weil er die Erinnerung anregt. Die bloße Tatsache, dass eine Suggestion vorgetragen wird, bedeutet nicht zwingend, dass die angestrebte Reaktion sofort eintritt. Der Empfänger der Botschaft reagiert vielmehr im Einklang mit seinen aktuellen Lebensumständen. Trotzdem sollte der Therapeut möglichst suggestive Gemeinplätze anvisieren. Bei der Durchführung einer Hypnotherapie besteht das strategische Ziel darin, ein hypnotisches Phänomen hervorzubringen. Beispielsweise: »Sie können auf innere Empfindungen des Behagens fokussieren.« Oder: »Sie können im Moment auf die Dinge, die ich kommuniziere, die für Sie von Bedeutung sind, reagieren.«

Man kann auch mehrere Gemeinplätze verketten oder miteinander verbinden, um ihre Wirkung zu verstärken. Will der Therapeut eine Armlevitation suggerieren, kann er die entsprechende Suggestion verstärken, indem er sagt: »Ihr Arm liegt jetzt auf Ihrem Schoß« (aufmerksamkeitsbeeinflussender Gemeinplatz); »Sie können kleine Bewegungen erkennen« (aufmerksamkeitsbeeinflussender Gemeinplatz); und: »Sie können erleben, dass sich Ihr Arm hebt« (suggestiver Gemeinplatz). Man könnte diesen Prozess als *sequenzierte evokative Kommunikation* bezeichnen.

4) Gemeinplätze, die eine Trance ratifizieren

Ratifizierende Gemeinplätze sind eine kontextabhängige Untergruppe der suggestiven Gemeinplätze. Die Nutzung von Gemeinplätzen zum Ratifizieren einer Trance spielt im hypnotherapeutischen Prozess und im ARE-Modell (siehe Kap. 12) eine wichtige Rolle. Da Gemeinplätze wie die meisten Formen sprachlichen Ausdrucks eine Bedeutung enthalten, die über den rein oberflächlichen Sinn des Gesagten hinausgeht, sollte man sich mit den Implikationen ratifizierender Gemeinplätze, die der Vertiefungsphase folgen, genau befassen. Der Therapeut kann die Ratifikation wie folgt einleiten: »Während ich mit Ihnen gesprochen habe, hat sich Ihre Pulsfrequenz verändert. Und Ihre Atemfrequenz hat sich verändert. Und Ihre motorischen Bewegungen haben sich verändert. Und Ihr Lidschlag hat sich verändert.« Diese Folge von Gemeinplätzen ratifiziert die Trance, weil sie Informationen bestätigt, die der Patient durch Beobachtung seines eigenen Verhaltens selbst überprüfen kann und weil die benutzten Gemeinplätze im Kontext der Hypnose implizieren: »Sie sind jetzt anders. Ihr Verhalten hat sich verändert. Sie reagieren. Sie reagieren richtig. Sie zeigen hypnotische Reaktionen.« Das Ratifizieren von Gemeinplätzen wird somit zu einem integralen Bestandteil des Prozesses der Hypnose. In seinen späteren Jahren nutzte Erickson häufig Gemeinplätze, um eine Trance zu ratifizieren. Man beachte, dass im Zusammenhang mit ratifizierenden Gemeinplätzen häufig das Verb

»sein« benutzt wird. Dies ist notwendig, wenn man den suggestiven Charakter ratifizierender Gemeinplätze in den Kontext der noch laufenden Induktion einbeziehen will.

5) Gemeinplätze als symbolische Injunktionen

Suggestive Gemeinplätze nutzen die in sprachlichen Äußerungen enthaltenen Implikationen. Die Idiome, aus denen jede Sprache besteht, haben aufgrund der sprachlichen Mehrebenenstruktur suggestiven Wert. Vergegenwärtigen Sie sich einmal die folgenden beiden Gemeinplätze unter der Voraussetzung, dass sie faktisch wahr sind: »Ihre Hand ist ruhig.« – »Sie schlucken Dinge nicht mehr als Ganzes hinunter, so wie Sie es vorher getan haben.« Beide Gemeinplätze enthalten einen symbolischen/idiomatischen Sinn. Gemeinplätze, die symbolische Injunktionen beinhalten, können durch die assoziativen Bemühungen des Patienten Kraft entfalten. In Tabelle 9 finden Sie jeweils eine Deutung zu den in der ersten Spalte aufgeführten Gemeinplätzen, die symbolische Injunktionen beinhalten.

Die ersten sieben Gemeinplätze in der Tabelle basieren auf einer idiomatischen Bedeutung; der sechste und siebte Gemeinplatz beziehen sich jeweils auf eine Redensart.

Um injunktive Gemeinplätze benutzen zu können, muss der Therapeut zunächst einen Plan entwickeln, ein Ziel festlegen und dann aufgrund dessen eine Verbindung zu einem Idiom, einer Geste oder einem Sprichwort herstellen, die sich auf das angestrebte Ziel beziehen. Sind alle diese Voraussetzungen erfüllt, kann der Therapeut einen evokativen Gemeinplatz kreieren. Entscheidend ist nicht, dass er es als interessante Herausforderung ansieht, injunktive Sprachformen zu kreieren, weil man Kommunikation nicht nur aufgrund ihrer Struktur beurteilen sollte, sondern aufgrund ihres Ergebnisses: der Reaktion des Empfängers.

Zur Vorsicht noch ein letzter einschränkender Hinweis zu symbolischen Injunktionen: Idiome und Sprichwörter haben in verschiedenen Kulturen unterschiedliche Bedeutungen, und sogar in ein und derselben Kultur kann es regional wichtige Unterschiede geben. Wenn ein Therapeut injunktive Gemeinplätze benutzt, muss er sich über solche Unterschiede im Klaren sein und sensibel damit umgehen.

Abgesehen von den Gemeinplätzen gibt es auch nonverbale Techniken, die auf idiomatischen Bedeutungen basieren. Beispielsweise kann ein Therapeut einen Patienten behutsam in eine Körperhaltung versetzen, die eine idiomatische Bedeutung hat. Hat er mit dem

Gemeinplatz	Symbolische Bedeutung
Ihre Füße sind auf dem Boden.	Sie sind gut geerdet.
Ihr Kiefer ist erstarrt.	Sie sind fest entschlossen.
Sie schauen nach vorn.	Ihr Blick ist in die Zukunft gerichtet.
Ihre Hand ist ruhig.	Sie sind entspannt.
Sie schlucken Dinge nicht mehr als Ganzes hinunter, so wie Sie es vorher getan haben.	Sie sind dabei, ein altes Vorurteil zu ändern.
Sie sind ganz Ohr.	Sie hören genau zu.
Ihr Kopf ist jetzt anderswo.	Sie haben die Perspektive gewechselt.
Sie können sich einen goldenen Schlüssel vorstellen.	Ein goldener Schlüssel kann jede Tür öffnen.
Ihre Hände sind kalt.	Ihr Herz ist warm.

Tab. 9

Patienten gerade über Commitment gesprochen, könnte er ihn zunächst auffordern, eine Hand auf sein Herz zu legen, was in den USA mit einem Ehrenwort oder Gelöbnis assoziiert wird. In einer seiner Demonstrationen versetzte Erickson die Arme und Beine eines Patienten in eine offenere Haltung, um den Betreffenden dazu zu bringen, sich einem sich anbahnenden hypnotischen Erlebnis gegenüber mehr zu öffnen. Noch einmal sei an dieser Stelle darauf hingewiesen, dass nonverbale und paraverbale Techniken nicht Gegenstand dieses Buches sind; aber weil ich vermute, dass einige Leser solche Techniken für nützlich halten, erwähne ich sie hier.

Um es noch einmal zusammenzufassen: Gemeinplätze sind Tatsachendarstellungen, die man nicht infrage stellen kann. »Sie sind hier« ist ein Gemeinplatz. »Sie sind in Trance« ist nicht unbedingt ein Gemeinplatz. »Sie können in Trance sein« ist ein Gemeinplatz, wenn wir uns darüber einig sind, dass Trance existiert. »Sie können glücklich sein« ist ein Gemeinplatz, wenn wir uns darüber einig sind, dass Glück existiert. »Sie können sich dafür interessieren, mehr zu lernen« ist ein Gemeinplatz.

Ich schätze, dass mindestens 50 % meiner Induktionen aus Gemeinplätzen bestehen. Die Kategorie von Elementen, die ich am nächsthäufigsten benutze, um eine Trance zu fördern, sind die Vorannahmen.

Vorannahmen

Vorannahmen sind indirekte Kommunikationsformen, die unterstellen, dass bestimmte unausgesprochene Informationen zutreffen.

Man kann den Gemeinplatz »Sie können sich entspannen« in eine Vorannahme verwandeln, indem man ihn durch das Verb »genießen« ergänzt: »Sie können es genießen, sich zu entspannen.« Der Zusatz geht von der (mutmaßlichen) »Tatsache« der Entspannung aus und verlagert die Betonung darauf, ob der Patient die Entspannung genießt oder nicht. Varianten dieses Themas sind: »Sie können auf das Ausmaß Ihrer Entspannung neugierig sein.« – »Sie können die Entspannung erforschen.« – »Entspannung zu erleben kann für Sie sehr interessant sein.« Sobald der Therapeut ein Ziel wie Entspannung ins Auge gefasst hat, kann er es in einen Gemeinplatz verpacken, der einen Modifikator beinhaltet, und so eine Vorannahme kreieren.

Drei grundlegende Arten der Nutzung von Vorannahmen in der Hypnotherapie sind: (1) dem Gemeinplatz einen Vorbehalt voranzustellen; (2) ein Hilfsverb hinzuzufügen; und (3) ein Adverb einzubeziehen. Außerdem kann man Vorannahmen unter Verwendung von Alternativenillusionen kreieren. Auch komplexe Vorannahmen können von Nutzen sein.

Einen Vorbehalt hinzufügen

Man kann Vorannahmen kreieren, indem man einem Gemeinplatz einen Vorbehalt bzw. eine einschränkende Bedingung voranstellt und eine Konjunktion oder ein Relativadverb hinzufügt. Demnach müssen zur Entwicklung einer Vorannahme folgende Schritte vollzogen werden:

1) Entscheidung über das strategische Ziel, das als »Geschenk« verpackt werden soll
2) Wahl eines Gemeinplatzes, der das Ziel enthält
3) Entwickeln einer einschränkenden Bedingung, die dem Relativadverb oder der Konjunktion vorangestellt werden kann
4) Entscheidung über die Konjunktion oder das Relativadverb, die oder das genutzt werden soll: wann, wo, wie, wie sehr

Dazu nun ein einfaches Beispiel:

1) Ziel: Schließen der Augen
2) Gemeinplatz: »Sie können Ihre Augen schließen.«
3) Vorangestellte einschränkende Bedingung: »Ich weiß nicht …«
4) Adverb: »wann«.

Die Vorannahme würde dann lauten: »Ich weiß nicht, wann Sie Ihre Augen schließen können.« Die Fähigkeit, die Augen zu schließen, wird vorausgesetzt; fraglich ist nur, *wann* dies geschehen wird.

Durch Variieren der Konjunktion oder des Relativadverbs kann man Vorannahmen der Zeit, des Ortes, des Prozesses und bezüglich Quantität/Tempo/Dauer entwickeln. Durch Modifikation der einschränkenden Bedingung kann man weitere Varianten kreieren. Es folgen einige Beispiele:

- »Ich weiß nicht, *wann* Sie innerlich das angenehme Gefühl erleben können« (Vorannahme der Zeit).
- »Sie wissen nicht, *wo* in Ihrem Inneren Sie am besten Behagen erleben können« (Vorannahme des Ortes).
- »Ihr Bewusstsein weiß nicht, *wie* Sie am besten erleben können, wie das innere angenehme Gefühl stärker wird« (Vorannahme des Prozesses).
- »Ihr Unbewusstes weiß nicht, *wie tief/schnell* Sie am besten das innere angenehme Gefühl der Trance erleben können« (Vorannahme bezüglich Quantität/Qualität/Tempo).

Vorannahmen können generell in einer Therapie genutzt werden; die Möglichkeiten, sie zu verwenden, beschränken sich nicht auf den Kontext der Hypnose. Beispielsweise könnte man einem depressiven Patienten folgende Aussagen anbieten: »Ich weiß nicht, wann Sie wieder aktiver werden.« – »Sie können nicht erkennen, auf wie viele Arten Ihr Unbewusstes Ihnen helfen kann.«

Nutzung eines Hilfsverbs

Vorannahmen können auch unter Einbeziehung von Hilfsverben entwickelt werden. Dazu kann man wie folgt vorgehen:

1) Entscheidung über das strategische Ziel, das als »Geschenk« verpackt werden soll
2) Wahl eines Gemeinplatzes, der das Ziel enthält
3) Hinzufügen eines Hilfsverbs
4) entsprechende Modifikation des Satzes.

Ein einfaches Beispiel für diesen Prozess:

1) Ziel: Schließen der Augen
2 u. 3) Gemeinplatz und Hinzufügen eines Hilfsverbs: »Sie können Ihre Augen schließen.«
4) entsprechende Modifikation des Satzes.

Die Vorannahme wäre dann: »Sie können Ihre Augen schließen.« Alternativen könnten lauten: »Sie können mit dem Schließen der Augen experimentieren.« Oder: »Sie können das Behagen einer Trance besser würdigen, wenn Sie die Augen schließen.«

Adverbien

Das Hinzufügen eines Adverbs kann einen Gemeinplatz in eine Vorannahme verwandeln. Dies kann auf folgende Weise geschehen:

1) Entscheidung über das strategische Ziel, das als »Geschenk« verpackt werden soll
2) Entwickeln eines Gemeinplatzes, der dieses Ziel beinhaltet
3) Hinzufügen eines Adverbs
4) entsprechende Modifikation des Satzes.

Ein einfaches Beispiel für diesen Prozess:

1) Ziel: Schließen der Augen
2) Gemeinplatz: »Sie können Ihre Augen schließen.«
3) Adverb »langsam«.

Die Vorannahme würde dann lauten: »Sie können Ihre Augen langsam schließen.« Alternativen wären: »Sie können die Augen plötzlich schließen«; »Sie können Ihre Augen leicht schließen«; »Sie können leicht Ihre Augen schließen.«

Alternativenillusion

Eine Technik mit Namen »Alternativenillusion« kann zur Entwicklung komplexer Vorannahmen genutzt werden. Eine rudimentäre Form dieser Technik nutzen Erwachsene oft im Umgang mit Kindern: »Willst du jetzt oder nach dem nächsten Werbespot schlafen gehen?« Beim Suggerieren einer Armlevitation könnte die Alternativenillusion lauten: »Wird sich Ihre linke Hand oder Ihre rechte Hand heben?«

Komplexe Vorannahmen

Gehen Sie von einem Gemeinplatz aus, und fügen Sie ihm einschränkende Bedingungen und Adverbien hinzu, um komplexe Vorannahmen zu entwickeln. Ein Beispiel:

»Sie können sich entspannen« (Gemeinplatz).

»Ist Ihnen klar, dass Sie sich schnell entspannen können?« Ein Alternative wäre: »Ihnen ist nicht völlig klar, dass Sie sich schnell entspannen können.«

Für die Nutzung von Vorannahmen und Gemeinplätzen in ihren verschiedenen Formen gibt es Gründe, die später in diesem Kapitel erläutert werden; allerdings wäre es unmöglich, alle Arten, auf die diese sprachlichen Formen bei der Hypnose und in der Therapie genutzt werden können, zu beschreiben und zu kategorisieren. Hier werden nur die Grundlagen besonders häufig genutzter Formen skizziert.

Alle Therapieschulen nutzen in irgendeiner Form Vorannahmen. Bandler und Grinder (1975, dt. 1996) haben 31 syntaktische Umgebungen für Vorannahmen in der englischen Sprache beschrieben. Ericksons Hypnose und Psychotherapie »quoll über« von Vorannahmen. Ericksonsche Hypnotherapie macht reichlich Gebrauch von ihnen, um hypnotische Phänomene hervorzurufen und Veränderungen des »Zustandes« herbeizuführen.

Anfangs mag die Entwicklung von Vorannahmen beängstigend wirken, doch sobald man begriffen hat, dass ihre Verwendung dazu dient, das Erreichen eines angestrebten Ziels als unvermeidlich darzustellen, die Zweifel und Unsicherheiten eines Patienten außer Kraft zu setzen und ihm zu vermitteln, dass der Therapeut ihn völlig akzeptiert und an seine Fähigkeit, das Ziel zu erreichen, glaubt, erscheint die Arbeit mit Vorannahmen einleuchtender und schreckt weniger ab.

Geschicktes Verpacken von Suggestionen in der Sprache der Hypnose ist von großem Wert. Der Patient kann sich dabei auf die Entschlüsselung ihrer impliziten Bedeutung konzentrieren. Andererseits ist der Wert der Nutzung hypnotischer Sprachformen wie der von Gemeinplätzen und Vorannahmen auch nur begrenzt. Die evokative Kraft entsteht durch die Synergiewirkung ähnlicher Suggestionen, die in unterschiedlichen Verpackungen präsentiert werden. Reine Wiederholungen sind nur eingeschränkt von Nutzen. Rekursivität ist wirksamer. Rekursionen sind Variationen über ein Thema, das dabei leicht verändert wird. Ein bekanntes Beispiel für diesen Mechanismus sind die ersten vier Töne von Ludwig van Beethovens Fünfter Sinfonie. Ihrem ersten Erklingen lässt der Komponist Varianten folgen, was dem Rekursivitätsprinzip entspricht. Ein Thema zu variieren erzeugt beim Zuhörer eine nachhaltigere Wirkung, als das Thema nur zu wiederholen. Ähnlich verstärkt die rekursive Präsentation eines Themas unter Nutzung verschiedener hypnotischer Sprachformen die hypnotische Wirkung des Gesagten.

Weitere Formen indirekter Suggestion

Aus der Modifikation oder Verbindung von Gemeinplätzen und Vorannahmen ergeben sich acht Formen indirekter Suggestion:

1) eingebettete Befehle
2) Zitate
3) Bestätigungsfragen
4) konversationelle Postulate
5) das Ja-Set
6) implizite Kausative
7) dissoziationsfördernde Aussagen
8) dissoziationsfördernde Doppelaussagen.

1) Eingebettete Befehle

Eingebettete Befehle entstehen durch Markieren eines Befehls in einem Satz mithilfe einer nonverbalen oder paraverbalen Technik. Die englische Sprache eignet sich besonders gut für die Einbettung von Befehlen, weil ihre Verben ohnehin häufig einen (impliziten) Befehl beinhalten.

Wir werden uns in dieser Hinsicht nun den Gemeinplatz »Sie können auf meine Stimme hören« genauer anschauen. Wenn der Sprecher nach dem permissiven Verb »Sie *können*« kurz innehält und anschließend Klang, Tempo und Richtung seines stimmlichen Ausdrucks verändert, entsteht ein Imperativ: »Sie können ... [Veränderung von Stimmklang, Sprechtempo oder Sprechrichtung] auf meine Stimme *hören.*« Der Ausdruck »auf meine Stimme hören« wird so zu einem Befehl. Leiseres Sprechen ist in solchen Fällen oft besonders wirksam. Erickson wies seine Studenten immer wieder darauf hin, dass sich durch eine Verringerung des Nachdrucks beim stimmlichen Ausdruck oft bessere Resultate erzielen lassen als durch eine Verstärkung, weil die leise Stimme eine permissivere Wirkung hat. Diese Lektion habe ich persönlich durch eine ehemalige Patientin Ericksons gelernt.

> Zu Beginn meiner Tätigkeit als Hypnotherapeut meldete sich bei mir Jane, eine Patientin, die vorher bei Erickson in Behandlung gewesen war. Sie hatte sich nach dem Tod Ericksons an mich gewendet. Weil sie auf Lokalanästhesien allergisch reagierte, wünschte sie sich für eine bevorstehende Zahnbehandlung eine hypnotische Anästhesie.

Jane war Ingenieurin. Ich hatte keinen Grund anzunehmen, dass sie über Hypnosetechniken informiert war. Das erwies sich als Irrtum.

In der Induktionsphase bot ich ihr Suggestionen an wie »Jane, Sie können ... *sich wirklich wohlfühlen*« und »Jane, Sie können wirklich ... *spüren, wie Sie sich entspannen*«. Ich hämmerte mit den Suggestionen auf sie ein. Als Jane aus der Trance zurückkehrte, sagte sie: »Jeff, das war großartig; es war genau das, was ich wollte. Aber, wissen Sie, wenn Erickson eingebettete Befehle benutzte, sprach er mit leiserer Stimme.« Daraufhin sagte ich: »Danke für diesen Rat«, und überlegte, ob ich sie für ihre Beratung bezahlen sollte.

Dies war für mich eine wichtige Lektion. Wenn man etwas ganz besonders hervorheben will, kann es sehr nützlich sein, es weniger stark zu betonen. Als ich das erste Mal mit eingebetteten Befehlen Bekanntschaft machte, glaubte ich, es sei richtig, diese Suggestionen besonders stark zu betonen. Heute tue ich das Gegenteil, mit dem Resultat, dass die Suggestionen sich dem Patienten besser einprägen.

Jane half mir auch noch in einem zweiten Fall, einer Situation, in der sie wegen eines anderen Problems zu mir kam. Auch in dieser Sitzung arbeitete ich mit Hypnose. Als Jane aus der Trance zurückkam, sagte sie: »Jeff, das war wirklich wunderbar; und es war genau das, was ich brauchte. Aber, wissen Sie, Erickson hat nicht ständig gesprochen, wenn er mit mir hypnotisch arbeitete.« Ich fragte sie: »Was meinen Sie damit?« Sie antwortete: »Nun ja, er hat mir viel Zeit gelassen, in der ich einfach still war, nachdenken und wirklich in mich hineinfühlen konnte.« Daraufhin sagte ich: »Okay, dafür danke ich Ihnen sehr«, und wieder überlegte ich, ob ich Jane für ihren Rat bezahlen sollte.

Wie Jane erklärte, ist es nicht notwendig, den hypnotischen Raum mit Worten zu füllen. Entscheidend ist, was der Patient selbst erlebt, nicht, was der Hypnotherapeut sagt. Dessen Aufgabe besteht darin, den Patienten mithilfe geeigneter Techniken ein Maximum an Möglichkeiten zu eröffnen, ihre Grundgestimmtheit und Sichtweise konstruktiv zu verändern. Manchmal besteht die beste Technik darin, einem Patienten Zeit für stille Reflexion zu geben.

Wenn man Befehle in eine scheinbar permissive Äußerung einbettet, kann der Patient eine Destabilisierung erleben, eventuell auch leichte Verwirrung, während er herauszufinden versucht, ob er auf die soziale Ebene der Botschaft (die Denotation) oder auf ihre psychologische Ebene (den impliziten Befehl) reagieren soll. Der Patient »packt« die Kommunikation »aus« und führt dadurch der Reaktion Energie zu. Eine kurzzeitige innere Suche kann in solchen Fällen dem Erreichen von Zielphänomenen zugutekommen.

Der Therapeut kann eingebettete Befehle auf verschiedene Arten entwickeln. Häufig lässt sich ein Befehl durch Wiederholung eines Verbs erzeugen: »Sie können gehen … gehen Sie in Trance.« Eine andere Möglichkeit besteht darin, nach einem permissiven Verb den Namen des Empfängers der Botschaft einzufügen: »Sie können … John … sich in das Erlebnis vertiefen.« Eine weitere Methode des Einbettens eines Befehls besteht darin, einen Infinitiv zu spalten, was mit oder ohne Wiederholung geschehen kann: *»It's nice to … focus inside.«* Oder: *»It's nice to focus … focus inside.«*

Wie bereits erwähnt wurde, eignet sich das Englische aufgrund seiner Struktur besonders gut für die Einbettung von Befehlen in auf den ersten Blick harmlose Aussagen. In anderen Sprachen lässt sich diese verbale Technik weniger gut nutzen. Im Deutschen beispielsweise muss die Imperativform eines Verbs am Satzanfang stehen, und die Wiederholung des Imperativs lässt sich nicht ohne Weiteres zur Entwicklung eingebetteter Befehle nutzen. Der Therapeut kann sich nur um der strategischen Wirkung willen über die korrekte grammatische Form hinwegsetzen, oder er kann das strategische Ziel durch Verpacken einer Suggestion in Zitate erreichen.

2) Zitate

Um mithilfe von Zitaten eine indirekte Suggestion zu erzeugen, kann der Therapeut eine Fallvignette erzählen oder eine kurze, ablenkende Unterhaltung einflechten, in deren Verlauf in direkter Rede eine Suggestion eingebettet ist, und ihren Inhalt gleichzeitig nonverbal zu kommunizieren, um zu verschleiern, ob das Zitat ein an den Patienten gerichteter Befehl oder nur ein normaler Gesprächsbestandteil ist. Beispielsweise könnte ein Therapeut sagen: »Ich hatte einmal einen Freund, der sich für Hypnose interessiert, und als er konzentriert über Trance nachdachte, habe ich zu ihm gesagt … ›Atme tief, und richte die Aufmerksamkeit nach innen‹.« Eine andere Möglichkeit wäre: »In Trance denken manche Leute … ›Atme tief, und richte die Aufmerksamkeit nach innen‹.« Auch in solchen Fällen tragen nonverbale Techniken den Hauptanteil der Last bei der Markierung des für den

Patienten entscheidenden Teils des Textes, und auch hier empfiehlt es sich, die sprachliche Betonung zu verringern.

3) Bestätigungsfragen

Bestätigungsfragen sind Fragen, die man durch ein simples Ja, Nein oder Doch beantworten kann. Sie können der Präsentation eines Gemeinplatzes oder einer Vorannahme folgen. Beispielsweise: »Sie können nach innen fokussieren, oder etwa nicht?« Oder: »Sie wissen bewusst nicht, wann Sie nach innen fokussieren können, oder doch?«

Bestätigungsfragen stellen die Möglichkeit einer positiven wie auch einer negativen Antwort als gleichberechtigt in den Raum und erschweren es dem Patienten so, einen Widerspruch zu formulieren; schließlich hat der Therapeut die Möglichkeit einer negativen Antwort schon vorweggenommen. Außerdem sind Bestätigungsfragen eine ungewöhnliche Sprachform, die beim Empfänger der Botschaft häufig zu einer kurzfristigen Destabilisierung führt, was zur Folge haben kann, dass der so hervorgerufene Erregungszustand die Zielsuggestion stärkt.

4) Konversationelle Postulate (scheinbar neutrale Fragen mit verborgenem Aufforderungscharakter)

Konversationelle Postulate (Bandler a. Grinder 1975, dt. 1996, dt. S. 247 f.) entstehen, wenn Vorannahmen oder Gemeinplätze in Fragen umgewandelt werden. In der Regel handelt es sich dabei um Fragen, die mit einem Verhalten beantwortet werden. »Können Sie Ihre Augen schließen?« ist eine sanftere Form der Aufforderung als der direkte Befehl »Schließen Sie Ihre Augen!«. »Können Sie in Ihrem Körper Bereiche erkennen, in denen Sie sich wohlfühlen?« beinhaltet die Vorannahme, *dass* es solche Bereiche gibt und dass der Patient sie entdecken wird.

5) Das Ja-Set

Das *Ja-Set* ist ein Beispiel für *sequenzierte evokative Kommunikation.* Es handelt sich dabei eine komplexe Form, die durch die Verbindung einer Folge von Gemeinplätzen (meist von dreien) entsteht, die auf einen abschließenden, der Elizitation dienenden – in der Regel einen suggestiven – Gemeinplatz einstimmen sollen. Wie bei simplen Gemeinplätzen ist es auch hierbei von Nutzen, permissive Verben einzubeziehen.

Dazu folgendes *Beispiel:* »Sie können die Geräusche von außerhalb des Raumes hören. Sie können den Klang meiner Stimme hören. Sie können auf Ihre eigene Atmung hören. Und Sie können ... die Geräuschveränderungen [engl.: *sound change*] erleben, die ständig stattfinden.«

Man beachte, dass diese Äußerungen ein komplexes Sortiment indirekter und impliziter Botschaften enthalten. Die Gemeinplätze in der Sequenz lenken die Aufmerksamkeit nicht nur ganz generell, sondern tun dies auf eine strategisch fein abgestimmte Weise – von der Peripherie ausgehend, über einen Ort, der sich in einer gewissen Entfernung vom Patienten befindet (außerhalb des Raumes), bis zu einem Punkt irgendwo in seinem Inneren. Dieses Ja-Set, das als ein Ganzes angesehen werden muss, enthält die implizite Suggestion, die Aufmerksamkeit nach innen zu richten. Man könnte es als »gerichtetes Ja-Set« bezeichnen.

Im obigen Beispiel enthält der abschließende, der Elizitation dienende Gemeinplatz eine erhebliche idiomatische Ambiguität, da der englische Ausdruck *sound change* (deutsch: »Geräuschveränderungen«) sich nicht nur auf eine Veränderung des Wahrnehmungsinhalts bezieht, sondern auch die Fähigkeit zu einer »gesunden Veränderung« zum Besseren beinhalten kann. Der letzte Gemeinplatz enthält außerdem einen eingebetteten Befehl, womit noch eine zusätzliche Möglichkeit präsentiert wird, auf die der Patient reagieren kann.

Das Ja-Set initiiert einen Prozess, der an Newtons Trägheitsgesetz denken lässt: »Sobald ein Kopf ›Ja‹ denkt, neigt er dazu, immer wieder ›Ja‹ zu denken, sofern keine äußere Kraft auf ihn einwirkt.« Das Ja-Set ist eine Assoziationstechnik, bei deren Anwendung der Patient mit einer Anzahl von Möglichkeiten konfrontiert wird, die er jeweils innerlich bejahen kann. Wird er nach der bejahenden Beantwortung dreier einander folgender Gemeinplätze mit einer der Elizitation dienenden Äußerung konfrontiert, entscheidet er sich höchstwahrscheinlich für den Weg des geringsten Widerstandes und reagiert auch auf die abschließende Zielsuggestion positiv.

Es folgt nun ein weniger gutes *Beispiel* für ein Ja-Set. Weshalb es nicht besonders gut ist, ist wahrscheinlich leicht zu erkennen:

»Sie interessieren sich für Hypnose.
Sie wollen etwas über Hypnose lernen.
Sie wollen etwas über ericksonsche Hypnose lernen.

Und Sie können sich auf der Website *www.erickson-foundation.org* für den nächsten Kongress der Erickson Foundation anmelden.«

Der letzte Gemeinplatz ist suggestiver Art. Aber der Sprung vom vorangehenden Gemeinplatz ist zu groß. Der Übergang zu den injunktiven Gemeinplätzen muss kleiner sein, damit er nahtlos zum nächsten Schritt führt und den Patienten nicht irritiert.

Abbildung 7 veranschaulicht: Der letzte Schritt ist etwas größer, d. h. stärker strategisch orientiert, wohingegen die ersten drei »Schritte« stärker der Einstimmung in das unmittelbare Erleben dienen.

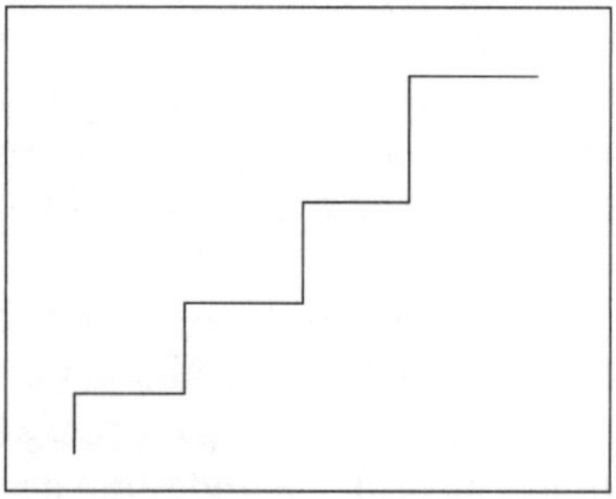

Abb. 7

Das Ja-Set ist nicht nur eine assoziative Technik; es leistet ebenso gute Dienste, wenn man einen Patienten zu offenen Stellungnahmen bewegen will. Dies veranschaulicht eine Induktion, die Erickson im Jahre 1964 durchführte.

> Er nutzte damals ein Ja-Set, auf das die Probandin offen mit Nein reagierte. Er fragte zunächst: »Sind Sie schon einmal in einer hypnotischen Trance gewesen?« Die Frau antwortete: »Nein.« – »Haben Sie schon einmal gesehen, wie jemand in einer Trance war?« Die Frau antwortete: »Nein.« – »Wissen Sie, wie es ist, in Trance zu fallen?« – »Nein«, antwortete sie wieder. – »Ist Ihnen klar, dass Sie die ganze Arbeit selbst erledigen müssen, während ich einfach nur dasitze und es genieße, Sie dabei zu beobachten?« Ericksons letzte Vorannahme, die destabilisierend wirkte, sollte die bewusste Einstellung der Patienten durchbrechen. Anschließend führte er sehr schnell eine Induktion mit dem Ziel einer Armlevitation durch, um die hypnotische Trance zu initiieren.

Ein »Nein-Set« ist eine Möglichkeit, Widerstand »aufzubrauchen«. Wenn ein Patient oft genug Nein gesagt hat, kann er leichter Ja sagen.

Ja-Sets sind »Moleküle«, die aus elementaren Gemeinplätzen und Voraussetzungen bestehen. Es folgen zur Veranschaulichung 16 Ja-Sets, die ihren verbindenden Eigenschaften entsprechend kategorisiert sind.

Ja-Set-Tabelle

Ein Ja-Set entsteht durch Verbinden einer Folge von drei Gemeinplätzen oder Voraussetzungen, die als »Pacing«-Aussagen fungieren. Wie bei einfachen Gemeinplätzen sollte man auch in diesem Fall möglichst permissive Verben benutzen. Der vierte Gemeinplatz in der Sequenz fungiert als »Elizitations«-Aussage und kann injunktiven Charakter haben. Mögliche Kombinationen werden in der folgenden Kategorienliste aufgeführt.

Anmerkung: Angehenden Praktikern sei empfohlen, sich an die hier aufgeführten Kategorien zu halten. Es kommt dem Ziel zugute, die Aufmerksamkeit darauf zu konzentrieren:

1) ein »Ja-Set« mit oder ohne Bestätigungsfragen
2) ein »Nein-Set« mit oder ohne Bestätigungsfragen
3) ein »Ich-weiß-nicht-Set« mit oder ohne Bestätigungsfragen
4) drei Gemeinplätze über Gedanken zu einem Gemeinplatz über Gedanken
5) drei Gemeinplätze über Gefühle zu einem Gemeinplatz über Gefühle
6) drei Gemeinplätze über Verhaltensweisen zu einem Gemeinplatz über Verhaltensweisen
7) drei Gemeinplätze über die Zukunft zu einem Gemeinplatz über die Zukunft
8) drei Gemeinplätze über die Vergangenheit zu einem Gemeinplatz über die Vergangenheit
9) drei Gemeinplätze über die Gegenwart zu einem Gemeinplatz über die Gegenwart
10) drei Gemeinplätze über Prozessoperationen zu einem Gemeinplatz über Prozessoperationen
11) drei Gemeinplätze über auditorische Wahrnehmungen zu einem Gemeinplatz über auditorische Wahrnehmungen
12) drei Gemeinplätze über visuelle Wahrnehmungen zu einem Gemeinplatz über visuelle Wahrnehmungen

13) drei Gemeinplätze über taktile Wahrnehmungen zu einem Gemeinplatz über taktile Wahrnehmungen
14) drei Gemeinplätze über hypnotische Konstellationen zu einem Gemeinplatz über eine hypnotische Konstellation
15) drei Gemeinplätze über eine symbolische Injunktion zu einem Gemeinplatz über symbolische Injunktionen
16) gerichtetes Ja-Set.

Alle folgenden Beispiele entsprechen dem Muster der drei Gemeinplätze, denen ein elizitierender Gemeinplatz folgt. Während dem erfahrenen Praktiker klar ist, dass er sich nicht streng an die aufgeführten Kategorien zu halten braucht, sondern sich bei der Zusammenstellung effektiver Ja-Sets am Verhalten des Patienten orientieren kann, sind die genannten strukturierten Formen einem angehenden Praktiker nützlich. Außerdem kann es generell von Vorteil sein, eingebettete Befehle zu verwenden; dies gilt insbesondere im Zusammenhang mit dem letzten, gerichteten Ja-Set.

1) Ja-Set

»Sie können die Position Ihrer Füße verändern.
Sie können die Position Ihrer Hand verändern.
Sie können die Position Ihres Kopfes verändern.
Und Sie können ... sich leicht in den angenehmen Zustand der Trance versetzen.«

Ja-Set mit Bestätigungsfragen:

»Sie können auf meine Stimme hören, nicht wahr?
Sie können den Ton meiner Stimme hören, nicht wahr?
Sie können die Bedeutung dessen, was meine Stimme sagt, verstehen, oder?
Und Sie können ... meine Stimme nutzen und sich dadurch noch wohler fühlen, ist es nicht so?«

2) Nein-Set

»Sie können nicht leugnen, dass Sie hören können.
Sie können nicht leugnen, dass Sie zuhören können.
Sie können nicht leugnen, dass Sie verstehen können.
Und Sie können nicht leugnen, dass Sie ... angenehm reagieren können.«

Nein-Set mit Bestätigungsfragen:

»Es ist nicht nötig, dass Sie auf den Ton meiner Stimme achten, oder?

Es ist nicht nötig, dass Sie auf meine Worte achten, nicht wahr?

Es ist nicht nötig, dass Sie den Sinn meiner Worte völlig verstehen, hab ich recht?

Sie brauchen den Sinn meiner Worte nicht zu nutzen, damit Sie in Trance gehen können, nicht wahr?«

3) Ich-weiß-nicht-Set

»Ich weiß nicht, wie viel Behagen Sie sich vorstellen können.

Ich weiß nicht, wie viel Behagen Sie erreichen können.

Ich weiß nicht, wie viel Behagen Sie genießen können.

Und ich weiß nicht, wie ... Sie lebhaft Ihr inneres Behagen entwickeln können.«

Ich-weiß-nicht-Set mit Bestätigungsfragen:

»Ich weiß nicht, wie viel Behagen Sie erreichen können, nicht wahr?

Sie wissen nicht, wie viel Behagen Sie erreichen können, oder?

Ihr Bewusstsein weiß nicht, wie viel Behagen Sie erreichen können, hab ich recht?

Aber Ihr Unbewusstes kann wissen, wie viel Behagen Sie erreichen können, ist es nicht so?«

4) Drei Gemeinplätze über Gedanken zu einem Gemeinplatz über Gedanken

»Sie können sich fragen, was Trance beinhaltet.

Sie können sich fragen, was es bedeutet, eine Trance zu erleben.

Sie können sich fragen, wie eine Trance entsteht.

Und Sie können sich fragen, wie Sie ... die Entwicklung Ihrer Trance fördern können.«

5) Drei Gemeinplätze über Gefühle zu einem Gemeinplatz über Gefühle

»Sie können ein Gefühl der Ruhe erkennen.

Sie können ein Gefühl der Leichtigkeit spüren.

Sie können die Entwicklung von Gleichmut schätzen.

Und Sie können ... das zunehmende Gefühl der Leichtigkeit weiterentwickeln.«

6) Drei Gemeinplätze über Verhaltensweisen zu einem Gemeinplatz über Verhaltensweisen

»Sie können Ihr Buch zur Seite legen.
Sie können Ihre Hände auf den Schoß legen.
Sie können Ihre Hände in eine angenehme Haltung versetzen.
Und Sie können ... Ihre Haltung weiter verändern und so Ihr Gefühl des Wohlbefindens vertiefen.«

7) Drei Gemeinplätze über die Zukunft zu einem Gemeinplatz über die Zukunft

»Sie können sich Behagen vorstellen.
Sie können sich vorstellen, dass Sie Behagen entwickeln.
Sie können sich fragen, wie sich das Behagen entwickeln wird.
Und Sie können ... mit Behagen zurückdenken.«

8) Drei Gemeinplätze über die Vergangenheit zu einem Gemeinplatz über die Vergangenheit

»Sie können sich erinnern, wie Sie Behagen als kleines Kind erlebt haben.
Sie können sich sehr genau an einen Aspekt Ihres Behagens als Kind erinnern.
Sie können sich an das voll ausgeprägte Gefühl des Behagens in Ihrer Zeit als Student erinnern.
Und Sie können ... mit Behagen an die Vergangenheit zurückdenken.«

9) Drei Gemeinplätze über die Gegenwart zu einem Gemeinplatz über die Gegenwart

»Ihre Ohren können im Augenblick hören.
Ihre Augen können jetzt geschlossen bleiben.
Ihre Haut kann sich in diesem Moment warm anfühlen.
Und Sie können ... jetzt ... weiter auf diese Empfindungen achten.«

10) Drei Gemeinplätze über Prozessoperationen zu einem Gemeinplatz über Prozessoperationen

Ich benutze den Begriff »Prozessoperation« zur Bezeichnung größerer Zusammenhänge menschlichen Erlebens.
»Sie können hören.
Sie können verstehen.

Sie können aufmerksam sein.
Und Sie können ... jeder akzeptablen Suggestion von Wohlbefinden folgen.«

11) Drei Gemeinplätze über auditorische Wahrnehmungen zu einem Gemeinplatz über auditorische Wahrnehmungen

»Sie können den Verkehr draußen hören.
Sie können den Ventilator an der Decke hören.
Sie können den Ton meiner Stimme hören.
Und Sie können ... auf Veränderungen der hörbaren Geräusche achten.«

12) Drei Gemeinplätze über visuelle Wahrnehmungen zu einem Gemeinplatz über visuelle Wahrnehmungen

»Sie können das Bild an der Wand sehen.
Sie können die Dekoration auf dem Tisch sehen.
Sie können die Haltung Ihrer Hände sehen.
Und Sie können ... die Veränderungen in einem Augenblick wahrnehmen.«
Wenn die Augen des Klienten geschlossen sind:
»Sie können Formen sehen.
Sie können Farben sehen.
Sie können Muster erkennen.
Und Sie können ... die Veränderung von Mustern wahrnehmen.«

13) Drei Gemeinplätze über taktile Empfindungen zu einem Gemeinplatz über taktile Wahrnehmungen

»Sie können spüren, wie Ihre Hand auf Ihrem Schoß ruht.
Sie können die Beschaffenheit des Stoffs spüren.
Sie können die Temperatur des Stoffs spüren.
Und Sie können ... Veränderungen von Empfindungen wahrnehmen.«

14) Drei Gemeinplätze über hypnotische Konstellationen zu einem Gemeinplatz über eine hypnotische Konstellation

»Sie können auf die Veränderung Ihrer Bewegung achten.
Sie können die Veränderung Ihrer Atemgeschwindigkeit bemerken.

Sie können die Veränderung Ihres Lidschlags registrieren.
Und Sie können ... weiter auf interessante Veränderungen achten.«
In diesem Beispiel wurden Ratifikationsaussagen mit einem Ja-Set verbunden. Es wird angenommen, dass dieses Ja-Set nach den anfänglichen Induktionsprozeduren benutzt wird.

15) Drei Gemeinplätze über symbolische Injunktionen zu einem Gemeinplatz über eine symbolische Injunktion

»Sie können wahrnehmen, dass Ihre Füße auf dem Boden stehen.
Sie können wahrnehmen, dass Ihre linke Schulter weiter von Ihrer rechten Schulter entfernt ist.
Sie können wahrnehmen, dass Ihr Kopf Ihnen größer, aber nicht zu groß erscheint.«
Man beachte, dass bei der Technik der symbolischen Injunktion jedes Idiom einen Aspekt der Ich-Stärkung beinhaltet. Viele Kulturen sehen »Geerdetsein« – eine gute Körperhaltung, breite Schultern und einen etwas größeren Kopf – als positiv und wünschenswert an, weil es auf besondere Intelligenz und starkes Mitgefühl deutet.

16) Gerichtetes Ja-Set

Es gibt noch weitere Möglichkeiten der Nutzung von Ja-Sets. Schauen Sie sich das folgende Ja-Set ganz genau an:

»Sie können die Mauer vor Ihnen betrachten.
Sie können die Möbel im Raum sehen.
Sie können auf das Buch, das Sie lesen, fokussieren.
Und Sie können die Veränderungen von Augenblick zu Augenblick erkennen.«

In welche Richtung strebt dieses Ja-Set? Entfernt, näher, näher, näher. Dies ist die Struktur eines gerichteten Ja-Sets. Es kann eine verdoppelte Wirkung erzielen. Die Aufmerksamkeit wird visuell gelenkt und gleichzeitig von außen nach innen fokussiert.

Es folgt ein ähnliches Beispiel für ein gerichtetes Ja-Set, diesmal von unten nach oben gerichtet:

»Sie können Ihre Füße auf dem Boden spüren.
Sie können darauf achten, wie Ihre Hände auf Ihren Beinen ruhen.

Sie können spüren, wie Ihre Arme an den Seiten Ihres Körpers anliegen.

Und Sie können die Ausgeruhtheit Ihres angenehm ausbalancierten Kopfes wahrnehmen.«

Ein gerichtetes Ja-Set kann auch die Erinnerung von der Vergangenheit auf die Gegenwart lenken:

»Sie können sich erinnern, wie Sie sich als Kind entspannt haben.

Sie können sich erinnern, wie Sie sich in der Grundschule entspannt haben.

Sie können sich an Ihre Entspannung in der Highschool erinnern.

Und Sie können sich weiter intensiv an Entspannung und Behagen erinnern.«

Gerichtete Ja-Sets, welche die Aufmerksamkeit sowohl ausrichten als auch lenken, sind eine Technik für Fortgeschrittene. Sie fördern aufgrund ihrer komplexeren, mehrere Ebenen gleichzeitig ansprechenden Struktur die implizite Responsivität.

Weiterentwickelte Ja-Sets:

Man kann auch auf drei Vorannahmen eine weitere folgen lassen:

»Ihr Bewusstsein kann problemlos zunehmendes Behagen wahrnehmen.

Ihr Unbewusstes kann zunehmendes Behagen schnell erkennen.

Ihr Bewusstsein kann das allgemeine Gefühl des Behagens sehr genießen.

Und Ihr Unbewusstes kann ... dieses Gefühl des Behagens jetzt auf Ihre ganz persönliche Weise erleben.«

Ja-Sets brauchen sich nicht auf einzelne Aussagen zu beschränken, sondern sie können auch durch komplexe Erzählformen wie Geschichten und Anekdoten generiert werden. Ein Therapeut könnte drei dem Pacing dienenden Geschichten eine der Elizitation dienende folgen lassen, wobei alle ein implizites Ja beinhalten.

Das Ja-Set leistet besonders gute Dienste, wenn der Therapeut sich bezüglich seines Rapports mit dem Patienten unsicher ist. Ein effektives Ja-Set kann eine positive Verbindung zum Patienten wiederaufleben lassen, seinem Erleben mittels Pacing folgen und den Rapport wiederherstellen. Das Ja-Set erzeugt einen Suggestionsprozess: Pacing, Pacing, Pacing ... Führen *(Leading)*. Die Methode ist strategischer Art: Der Therapeut muss sich das Ziel, den »Landungspunkt«, vorstellen und die zum Ziel führenden Zwischenschritte definieren.

Es folgt ein Beispiel für eine Induktion, die bewusst auf die Nutzung von Ja-Sets beschränkt wurde.

Ja-Set-Demonstration

Die folgende Miniinduktion wurde am ersten Tag eines Grundlagenworkshops über Hypnose in Singapur durchgeführt. Sie sollte den Teilnehmern die Komponenten einer Induktion nahebringen; sie war für Chow, eine Teilnehmerin des Workshops, nicht als vollständige Hypnose gedacht. Ein zweiter Sinn und Zweck der Demonstration war, einen Dialog zu initiieren, in dessen Verlauf Chows Antworten für die weitere Arbeit genutzt werden konnten.

JEFF: Also, Chow, Sie können es sich bequem machen. Atmen Sie einfach leicht ... Sehr gut, und dann können Sie Ihre Augen schließen ... ausgezeichnet ...

Und Sie können darauf achten, wie Sie Ihre Haltung so verändern, dass Sie ... einige angenehme Empfindungen spüren, indem Sie in Trance gehen ... Und Sie können, Chow, spüren, wie Ihre Füße auf dem Boden stehen ... Und Sie können erkennen, Chow, wie Ihre Hände leicht und bequem auf Ihren Beinen ruhen ... und wie sich Ihre Arme anfühlen, während sie bequem und leicht an den Seiten Ihres Körpers ruhen ... Und Sie können darauf achten, wie Ihre Halsmuskeln ohne jede Anstrengung Ihren Kopf in der Balance halten, sodass Sie sich auf dem Weg in eine noch angenehmere Entwicklung Ihrer Trance befinden ... Und, Chow, Ihre Ohren können das Geräusch des Ventilators hören ... Und Sie können mühelos meine Stimme hören ... Und Sie können meinen Atem hören ... Und Sie können einige Veränderungen dessen, was Sie hören, erkennen, während Ihr Körper sich an den Ruhezustand anpasst ... Und, Chow, Sie können sich an ein besonderes Gefühl der Entspannung aus Ihrer Kindheit erinnern ... Und Sie können sich an besonders entspannte Augenblicke erinnern, die Sie als junges Mädchen erlebt haben ... Und Sie können sich an Situationen aus der Schulzeit erinnern, in denen Sie sich so entspannt und so angenehm gefühlt haben ... Und Sie können sich auch weiter an diese sehr angenehmen Erlebnisse erinnern ... Und, Chow, auch wenn es Ihnen ein wenig schwierig oder ungewöhnlich erscheinen mag: Sie können mir beschreiben, was Sie in diesem Augenblick erleben. Was interessiert Sie im Moment? Und es kann ein wenig schwierig sein, Ihre Gedanken in Worte zu übersetzen, aber Sie können es schaffen. Was ist für Sie im Moment am interessantesten?

CHOW (spricht leise und zögernd): Der Geist, da bin ich mir sicher ... und ein Baum.

JEFF: Und Ihre Stimme, da bin ich mir sicher, könnte ein wenig verändert wirken ... Und die Übersetzung von Gedanken in Worte könnte ebenfalls ein wenig anders sein ... Und die Art, wie es für Sie ungewöhnlicher als normalerweise sein mag, Gedanken in Worte zu übersetzen, kann sehr reizvoll sein ... Und Sie können fortfahren, die verschiedensten anderen reizvollen Empfindungen zu erleben. Und, Chow, was interessiert Sie im Moment besonders?

CHOW: Gehen in Richtung ...

JEFF: Und Sie können sich auf einer Reise sehen ... Und Sie können sich vorstellen, wie Sie gehen ... Und Sie können erleben, wie Sie sich von diesem Ort zu jenem bewegen ... Und Sie können das Erlebnis der Bewegung und des Reisens sehr genießen ... Und Sie brauchen sich nicht alles, was ich sage, anzuhören, nicht wahr? ... Und Sie brauchen sich nicht auf all die Dinge, die ich sage, zu konzentrieren, ja? ... Und Sie brauchen nicht auf all die Dinge, die ich sage, zu achten, hab ich recht? ... Und Sie brauchen auch nicht mehr von diesem besonderen persönlichen Gefühl – mehr Behagen zu entwickeln – erleben, nicht wahr? Und was erleben Sie jetzt?

CHOW: Die Brise ...

JEFF: Sie gehen ... atmen ... die Brise ... und können die kühle Brise erleben ... Und Sie können dieses Gefühl genießen und darauf achten, wie sich dieses Gefühl verändert ... Und Sie können sich dieser Empfindung auf so viele faszinierende Arten wirklich bewusst werden. Sie können lächeln ... Und Sie können sich bewegen ... Und Sie können leicht atmen ... Und Sie können weiter die Entstehung von Empfindungen, die Sie in Trance versetzen, genießen. Und was interessiert Sie jetzt besonders?

CHOW: Mir ist kalt.

JEFF: Und Sie können etwas von der Kühle erleben ... Und Sie können erleben, wie eigenartig kühl es sein kann ... Und Sie können wahrnehmen, wie Sie sich als eingetaucht in diese Kühle erleben ... Und Sie können sich daran erfreuen, wie Sie diese Kühle nutzen und sich als tief und angenehm in das Geschehen eingetaucht fühlen ...

Und dann werde ich Sie bald bitten, sich wieder zurückzuversetzen und zu erkennen, dass Sie sich völlig und gänzlich reorientieren können; dass Sie sich jetzt hierhin zurückversetzen können, indem

Sie einfach ein- oder zweimal leicht atmen und dann völlig wach, hellwach hierher zurückkommen.

Nach der Induktion fand ein Gespräch über Chows Reaktion auf das Erlebte statt, die ziemlich positiv war.

Bei der Arbeit mit Chow fing ich während der Induktion nach einer Weile an, mit ihr zu reden. Ich stellte ihr die offene Frage »Was erleben Sie im Moment?« Es ist wichtig, die Trance interaktiv zu gestalten. Es geht darum, ein hypnotisches Gespräch zu führen, nicht nur etwas zu einem passiven Partner zu sagen. Menschen in Trance können problemlos reden.

Bei dieser Induktion habe ich mich ganz bewusst auf eine einzige Kommunikationsform beschränkt, nämlich auf Gemeinplätze, die zu Ja-Sets miteinander verbunden waren. Es ging hier um eine Demonstration im Rahmen eines Workshops, nicht um etwas, das man so in der klinischen Praxis tun sollte.

Vielleicht ist Ihnen aufgefallen, dass die Äußerungen durch Konjunktionen miteinander verbunden waren, als ob die gesamte Induktion ein einziger Satz wäre. Ein Grund für eine solche Verbindung ist, einen Flow zu erzeugen. Diese Art von Verbindung wird später in diesem Kapitel ausführlicher erläutert werden.

Durch das Erleben der Induktion wurde Chow in eine Trance geführt. Manchmal erzeugt sogar das Lesen eines solchen Textes ein leichtes Gefühl der Destabilisierung. Kennt man die Struktur jedoch auf der kognitiven Ebene, lässt ihr Einfluss auf Ihren »Zustand« möglicherweise nach. Die Magie des Elizitierens vieler unterschiedlicher »Zustände« basiert auf der Kunst der Implikation. Sobald jemand die Struktur eines Zaubertricks erkannt hat, ist der Betreffende gegen seine Wirkung immun. Methoden der Beeinflussung von »Zuständen« wirken am besten, wenn man sie dem Empfänger implizit präsentiert. Sobald solche Methoden offenkundig werden, sind sie nur noch Information und können ihre praktische Wirkung nicht mehr entfalten. Jemand, der daran arbeitet, viele »Zustände« zu beeinflussen, kann die Struktur eines Zaubertricks kennen und den Effekt bewusst anwenden.

Die Ja-Sets, aus denen sich die Induktion für Chow zusammensetzt, werden im Folgenden noch einmal deutlich separat präsentiert, damit der Leser die Struktur leichter erkennen kann:

JEFF: Und Sie können, Chow, spüren, wie Ihre Füße auf dem Boden stehen ...

Und Sie können erkennen, Chow, wie Ihre Hände leicht und bequem auf Ihren Beinen ruhen ...

Und wie sich Ihre Arme anfühlen, während sie bequem und leicht an den Seiten Ihres Körpers ruhen ...

Und Sie können darauf achten, wie Ihre Halsmuskeln ohne jede Anstrengung Ihren Kopf in der Balance halten, sodass Sie sich auf dem Weg in eine noch angenehmere Entwicklung Ihrer Trance befinden ...

Und, Chow, Ihre Ohren können das Geräusch des Ventilators hören ...

Und Sie können mühelos meine Stimme hören ...

Und Sie können meinen Atem hören ...

Und Sie können einige Veränderungen dessen, was Sie hören, erkennen, während Ihr Körper sich an den Ruhezustand anpasst ...

Und, Chow, Sie können sich an ein besonderes Gefühl der Entspannung aus Ihrer Kindheit erinnern ...

Und Sie können sich an besonders entspannte Augenblicke erinnern, die Sie als junges Mädchen erlebt haben ...

Und Sie können sich an Situationen aus der Schulzeit erinnern, in denen Sie sich so entspannt und so angenehm gefühlt haben ...

Und Sie können sich auch weiter an diese sehr angenehmen Erlebnisse erinnern ...

Und, Chow, auch wenn es Ihnen ein wenig schwierig oder ungewöhnlich erscheinen mag: Sie können mir beschreiben, was Sie in diesem Augenblick erleben. Was interessiert Sie im Moment? Und es kann ein wenig schwierig sein, Ihre Gedanken in Worte zu übersetzen, aber Sie können es schaffen. Was ist für Sie im Moment am interessantesten?

CHOW (spricht leise und zögernd): Der Geist, da bin ich mir sicher ... und ein Baum.

JEFF: Und Ihre Stimme, da bin ich mir sicher, könnte ein wenig verändert wirken ... Und die Übersetzung von Gedanken in Worte könnte ebenfalls ein wenig anders sein ... Und die Art, wie es für Sie ungewöhnlicher als normalerweise sein mag, Gedanken in Worte zu übersetzen, kann sehr reizvoll sein ... Und Sie können fortfahren, die verschiedensten anderen reizvollen Empfindungen zu erleben.

Und, Chow, was interessiert Sie im Moment besonders?

CHOW: Gehen in Richtung ...

JEFF: Und Sie können sich auf einer Reise sehen ...

Und Sie können sich vorstellen, wie Sie gehen ...

Und Sie können erleben, wie Sie sich von diesem Ort zu jenem bewegen ...

Und Sie können das Erlebnis der Bewegung und des Reisens sehr genießen ...

Und Sie brauchen sich nicht alles, was ich sage, anzuhören, nicht wahr? ... Und Sie brauchen sich nicht auf all die Dinge, die ich sage, zu konzentrieren, oder? ... Und Sie brauchen nicht auf all die Dinge, die ich sage, zu achten, hab ich recht? ...

Und Sie brauchen auch nicht mehr von diesem besonderen persönlichen Gefühl – mehr Behagen zu entwickeln – zu erleben, ja?

Und was erleben Sie jetzt?

CHOW: Die Brise ...

JEFF: Sie gehen ... atmen ... die Brise ...

Und Sie können die kühle Brise erleben ...

Und können dieses Gefühl genießen ...

Und darauf achten, wie sich dieses Gefühl verändert ...

Und Sie können sich dieser Empfindung auf so viele faszinierende Arten wirklich bewusst werden.

Sie können lächeln ...

Und Sie können sich bewegen ...

Und Sie können leicht atmen ...

Und Sie können weiter die Entstehung von Empfindungen, die Sie in Trance versetzen, genießen.

Und was interessiert Sie jetzt besonders?

CHOW: Mir ist kalt.

JEFF: Und Sie können etwas von der Kühle erleben ...

Und Sie können erleben, wie eigenartig kühl es sein kann ...

Und Sie können wahrnehmen, wie Sie sich als eingetaucht in diese Kühle erleben ...

Und Sie können sich daran erfreuen, wie Sie diese Kühle nutzen und sich als tief und angenehm in das Geschehen eingetaucht fühlen ...

6) Implizite Kausative

Implizite Kausative oder implizite Direktiven basieren auf dem Prozess der Suggestion, wobei in der Regel Gemeinplätze oder Vorannahmen zu einer sequenzierten evokativen Kommunikation verbunden werden. Dies geschieht im Sinne der folgenden Struktur: Wenn X, dann Y, wobei X ein Verhalten und Y ein »Zustand« oder X ein »Zustand« und Y ein Verhalten ist. Ein Beispiel: »Wenn Sie tief atmen, können Sie ... ein starkes Gefühl von Behagen spüren.« Oder: »Wenn Sie tief atmen, können Sie sich wohler fühlen.« Und noch ein Beispiel: »Seit Sie hier sitzen, können Sie das Behagen einer Trance erleben.« Oder: »Mit jeder Bewegung, die Sie ausführen, können Sie mehr Behagen erleben.«

Das Verhalten und der »Zustand« werden in einer scheinbaren Kausalbeziehung miteinander verbunden. Das implizite Kausativ kann als kontingente Suggestion verstanden werden. Bei »Wenn Sie tief atmen, können Sie in eine Trance eintreten« verläuft die Bewegung von einem Verhalten zu einem »Zustand«, und bei »Wenn Sie in Trance sind, können Sie tief atmen« verläuft sie von einem »Zustand« zu einem Verhalten. Das implizite Kausativ übermittelt eine Wirkkraft, weil das Verhalten des Patienten die Realität des mentalen Zustandes bestätigt. Ein Beispiel: »Wenn Sie sich wohlfühlen, können Sie mit dem Kopf nicken.« Das implizite Kausativ kann die Reaktionsbereitschaft des Patienten fördern.

Erickson und Rossi identifizierten eine ähnliche Form, die des Nebeneinanderstellens von Gegensätzen (»apposition of opposites«), wobei einander entgegengesetzte Systeme assoziiert werden: Leichtigkeit und Schwere, Wärme und Kühle oder Entspannung und Anspannung. »Während sich Ihre Hand leicht anfühlt und sich hebt, fühlen sich Ihre Augenlider schwer an und schließen sich« (Rossi 2015, Bd. 2, S. 128).

Erwähnenswert ist auch eine komplexe Form, welche die Alternativenillusion nutzt: »Wenn Sie die Augen schließen oder tief atmen, können Sie sich wohler fühlen.«

7) Dissoziationsfördernde Aussagen

Dissoziationsfördernde Aussagen sind komplizierter als einfache hypnotische Sprachformen. Doch die Prinzipien, die ihnen zugrunde liegen, sind in erstaunlich vielen Bereichen anwendbar. Deshalb ist die nun folgende Erläuterung etwas umfangreicher.

Dissoziation ist die Grundlage für die Automatisierung des Alltagslebens. Die Zahl der Aufgaben, die wir bewusst ausführen können, ist sehr begrenzt. Die meisten müssen wir automatisch ausführen können. Die Induktion fördert autonome Reaktionen, indem sie einem bestimmten Teil des Bewusstseins eine Aufgabe zuteilt, was zur Folge hat, dass eine zweite Aufgabe in einem Zustand der Dissoziation ausgeführt werden muss (Rossi 2015, Bd. 2, S. 129). Dissoziation oder willensunabhängiges Verhalten ist eines der zentralen Ziele hypnotischer Arbeit, das nur mithilfe ungewöhnlicher Sprachformen erreicht werden kann, unter denen eine die dissoziationsfördernden Aussagen sind. Dazu folgendes Beispiel:

> »Ihr Bewusstsein kann Ihre Füße auf dem Boden spüren, aber Ihr Unbewusstes kann … dahintreibende Empfindungen genießen, weil es schön ist, viele verschiedene Facetten des sich entwickelnden Gewahrseins zu erleben.«

Die Struktur einer einfachen dissoziationsfördernden Aussage könnte man wie folgt darstellen:

Ihr ___________ (1) _________ kann __________ (2) __________ aber (und/oder/wohingegen) Ihr __________ (3) __________ kann _________ (4) __________ weil ____________ (5) _______________.

Es folgt der Generalschlüssel für die Konzepte, die in die Lücken gefüllt werden können.

Die eingefügten Aussagen sind:

1) der bewusste Zustand
2) eine spezifische »Pacing«-Aussage
3) der hypnotische Bewusstseinszustand, das Gegenstück zum in Lücke (1) eingesetzten Konzept
4) eine allgemeine »Elizitations«-Aussage: beispielsweise eine spekulative Äußerung, die zur Realisierung hypnotischer Phänomene ermutigt

5) eine Motivation, möglichst eine, die der Patient tatsächlich hat.

Nützlich ist es auch, eine Positivaussage einzuflechten. Noch besser ist es, einen Grund für die Ausführung des Suggerierten einzubeziehen, der den betreffenden Patienten tatsächlich motivieren könnte. So wie das Ja-Set durch Verbindung einfacherer sprachlicher Formen, entsteht die dissoziationsfördernde Aussage durch Verbindung von drei Gemeinplätzen, wobei allerdings ein anderes Muster zur Anwendung kommt. Der erste Gemeinplatz, »Ihr Bewusstsein kann Ihre Füße auf dem Boden spüren«, dient dem Pacing. Der zweite Gemeinplatz, »aber Ihr Unbewusstes kann … dahintreibende Empfindungen genießen«, ist ein injunktiver Gemeinplatz. Die Pacing-Aussage ist oft eher spezifisch, wohingegen die Elizitationsaussage eher allgemein und mehrdeutig ist, was es dem Patienten ermöglicht, im Sinne formulierter Direktiven aktiv zu werden. Der dritte Gemeinplatz dient der Motivation. Natürlich können bei der Zusammenstellung von dissoziationsfördernden Aussagen anstelle von Gemeinplätzen auch Vorannahmen benutzt werden.

Dissoziationsfördernde Aussagen sind nicht auf die Benutzung der polaren Konzepte »Bewusstsein« und »Unbewusstes« beschränkt. Sie können auch auf der Grundlage polarer Gegensätze wie Kopf/ Körper, Geist/Körper oder rechte/linke Seite formuliert werden. Ein Beispiel: »Ihre Ohren können meine Worte hören, und der Rest Ihres Körpers kann … es genießen, Behagen zu entwickeln, weil es angenehm ist, viele wertvolle Gefühle zu erleben.«

Die grundlegenden dissoziationsfördernden Aussagen können uneingeschränkt variiert werden. Therapeuten steht es frei, viele Möglichkeiten zu erforschen. Durch das Pausieren nach dem permissiven Verb »kann« im mittleren Gemeinplatz entsteht ein eingebetteter Befehl. Um dessen Wirkung zu verstärken, kann der Therapeut vor der Elizitationsaussage auch den Namen des Patienten einfügen. Weiterhin kann das Austauschen der Konjunktionen »und«/»aber«/»während« die Wirkung verändern.

Aufgrund der Formbarkeit der dissoziationsfördernden Aussagen kann der Therapeut sogar allen unerwünschten Reaktionen und Anzeichen von Widerstand, die er beim Patienten erkennt, entgegentreten. Beispielsweise kann er in die zweite Lücke ein konkretes Beispiel für Widerstand einbauen, etwa: »Ihr Bewusstsein kann *lächeln*, doch Ihr

Unbewusstes kann ... das Entwickeln von Behagen genießen, weil es wertvoll ist, Dinge sowohl bewusst als auch unbewusst zu erleben.« Durch die Platzierung des »Widerstandsverhaltens« im genannten Abschnitt der dissoziationsfördernden Aussage wird der Widerstand implizit auf das Bewusstsein begrenzt.

Eine andere Möglichkeit ist, im Laufe der Induktion in Lücke 2 Aspekte der hypnotischen Konstellation einzufügen. Dadurch wird der erste Teil der dissoziationsfördernden Aussage in eine Ratifikationsaussage verwandelt, nämlich: »Ihr Bewusstsein kann *die Veränderung Ihrer Atemgeschwindigkeit erkennen.*« Usw.

Das Einbinden einer positiven Emotion oder Motivation im dritten Schritt macht die Suggestion »genießbarer«. Vertrautheit mit den Werten des Patienten ermöglicht es dem Therapeuten, die Motivation gezielt zu beeinflussen und dadurch ihre Wirkkraft zu vergrößern.

Außerdem kann man eine koordinierte dissoziationsfördernde Aussage kreieren, bei der in allen drei Teilen der Konstruktion ein einziges Konzept wiederholt wird oder anklingt. Die Entwicklung einer koordinierten dissoziationsfördernden Aussage kann außerdem zusätzlich eine poetische Wirkung haben. Ein Beispiel: »Ihr Geist kann gegenwärtig auf die Entwicklung von Behagen fokussieren, während Ihr Körper Behagen erlebt, das sich gegenwärtig entwickelt, weil es schön ist zu erleben, wie sich das Behagen gegenwärtig auf eine Weise entwickelt, die für Sie auf angenehme Weise richtig ist.«

8) Dissoziationsfördernde Doppelaussagen

Dissoziationsfördernde Doppelaussagen sind mehrere Ebenen umfassende Elaborationen, denen ein destabilisierendes Element hinzugefügt worden ist. Ein Beispiel für diese Struktur ist: »Ihr Bewusstsein kann Ihre Füße auf dem Boden spüren, und Ihr Unbewusstes kann meine Stimme hören, *oder* Ihr Unbewusstes kann Ihre Füße auf dem Boden spüren, und Ihr Bewusstsein kann meine Stimme hören.«

Die allgemeine Form der Doppeldissoziationsaussage ist:
Ihre Bewusstsein kann ____ A ____, und
Ihr Unbewusstes kann ____ B ____, *oder*
Ihre Unbewusstes kann ___ A ___, und
Ihr Bewusstsein kann ___ B ___.

Die Konzepte »Signal« und »Geräusch« können Therapeuten helfen, die Technik der dissoziationsfördernden Doppelaussage zu verstehen.

Das Signal hebt sich vom Hintergrund des Geräuschs ab. Die Konzepte, die in der obigen dissoziationsfördernden Doppelaussage hervorstechen, sind: »Ihre Füße auf dem Boden spüren« und »meine Stimme hören«. Der Rest der Doppelaussage wird zum Geräusch, das es dem Signal oder den Zielsuggestionen ermöglicht, sich abzuheben. Und weil eine dissoziationsfördernde Doppelaussage recht ungewöhnlich wirkt, ruft sie aufgrund ihres Wesens eine Destabilisierung hervor.

Schon eine einfache dissoziationsfördernde Aussage kann den Effekt hervorrufen. Doch oft ist dazu die synergistische Überlagerung mehrerer dissoziationsfördernder Aussagen mit ihren gegensätzlichen Konzepten erforderlich.

Das Wesen dissoziationsfördernder Aussagen

Anhand der Struktur dissoziationsfördernder Aussagen kann man viel lernen. Ein weiterer lehrreicher Aspekt dieses Phänomens betrifft den Interventionsprozess. Eine dissoziationsfördernde Aussage ist eine strategische evokative Kommunikation.

Die Dreigliedrigkeit von dissoziationsfördernden Aussagen

Eine einfache dissoziationsfördernde Aussage ist dreiteilig. In Form von Triplikaten zu kommunizieren lernte ich durch mein Studium bei Erickson. Dies veränderte meine Art, während einer Tranceinduktion Ideen zu präsentieren, völlig. Außerdem wirkte es sich auf meine Bemühungen aus, in einer Therapie ... und im Leben ... eine emotionale Wirkung zu erzielen. So wichtig ist es, diese Technik zu beherrschen.

In meiner ersten Therapeutenausbildung stand die Entwicklung der Fähigkeit zu empathischem Zuhören im Mittelpunkt. Ich war ein überzeugter Anhänger von Carl Rogers. Ich erlernte einen Stil therapeutischer Kommunikation, den man als »Stakkato« charakterisieren könnte. Ich reagierte auf die Äußerungen von Patienten mit einfachen Aussagen. Berichtete jemand mir über einen Erfolg, antwortete ich etwas wie: »Mir scheint, dass Sie darüber sehr glücklich sind.«

Als ich Erickson kennenlernte, merkte ich bald, dass er nie in einfachen Sätzen sprach; vielmehr war seine Kommunikation ein Prozess, und zwar ein dreigliedriger Prozess. Erickson äußerte sich häufig recht dramatisch in drei Schritten. Sein Muster war: Eintreten, Anbieten, Hinausgehen. Man könnte den Prozess auch wie folgt beschreiben: Initiieren *(set up)*, Intervenieren *(intervene)*, Abschließen *(follow through)*. Und schließlich könnte man ihn benennen: Pacing, Patterning, Motivieren.

Der Prozess kann auch eine komplexere Form annehmen und sich dann wie folgt präsentieren: Initiieren, Initiieren, Initiieren, Intervenieren, Fertigstellen, Fertigstellen. Ein Beispiel: »Sie sitzen hier. Sie sind aufmerksam. Sie sind interessiert bei der Sache. Und Sie können anfangen, die Bedeutung dramatischen Kommunizierens zu erkennen. Das wird Ihre Botschaft beleben. Und es wird die emotionale Wirkung verstärken.«

Die Wirkung wird durch die Schaffung eines sequenziellen strategischen Dramas mithilfe sequenzieller evokativer Kommunikation verstärkt. Die Möglichkeit, im Rahmen eines dreigliedrigen Dramas zu kommunizieren, ist nicht auf Hypnose und dissoziationsfördernde Aussagen beschränkt; man kann dies auch in alltäglichen Situationen praktizieren.

Stellen wir uns beispielsweise vor, ein Arzt bietet einem Patienten ein Rezept an. Es könnte wichtig sein, dass der Arzt den Patienten zur Einnahmetreue bewegt, beispielsweise wenn es sich um ein Medikament gegen Bluthochdruck oder Diabetes handelt, Krankheiten, die in den Anfangsstadien relativ symptomfrei verlaufen. Liegen keine offensichtlichen Symptome vor, halten sich Patienten oft nur sehr unzuverlässig an die Empfehlungen ihres Arztes.

Einem Patienten in solch einem Fall nur ein Rezept auszuhändigen reicht dann oft nicht. Seine Bereitschaft zur Einwilligung in die Behandlung (Compliance) kann mithilfe des dreigliedrigen Prozesses verstärkt werden. Beispielsweise könnte der Arzt sagen: »Ich weiß, dass Sie gerne musizieren. Ich weiß, dass Sie regelmäßig auf Ihrem Instrument üben. Und ich weiß, dass Sie ein gewissenhafter Mensch sind. Ich weiß auch, dass Sie sehr pflichtbewusst sind. Hier ist Ihr Rezept. Nehmen Sie das Medikament gewissenhaft ein. Es wird Ihnen gute Dienste leisten. Die Wirkung wird sofort eintreten. Ich weiß, dass Sie gern gesund sein möchten.« Der dreigliedrige Prozess kostet zwar ein wenig Zeit, aber er kann eine signifikante Wirkung haben.

Damit sich Studenten den dreigliedrigen Prozess besser merken können, nenne ich ihn die »Sandwich«-Methode. Statt Patienten nur das »Fleisch« vorzusetzen, sollten Sie ihnen das ganze Sandwich geben. Die Einleitungs- und Abschlussäußerungen entsprechen dem Brot, die Konjunktionen dem Würzmittel und die zentrale Elizitationsaussage dem Fleisch. Die darauffolgende Aussage vermag die Motivation anzusprechen.

Denken Sie daran, dass die dissoziationsfördernde Aussage mit einem Motivator endet. Klassisch für Ericksons Technik war, dass er einer Zielsuggestion eine Motivationsaussage folgen ließ, einen Grund dafür, dass der Patient die Suggestion befolgen sollte. Beispielsweise sagte er im Zusammenhang mit einer Armlevitation häufig: »Ihre Hand kann sich bis zu Ihrem Gesicht erheben, denn wenn sie Ihr Gesicht berührt, können Sie tief atmen und sich wirklich wohlfühlen.« Die in einer dissoziationsfördernden Aussage enthaltene Motivation sowie jede andere Suggestion kann mit dem Wort »weil« verbunden oder das Wort »weil« kann dabei impliziert werden. Ein Beispiel: »Sie können tief atmen. Das ist wirklich köstlich!« Oder: »Ihr Körper kann auf dem Stuhl ausruhen, und Ihr Geist kann umherschweifen. Es gibt so viele interessante Dinge zu erleben.«

Es gibt Untersuchungen, aus denen hervorgeht, dass es die Compliance eines Patienten fördert, wenn einer zentralen Suggestion Arbeit an der Motivation folgt. Eine in diesem Zusammenhang interessante sozialpsychologische Studie basierte auf Täuschung (berichtet in Cialdini 2009, dt. 2013, dt. S. 24 f.)

> In der Studie spielt ein Fotokopiergerät in einer Bibliothek eine besondere Rolle. Der Experimentator bat einen Studenten um seine Mitwirkung. Der sollte warten, bis eine bestimmte Zahl von Kommilitonen in der Schlange stünden, um das Kopiergerät zu benutzen. Dann sollte der Proband zum ersten in der Schlange Wartenden gehen und ihn fragen: »Würden Sie mir wohl gestatten, ein paar Fotokopien zu machen?« Die Anzahl der Situationen, in denen in der Schlange wartende Studenten zuließen, dass ihr Kommilitone sich vordrängte, fungierte als Grundlinie. In einer zweiten Experimentalsituation wartete der Student, bis eine vorher festgelegte Zahl von Kommilitonen in der Schlange stand, und anders als in der Basisstudie sollte er diesmal sagen: »Würden Sie mich wohl vorlassen, weil mein Lehrer dringend Kopien braucht?« Die Bereitschaft der Wartenden, jemanden vorzulassen, war deutlich höher, als der Betreffende ihnen einen Grund (eine Motivation) für die gewünschte Ausnahme nannte. Nach diesem Test wurde noch eine weitere Experimentalbedingung festgelegt. Wieder wartete der Student, bis eine bestimmte Zahl von Mitstudenten in der Schlange stand, und dann sagte er: »Würden Sie mich wohl vorlassen, weil ich dringend Kopien brauche?« Merkwürdigerweise war die Bereitschaft der Angesprochenen, den Studenten vorzulassen,

in diesem Fall fast genauso hoch wie beim zweiten Experiment. Die Forscher vermuteten, das Wort »weil« sei entscheidend gewesen. Die Nennung eines Grundes für die Ausnahme erhöhte die Bereitschaft, den Bittsteller vorzulassen.

Schauen wir uns nun folgende dissoziationsfördernde hypnotische Aussage an: »Ihr Bewusstsein kann die Kühle wahrnehmen, während Ihr Unbewusstes ... wirklich Behagen erleben kann, denn es ist schön, dass man Dinge sowohl bewusst als auch unbewusst lernen kann.« Denken Sie daran, dass die Zielaussage »wirklich Behagen erleben« aus strategischen Gründen allgemein gehalten ist. Es ist wichtig, dass der Patient selbst aktiv wird, um aus der uneindeutigen Direktive einen persönlichen Sinn abzuleiten.

Manche Patienten lehnen es ab, eine Dissoziation zu erleben, und das völlig zu Recht. Beispielsweise kann es sein, dass Patienten mit einer Borderline-Persönlichkeitsstörung konkretere und strukturiertere Suggestionen vorziehen. Und traumatisierte Patienten, die ihr traumatisches Erlebnis dissoziiert haben, empfinden eine Dissoziation manchmal ebenfalls als beängstigend.

Einige Störungen von klinischer Stärke profitieren davon, wenn man eine schon bestehende Dissoziation verstärkt. Beispielsweise kann es für einen Patienten, der unter Schmerzen leidet, nützlich sein, den Schmerz zu dissoziieren. Generell gilt es also, die Induktionsstrategie auf den jeweiligen Patienten abzustimmen.

Demonstration mit Dissoziationsaussagen

Vielleicht erleichtert es das Akronym SIFT (*to sift* = »aussieben«; vgl. auch den Beginn von Kap. 11), sich den Prozess einzuprägen. Die drei Schritte sind *set up, intervene* und *follow through* – oder, alternativ: Pacing, Anbieten, Motivieren. Außerdem kann man sich eine Methode zunutze machen, mit der wir alle schon unzählige Male in Filmen in Berührung gekommen sind. Auf ein Bild von einem Flugzeug, das den Rahmen der Situation klären soll, folgt ein Blick in die Kabine. Danach geleiten Musik oder Stimmen den Zuschauer in die nächste Szene. Man könnte dies »klarer Einstieg, Präsentation, klarer Ausstieg« nennen. Dass es sich um einen dreigliedrigen Prozess handelt, ist für den Zuschauer zwar nicht erkennbar, aber weil es implizit trotzdem so ist, erzeugt es eine Wirkung.

Es folgt nun ein Beispiel für eine Induktion, die am ersten Tag eines Diagnosetraining-Workshops ausgeführt wurde. Sie wurde als

»Miniinduktion« angekündigt, die nur zu Demonstrationszwecken dienen sollte. Auch ein Gespräch mit den Kursteilnehmern über die Induktion wird wiedergegeben.

JEFF: Radhi, um in Trance zu gehen, können Sie es sich einfach bequem machen. Ganz genau, so ist es richtig. Sie können Ihre Hände auf den Schoß legen und dort ruhen lassen. Das ist ausgezeichnet ... Und dann können Sie tief atmen ... und noch einen leichten Atemzug folgen lassen ... Schließen Sie einfach die Augen ... und Sie können sich vergegenwärtigen, dass Sie ein Bewusstsein haben und ein Unbewusstes haben ... und Ihr Bewusstsein kann meine Worte hören, während Ihr Unbewusstes zur Ruhe kommen kann ... denn es ist so interessant und angenehm ... wenn Sie sich einfach einen Moment Zeit nehmen und wirklich zur Ruhe kommen ... Und Ihr Bewusstsein kann auf die Empfindung in Ihren Händen achten, während sie auf Ihrem Schoß ruhen, und Ihr Unbewusstes kann gleichzeitig innen ... die Ruhe erforschen. Dies können Sie nur für sich selbst tun ... Und, Radhi, Ihre Ohren können hören ... auf meine Worte hören, aber Ihr Körper ... Ihr Körper kann die Veränderungen erforschen, sodass Sie mehr über das Erlebte herausfinden können, sodass Sie mehr über das Erlebte lernen können, wie Sie die Entwicklung einer Trance erleben ... Und die linke Seite Ihres Gesichts kann sich auf ihre Art entspannen, die Muskeln verändern, während die rechte Seite auf ihre Art andere wirklich sehr angenehme Veränderungen erleben kann, denn es ist so schön, wenn Sie die Dinge wirklich so hinbekommen, dass es für Sie angenehm und richtig ist ... Und, Radhi, Ihre Füße können auf dem Boden ruhen, und Ihr Geist kann forschen ... Raum und Zeit erforschen ... Das ist so interessant ... so merkwürdig ... Und Ihr Bewusstsein kann die Ruhe um Ihre Augen registrieren, aber Ihr Unbewusstes kann noch tiefer, tiefer innen forschen ... auf Ihre Art und in der Zeit, die Sie brauchen ... Und, Radhi, Ihr Körper kann lernen, während Ihr Geist zuhören kann, oder Ihr Geist kann lernen, während Ihr Körper zuhören kann, wie sich die Veränderungen entwickeln ... Und Ihr Bewusstsein kann das Nicken Ihres Kopfes registrieren, während Ihr Geist Ihren Kopf weiter nicken lassen kann [Radhi nickt], damit Sie das entstehende Behagen noch stärker erleben, denn es ist schön, Dinge bewusst und unbewusst zu tun. Und Ihre Hände können etwas von der Bewegung spüren [Radhis Hände haben sich bewegt], während Ihr Geist die Veränderungen erforschen kann, damit Sie wirklich herausfinden können, wie es für Sie ist, wenn Sie eine Trance erleben, während Sie sich in einen angenehmen, behaglichen und leichten Trancezustand fallen lassen ... Und dann, Radhi, werde ich Sie jetzt gleich auffordern, sich zu reorientieren, zurückzukehren. Ich möchte, dass Ihnen klar wird, dass Sie voll und ganz und auf eine für Sie angenehme Weise zurückkehren können, angenehm und leicht, leicht und voll und ganz. Sie können jetzt hierher zurückkehren. Atmen Sie einfach ein- oder zwei- oder dreimal leicht. Atmen Sie ein- oder zwei- oder dreimal leicht ... Und dann dehnen Sie sich ... und werden Sie wieder völlig wach ... überall.

Aus dem Gespräch unter den Kursteilnehmern:

JEFF: Sehr gut! Wie war das für Sie?

RADHI: Ich habe mich sehr wohlgefühlt, und nach einiger Zeit habe ich mich nicht mehr besonders konzentriert.

JEFF: Und das trotz meiner starren Technik! Sie haben die Worte gehört; Sie wussten, dass die Worte da waren, aber Sie haben sich nicht darauf zu konzentrieren brauchen, den genauen Sinn der Worte zu verstehen. Erzählen Sie mehr darüber.

RADHI: Mir scheint, dass sich meine Muskeln gelockert haben und dass sich mein Körper sehr tief entspannt hat. Ich hatte das Gefühl, dass ich mich nicht aufrecht halten konnte. Zuerst war ich sehr bewusst. Ich habe gemerkt, dass Sie meiner Atemfrequenz gefolgt sind. Es war, als würden zwei Dinge gleichzeitig geschehen.

JEFF: Es war, als würden zwei Prozesse gleichzeitig stattfinden. Ein Ziel der Arbeit war, Radhi zu helfen, ein dissoziatives Erlebnis zu realisieren. Meine Induktion war stark vereinfacht, weil ich mich auf eine einzige Technik beschränkt habe. Das hätte ich in der klinischen Praxis niemals getan. Aber zu Studienzwecken kann man dies mit einem Freiwilligen ausprobieren.

Bei meiner Arbeit mit Radhi habe ich eine ziemlich starre Technik benutzt: Die Induktion bestand aus nichts weiter als neun dissoziationsfördernden Aussagen. Ich habe ihr eine dissoziationsfördernde Aussage nach der anderen angeboten. Das Resultat war, dass Radhi aufhörte zuzuhören, weil der Inhalt dessen, was ich sagte, nicht wichtig war. Entscheidend war ihre Reaktion auf die Bedeutung der Botschaft.

Wenn ich den Rhythmus in eine Tonfolge umwandeln würde, könnte diese so aussehen:

»Ihr Bewusstsein kann fa la la la la la la ..., aber Ihr Unbewusstes kann fa la la la la la la, weil fa la la la la la la.«

Und: »Ihr Geist kann fa la la la la la la ..., während Ihr Körper fa la la la la la la kann, weil fa la la la la la la.«

Und: »Ihr Kopf kann fa la la la la la la la ... während Ihr Körper fa la la la la la la kann, weil fa la la la la la la.«

Der Rhythmus der Nutzung polar gegensätzlicher Konzepte kann Patienten so einlullen, dass sie eine Dissoziation erleben. Auf einer impliziten, assoziativen Ebene kann die Nutzung von Gegensätzen das Gefühl erzeugen, gleichzeitig sowohl *ein Teil von etwas und davon getrennt* zu sein: »Ich bin hier, und ich bin nicht hier. Ich höre zu, und ich höre nicht zu. Im Augenblick geschehen ungewöhnliche Dinge.«

Bei der Behandlung von Radhi beschränkte ich mich auf die Nutzung einer einzigen Sprachform, nämlich der von dissoziationsfördernden Aussagen. Ein Tranceziel ist die Förderung der Manifestation dissoziativer Phänomene. Aber das erfordert eine sehr spezialisierte Technik, und dabei muss man oft eine ungewöhnliche Syntax und Grammatik verwenden.

Wenn jemand instruiert wird: »Richte den Fokus nach innen«, kann er dieser Instruktion leicht folgen. Ebenso verhält es sich bei der Aufforderung: »Entspanne dich noch mehr.« Aber wenn jemand die Anweisung »Dissoziiere« erhält, ist es für den Betreffenden nicht so leicht, dies in die Tat umzusetzen. Durch die Aufforderung entsteht eine »Sei spontan!«-Fessel. Wie kann jemand kraft seines Wollens spontan sein? Wenn man sich *bemüht*, spontan zu sein, folgt man der Anweisung eines anderen Menschen, und das Befolgen von Anweisungen ist definitionsgemäß keine Spontaneität. Ebenso müssen Sie, um jemanden zum Lachen zu bringen, einen Witz erzählen. Ihn direkt aufzufordern, Humor zu empfinden, führt zu nichts.

Um eine Dissoziation hervorzurufen, muss der Therapeut etwas tun, das dem Patienten hilft, eine Dissoziation zu erleben. Um dieses Ziel fördern zu können, brauchen wir eine andere Grammatik, eine poetische Grammatik, die den Patienten einlädt, dissoziative Zustände zu erleben. Dies ist unter anderem mithilfe von dissoziationsfördernden Aussagen möglich, deren Sinn und Zweck es ist, beim Patienten Dissoziationserlebnisse hervorzurufen. Allerdings kann man diese Sprachform im alltäglichen Sprachgebrauch nicht benutzen. Man wird kaum zum Essen in ein Restaurant gehen und dort zum Kellner sagen: »Ihr Bewusstsein kann mir die Speisekarte geben, während Ihr Unbewusstes sich wirklich dafür interessieren kann, wie ... Sie den Service möglichst kundenfreundlich gestalten können, weil das für Sie und mich sehr angenehm wäre.«

Um die Methode, die bei der Induktionsübung mit Radhi benutzt wurde, zu erklären, unterteilen wir sie im Folgenden in die einzelnen dissoziationsfördernden Aussagen:

> Radhi, um in Trance zu gehen, können Sie es sich einfach bequem machen. Ganz genau, so ist es richtig. Sie können Ihre Hände auf den Schoß legen und dort ruhen lassen. Das ist ausgezeichnet ... Und dann können Sie tief atmen ... und noch einen leichten Atemzug folgen lassen ... Schließen Sie einfach die Augen ... und Sie können sich vergegenwärtigen, dass Sie ein Bewusstsein haben und ein Unbewusstes haben ...
>
> 1) ... und Ihr Bewusstsein kann meine Worte hören, während Ihr Unbewusstes zur Ruhe kommen kann ... denn es ist so interessant und angenehm ... wenn Sie sich einfach einen Moment Zeit nehmen und wirklich zur Ruhe kommen ...
>
> 2) Und Ihr Bewusstsein kann auf die Empfindung in Ihren Händen achten, während sie auf Ihrem Schoß ruhen, und Ihr Unbewusstes kann gleichzeitig innen ... die Ruhe erforschen. Dies können Sie nur für sich selbst tun ...
>
> 3) Und, Radhi, Ihre Ohren können hören ... auf meine Worte hören, aber Ihr Körper ... Ihr Körper kann die Veränderungen erforschen, sodass Sie mehr über das Erlebte herausfinden können, sodass Sie mehr über das Erlebte lernen können, wie Sie die Entwicklung einer Trance erleben ...
>
> 4) Und die linke Seite Ihres Gesichts kann sich auf ihre Art entspannen, die Muskeln verändern, während die rechte Seite auf ihre Art andere wirklich sehr angenehme Veränderungen erleben kann, denn es ist so schön, wenn Sie die Dinge wirklich so hinbekommen, dass es für Sie angenehm und richtig ist ...
>
> 5) Und, Radhi, Ihre Füße können auf dem Boden ruhen, und Ihr Geist kann forschen ... Raum und Zeit erforschen ... Das ist so interessant ... so merkwürdig ...
>
> 6) Und Ihr Bewusstsein kann die Ruhe um Ihre Augen registrieren, aber Ihr Unbewusstes kann noch tiefer, tiefer innen forschen ... auf Ihre Art und in der Zeit, die Sie brauchen ...
>
> 7) Und, Radhi, Ihr Körper kann lernen, während Ihr Geist zuhören kann, oder Ihr Geist kann lernen, während Ihr Körper zuhören kann, wie sich die Veränderungen entwickeln ...

8) Und Ihr Bewusstsein kann das Nicken Ihres Kopfes registrieren, während Ihr Geist fortfahren kann, Ihren Kopf nicken zu lassen [Radhi nickt], damit Sie das sich entwickelnde Behagen noch stärker erleben, denn es ist schön, Dinge bewusst und unbewusst zu tun.

9) Und Ihre Hände können etwas von der Bewegung spüren [Radhis Hände haben sich bewegt], während Ihr Geist die Veränderungen erforschen kann, damit Sie wirklich herausfinden können, wie es für Sie ist, wenn Sie eine Trance erleben, während Sie sich in einen angenehmen, behaglichen und leichten Trancezustand fallen lassen …

Und dann, Radhi, werde ich Sie jetzt gleich auffordern, sich zu reorientieren, zurückzukehren. Ich möchte, dass Ihnen klar wird, dass Sie voll und ganz und auf eine für Sie angenehme Weise zurückkehren können, angenehm und leicht, leicht und voll und ganz. Sie können jetzt hierher zurückkehren. Atmen Sie einfach ein- oder zwei- oder dreimal leicht. Atmen Sie ein- oder zwei- oder dreimal leicht … Und dann dehnen Sie sich … und werden Sie wieder völlig wach … überall.

Um dissoziationsfördernde Aussagen oder eine Form von indirekter Suggestion zu nutzen, vergegenwärtigt sich der Therapeut das Zielphänomen und verpackt das Ziel dann in eine der Formen indirekter Suggestion, beispielsweise in die einer dissoziationsfördernden Doppelaussage oder in eine der vorher in diesem Buch erläuterten anderen Sprachformen.

Eine Darstellung der Grundformen indirekter Suggestion vermag die verschiedenen Permutationen in diesem unglaublich komplexen Bereich menschlicher Kommunikation auch nicht annähernd zu erfassen. In der Literatur über Hypnose gibt es auch noch viele andere Beispiele für Suggestionen. Erickson und E. L. Rossi (1975, 2008) haben therapeutische Bindungen und Doppelbindungen, Schocks und Überraschungen als Formen indirekter Suggestion beschrieben. Lankton und Lankton (1983) haben Suggestionen aufgeführt, die dafür entwickelt wurden, alle erdenklichen Bereiche abzudecken. Bandler und Grinder (1976, dt. 1996), Carol Kershaw (1992), Michael Yapko (1984), Rubin Battino und South (1999) sowie Bill O'Hanlon und Michael Martin (1992) erläutern weitere Möglichkeiten indirekter Suggestion.

Die Fülle mikrodynamischer Formen des »Geschenkeverpackens«, die einem Therapeuten zur Verfügung stehen, sollte man als stärkende Wohltat, nicht als unangenehme Last verstehen. Aufgrund der Vielfalt der Möglichkeiten, Suggestionen zu gestalten, kann man davon ausgehen, dass es mit ziemlicher Sicherheit eine Form gibt, die den einzigartigen Bedürfnissen eines bestimmten Patienten gerecht wird. Oft vermögen auch mehrere verfügbare Möglichkeiten ihren Zweck zu erfüllen, und zweifellos sind manche Formen bei einem bestimmten Patienten geeigneter als andere. Im Übrigen orientiert ein Therapeut seine Suggestionen oft auf ein bestimmtes Thema hin, wobei er verschiedene mikrodynamische Formen nutzt, um eine Fülle positiver Assoziationen zu kreieren, die effektives Verhalten »treiben« (siehe z. B. Lankton a. Lankton 1983).

Konstruktive Erlebnisse entstehen aus einem komplexen Prozess des Verschmelzens von Assoziationen, Empfindungen, Gedanken, Wahrnehmungen, Emotionen und Beziehungen. Angestrebte Veränderungen resultieren in der Regel nicht aus einer einzelnen Suggestion. Vielmehr bindet der Therapeut zahlreiche Suggestionen verschiedener Art in ein Amalgam ein, um eine solide und gleichzeitig ästhetisch harmonische Struktur zu schaffen.

Beim Suggestionsprozess genutzte Kommunikationsformen

Nachdem wir einige Elemente mikrodynamischen »Geschenkeverpackens« *in vitro* untersucht haben, müssen wir diese Elemente *in vivo* zu einem Prozess verbinden. Der Drei-Schritte-Prozess erfordert, dass der Therapeut eine individuelle Intervention entwickeln, sie präsentieren und sie dann zum Abschluss bringen kann. In jeder Phase dieses Prozesses sind bestimmte Sprachformen von Nutzen.

Jeweils bestimmte Formen sind in den folgenden drei umfassenden Bereichen besonders nützlich: (1) Formen, die als Präsuggestionen genutzt werden können; (2) Formen, die im Zusammenhang mit der therapeutischen Suggestion genutzt werden; und (3) Formen, die nach der Suggestion von Nutzen sind. Aus diesen drei Bereichen einen zusammenhängenden Prozess zu kreieren erfordert hoch entwickelte klinische Fähigkeiten. Die nun folgende vereinfachende Darstellung ist als Einführung gedacht, die dem Leser einen ersten Überblick über die existierenden Möglichkeiten geben soll.

Formen, die als Präsuggestionen benutzt werden

Drei Sprachformen werden häufig als Präsuggestionen benutzt: (1) Gemeinplätze; (2) Säen; und (3) Destabilisierung. Sie alle bereiten nachfolgenden indirekten Suggestionen den Weg.

1) Gemeinplätze

Im Ja-Set werden Gemeinplätze zum Pacing des unmittelbaren Erlebens und zur Elizitation hypnotischer und/oder therapeutischer Ziele genutzt. Gemeinplätze können auch auf andere Formen indirekter Suggestion vorbereiten, beispielsweise auf eine Vorannahme oder eine dissoziationsfördernde Aussage. Der Therapeut kann suggerieren: »Sie können darauf achten, wie Ihre Augen blinzeln« (Gemeinplatz). Und: »Ich weiß nicht, wann Ihre Augen anfangen können, sich zu schließen« (Vorannahme). In diesem Fall geht der Gemeinplatz der Vorannahme voraus; er lenkt die Aufmerksamkeit sanft auf die Augen und bereitet so auf folgende Suggestionen vor, die sich auf das Schließen der Augen beziehen. Diese aus zwei Phasen bestehende Prozedur, in deren Verlauf ein Gemeinplatz oder sogar eine ganze Sequenz von Gemeinplätzen präsentiert wird, bevor man dem Patienten andere Formen indirekter Suggestion anbietet, verbessert in der Regel die Reaktionsbereitschaft dem Ziel gegenüber. Auch hierbei handelt es sich um sequenzielle evokative Kommunikation.

2) Säen

Säen ist das Aktivieren eines angestrebten Ziels durch strategisches Anführen eines früheren Hinweises darauf. Der Same kann lange vor der ausdrücklichen Vorstellung des Ziels präsentiert werden. Eine bestimmte Form des Säens wurde ausgiebig von der Sozial- und Experimentalpsychologie untersucht und wird »Priming« genannt. (Wenn Sie mehr über Priming wissen wollen, empfehle ich Ihnen John Barghs Untersuchungen, die Sie im Internet unter bargh.socialpsychology.org [10.05.2015] finden.)

Säen aktiviert im Hinblick auf ein angestrebtes Ziel und weckt eine Repräsentation; dies geschieht mithilfe von Hinweisen, die sorgfältig in frühere Äußerungen integriert werden, so wie ein Kriminalschriftsteller in seine Texte gewisse Hinweise einstreut, die letztlich zur Lösung der Geschichte hinführen. Kennt man den Ausgang einer solchen Geschichte, fallen einem die entsprechenden Hinweise natürlich sofort auf; weiß man hingegen nicht, in welche Richtung sich die Geschichte entwickeln wird, kann man später auf die unscheinbaren Hinweise zurückschauen und erkennt dann, dass auf die Lösung schon sehr früh im Buch hingewiesen wurde.

Ähnlich führen auch Therapeuten eine Art Priming hinsichtlich der Reaktionsbereitschaft durch, indem sie strategisch Ziele säen

(Zeig 1990, dt. 2012). Wenn man der Präsentation einer zukünftigen Intervention einen entsprechenden Hinweis vorangehen lässt, führt man dem (hypnotischen oder therapeutischen) Ziel Energie zu, was zur Folge hat, dass man es später leichter und effektiver elizitieren kann. Der Same kann direkter oder indirekter Art sein. Es ist nichts darüber bekannt, wie weit im Voraus man einen Samen säen kann, damit er noch aktiv ist, wenn man ihn braucht.

Es folgt nun ein einfaches *Beispiel* für das Säen:

> Ein Therapeut, der im Voraus weiß, dass er einem hypnotisierten Patienten Suggestionen präsentieren wird, die ihn dazu bringen sollen, langsamer zu essen, kann diese Idee anklingen lassen, indem er schon früh während der hypnotischen Induktion deutlich sein Sprechtempo verringert. Er kann das gleiche Ziel aber auch mithilfe einer verbalen Technik implizieren, indem er in einer frühen Phase der Trancearbeit erklärt: »Eine der schönsten Seiten der Hypnose ist das Erlebnis der spontanen Verlangsamung von Bewegungsabläufen, was bewirken kann, dass man Dinge gelassener aufnimmt und sich dabei völlig zufrieden fühlt.«

Das Säen wird auch in vielen Bereichen der Kunst genutzt: Romanciers beschreiben in ihren Texten Vorahnungen. Komponisten leiten größere Werke mit einer Ouvertüre ein. Architekten bauen Zugangswege. Die Methode des Säens ist in der gesamten Kulturgeschichte verwendet worden. Doch der einzige Therapeut, der sie in der Therapie nutzte, war Milton Erickson.

3) Destabilisierung

Psychische Konfusion ist ein Zustand undifferenzierter Erregung. Es mag als sehr merkwürdig erscheinen, dass Konfusion für therapeutische Zwecke genutzt werden kann, aber es ist tatsächlich möglich. Erickson hielt die Konfusionstechnik für einen seiner wichtigsten Beiträge zur Hypnose, und zwar unter anderem deshalb, weil Konfusion starre Haltungen aufweicht.

In ihrer einfachsten Form kann Konfusion vor einer konkreten Suggestion hervorgerufen werden, weil die Reaktion des Patienten auf die konkrete Suggestion die durch die Konfusion hervorgerufene undifferenzierte Erregung verringert. Das Folgende ist ein Beispiel für eine »harte« Konfusionstechnik: »Es gibt Arten des Erinnerns, und es gibt Arten des Vergessens, und die Art von Vergessen, an die Sie sich erinnern können, unterscheidet sich von der Art von Erinnern, an die vergessen zu haben Sie sich erinnern können. Und Sie können Dinge, an die Sie sich erinnern, wirklich vergessen. Aber Sie können sich wirklich daran erinnern, wie schön es ist, wenn Sie ... einfach tief atmen, die Augen schließen und anfangen, das innere Behagen zu spüren.«

Eine tief reichende Untersuchung der Konfusionstechnik würde über die Zielsetzungen dieses Buches hinausgehen, doch sollte an dieser Stelle erwähnt werden, dass Konfusion sich nicht so extrem präsentieren muss wie im obigen Beispiel. »Weiche« Konfusion oder kurzfristige Destabilisierung kann auch gute Dienste leisten. Eine Destabilisierung kann durch eine unerwartete Handlung oder eine indirekte Suggestion hervorgerufen werden. Weiche Konfusion ist häufig eine Begleiterscheinung indirekter Suggestion. Die einer indirekten Suggestion innewohnende Ambiguität wirkt ebenfalls destabilisierend und kann undifferenzierte Erregung hervorrufen, die verringert wird, wenn der Patient die indirekte Suggestion mit Bedeutung auflädt. Leichtes Arousal kann einer nachfolgenden Suggestion ebenfalls Energie zuführen und sie einprägsamer machen.

In den Künsten spielt die Destabilisierung eine nahezu allgegenwärtige Rolle. Vielleicht erinnern Sie sich noch daran, dass Dissonanz dafür erforderlich ist, eine musikalische Komposition mit Energie aufzuladen. Dissonanz ist nichts weiter als eine instabile Harmonie, die das Versprechen beinhaltet, dass eine stabile Harmonie folgen wird.

Mittel, die während des Suggestionsprozesses benutzt werden

Die beiden während des Suggestionsprozesses am häufigsten benutzten Mittel sind (1) Verkettung und (2) nonverbale und paraverbale Methoden.

1) Verkettung

Koordinierende Konjunktionen wie »und«, »deshalb«, »jedoch«, »oder«, »aber« und unterordnende Konjunktionen wie »weil«, »während«, »als ob« verbinden Ideen, die in einer Beziehung zueinander stehen können oder nicht. »Sie können die Augen schließen *und* in eine Trance fallen.« – »Und Ihre Bewusstsein kann einige friedliche Gefühle realisieren, *während* Ihr Unbewusstes noch mehr Behagen entwickeln kann.«

Wenn Konzepte unmittelbar miteinander verbunden werden, entsteht der Eindruck einer Kausalbeziehung zwischen ihnen. Filmemacher nennen diesen Effekt »Montage«. Wenn der erste Teil einer Aussage für den Patienten leicht zu realisieren oder zu akzeptieren ist, kann der zweite durch die Verbindung mit dem ersten gestärkt (bzw. akzeptabler gemacht) werden. Die mit dem ersten Konzept verbundene Leichtigkeit geht dann auf den zweiten, schwerer verdaulichen Teil der Suggestion über. Ein Beispiel hierfür ist: »Sie hören mir zu, *und* Sie können Behagen spüren.« In diesem Fall hat der erste Teil der Aussage, ein Gemeinplatz, eine Pacing-Wirkung, wohingegen der zweite Teil hypnotische und therapeutische Ziele zu elizitieren versucht.

Eine Verkettung kann sowohl einfache als auch komplexe Vorstellungen miteinander verbinden. Erickson erzählte manchmal eine lange Geschichte und ließ ihr eine zweite unmittelbar folgen, die mit der ersten allem Anschein nach in keiner Verbindung stand; er verknüpfte beide durch ein simples »und«. So kreierte er eine strategische Assoziation zwischen den beiden Geschichten.

Die Verkettung von Suggestionen schafft einen sanften Übergang zwischen Ideen, so wenig sie auch in Wahrheit miteinander zu tun haben mögen. Formelle, schriftliche Expositionstexte benötigen die Interpunktion, Gesprochenes hingegen braucht sie nicht. Doch im menschlichen Denken verschmelzen Assoziationen und Ideen oft auf unerwartete Weisen miteinander (Irena Sarovic, persönliche Mitteilung). Die Assoziationen in unserem Geist kennen keine Satzzeichen und Absätze. Eine hypnotische Induktion kann praktisch in einem einzigen langen Satz bestehen, weil sie das innere Erleben nachvollzieht, in dem Ideen, Bilder und Empfindungen nahtlos und ohne jedes Satzzeichen ineinander übergehen. Natürlich kann man Pausen benutzen, um bestimmte Wirkungen zu erzielen. Die Sprache der Hypnose bewegt sich oft wie Ebbe und Flut, verbunden durch nichts außer simplen Konjunktionen. Diese Sichtweise ist ericksonschen Therapeuten sehr wichtig, weil ihre Psychotherapie darauf basiert, die Assoziationen des Patienten zu lenken.

Sinfonische Musik weist eine ähnliche Struktur auf. In ihr gibt es nur selten Augenblicke der Stille, und es wird ein nahtloser Fluss musikalischer Effekte kreiert, der Emotionen hervorruft.

Nachdem in der Induktionsphase Rapport und Reaktionsbereitschaft hergestellt worden sind, leisten die meisten Patienten kaum Widerstand, wenn sie mit falschen Kausalbezügen, grammatisch falschen Satzstrukturen, unlogischen Schlussfolgerungen und inkongruenten Aussagen wie den im folgenden Beispiel enthaltenen (in dem die Verbindungen nur in der Verkettung bestehen) konfrontiert werden. Das Ziel ist in diesem Beispielfall, eine Armlevitation hervorzurufen, was Patienten oft von der Realität eines dissoziativen Tranceerlebnisses überzeugt. Das ungewöhnliche Muster wurde mit dem strategischen Ziel entwickelt, die implizite Responsivität zu verbessern:

> »Ihre Hände können leicht auf Ihrem Schoß ruhen, und Sie werden vielleicht einige Bewegungsempfindungen bemerken, sodass Sie das Einsetzen tatsächlicher Bewegungen spüren können; aber wie die Bewegungen beginnen, kann ein Aspekt der Macht Ihres Unbewussten sein, das Ihnen wertvolle Erkenntnisse liefern kann, denn wenn die Bewegungen einsetzen, kann ein schrittweises Muster zutage treten, das Sie interessieren könnte, weil Sie entdecken können, dass die Bewegungen aufwärtsgerichtet sind, denn wenn sich diese Hand hebt und Ihr Gesicht berührt, können Sie tief atmen und das aufkommende Behagen genießen.«

2) Nonverbale/paraverbale Methoden

Der Hypnotherapeut kann den Drang verspüren, Suggestionen weiterzuentwickeln. Auch wenn die Augen des Patienten geschlossen sind, kann er eine Armlevitation spiegeln, indem er die Bewegungen, die vom Patienten erwartetet werden, nachbildet. Erickson lächelte während einer Hypnosebehandlung häufig erwartungsvoll, obwohl die Augen des Patienten geschlossen waren, und brachte so seine Freude über dessen Erfolge zum Ausdruck. Solche Nuancen spüren Patienten oft, und sie wirken sich positiv auf die Behandlung aus. Veränderungen des Stimmklangs, des Sprechrhythmus, der Betonung, der Atemfrequenz, des Gesichtsausdrucks, der Prosodie, der körperlichen Nähe und der Gestik beeinflussen Suggestionen.

Das allgemeine Ziel bei der Nutzung nonverbaler und paraverbaler Techniken ist es natürlich, die Wirkung der Kommunikation subtil zu verstärken.

Es ist durchaus möglich, dass die angestrebte Wirkung (der Zieleffekt) in stärkerem Maße ein Resultat nonverbaler und paraverbaler Methoden als gesprochener Worte ist. Um die Responsivität weiter zu verbessern, übermittelt der Therapeut die folgende implizite Botschaft: »Sie können auf meine Worte reagieren. Sie können auf die *Bedeutung* meiner Worte reagieren. Sie können auf die *Implikation* meiner paraverbalen Botschaften reagieren.«

Natürlich ist es schwierig, nonverbale und paraverbale Techniken wirklich adäquat darzustellen. Deshalb sei dem Leser geraten, sich Videoaufnahmen der Arbeit Milton Ericksons und seiner Anhänger anzuschauen, um die vielfältigen Arten paraverbaler Methoden kennenzulernen, die man hypnotisch und therapeutisch nutzen kann. Dabei sollten Sie darauf achten, dass solche Methoden häufig das Niveau der erlebten Anspannung beeinflussen. Eine Induktion ähnelt eher einer Sinfonie als einem Schlaflied; oft kann man die Ebene modulieren, um eine bestimmte Wirkung zu erzielen.

Sprachformen, die man nach der Suggestion nutzen kann

Man kann die Wirkkraft von Interventionen durch Abschlusstechniken *(follow through)* verstärken, etwa durch (1) ratifizierende Suggestionen; (2) Bestätigungsfragen; und (3) Hinzufügen einer Motivation und/oder Einbinden einer Positivaussage. Wird beispielsweise suggeriert, dass in Trance Geräusche verändert wirken können, könnte die anschließende Ratifikationsaussage lauten: »Vielleicht haben Sie bisher noch nie ein so intensives Erlebnis gehabt.«

3) Ratifizierende Gemeinplätze

Ratifikationsaussagen bestätigen implizit, dass vorangegangene Suggestionen zutreffen. Der Therapeut kann zur Ratifikation einen oder mehrere Gemeinplätze mit der Implikation »Sie haben gerade völlig korrekt reagiert« benutzen. Die Ratifikation ist eine Postsuggestionstechnik, weil sie das Zutreffen der vorangegangenen Suggestionen unterstreicht und weil sie eine Reaktion positiv verstärkt, die der Patient möglicherweise nicht völlig versteht. Ein Beispiel: »Es ist schön, auf angenehme Weise in dieses Erlebnis vertieft zu sein. Und Sie können merken, dass Ihr Atemrhythmus langsamer und tiefer geworden ist.«

4) Bestätigungsfragen

Bestätigungsfragen kann man an fast jede indirekte Suggestion anhängen. »Sie können angenehme Empfindungen spüren, *nicht wahr*? Sie brauchen nicht alle Veränderungen zu bemerken, *oder*? Sie können ... entstehendes persönliches Behagen erleben, *ja*?«

Man kann dieses Ausbalancieren von Positivem und Negativem als Methode des In-die-Enge-Treibens verstehen. Wie bereits erwähnt wurde, erschwert sie es einem oppositionell eingestellten Patienten, sich die gegensätzliche Position zu eigen zu machen, da der Therapeut sie schon benannt hat.

5) Hinzufügen einer Motivation und/oder Einbinden einer Positivaussage

Das Hinzufügen einer Motivation und/oder die Einbindung einer Positivaussage wurde schon in Zusammenhang mit den dissoziationsfördernden Aussagen angesprochen. Motivationen kann man nach jeder Form direkter oder indirekter Suggestion benutzen; ihre Verwendung beschränkt sich nicht auf dissoziationsfördernde Aussagen. Auch hier gilt, dass es grundsätzlich nützlich ist, wenn man einem Menschen einen Grund dafür nennen kann, dass er etwas Bestimmtes tun soll. Der Therapeut kann eine Motivation mit einer einfachen Vorannahme verknüpfen: »Sie wissen nicht, wann Sie in Trance fallen können, aber *es kann für Sie sehr angenehm sein.*« Einem ängstlichen Patienten könnte man zusichern: »Sie wissen nicht, wie Sie diese zusätzliche Energie nutzen können, *aber es kann interessant sein, es zu entdecken.*« Schauen Sie sich auch das folgende konversationelle Postulat an, das einen eingebetteten Befehl und eine grammatisch unkorrekte Formulierung beinhaltet: »Kann ein Mensch ... starkes Interesse erleben, weil es schön ist, dies ... *jetzt* ... zu tun.«

Beim Suggerieren einer Armlevitation kann der Therapeut sagen: »Ihr Arm kann Ihr Gesicht berühren, *weil* Sie tief atmen und sich sehr gut fühlen können.« Oder, wenn es sich um einen depressiven Patienten handelt: »Sie können es genießen, in dieser Woche Spaziergänge zu machen, *weil es Ihre Kinder inspirieren wird.*« Wie bereits früher erwähnt, sollten Motivationen, damit sie möglichst wirksam sind, an die konkreten Eigenheiten und Werte des Patienten angepasst werden.

Über die Sprache der Hypnose

Die meisten Formen der Sprache der Hypnose hat Erickson erfunden, während er daran arbeitete, bei seinen Patienten Veränderungen hinsichtlich phänomenaler »Zustände« hervorzurufen. Erickson dachte nicht: »Jetzt werde ich ein implizites Kausativ benutzen«; er kannte die Zielphänomene, die er elizitieren wollte. Er erfand

Sprachformen wie die des impliziten Kausativs, weil sie es ermöglichen würden, dissoziative Reaktionen auf hypnotische Phänomene hervorzurufen.

Weil Erickson wusste, dass er eine Dissoziation hervorrufen wollte, erfand er dissoziationsfördernde Aussagen. Allerdings nannte er sie in seinem alltäglichen Sprachgebrauch nicht so, es sei denn, er führte mit seinen Mitarbeitern und insbesondere mit Ernst Rossi gewisse Untersuchungen durch. Erickson brachte seinen Studenten nicht bei, die von ihm entwickelten außergewöhnlichen hypnotischen Sprachformen zu benutzen. Vielleicht befürchtete er, wenn er bestimmte ungewöhnliche sprachliche Formen bezeichnen würde, könnte dies seine Studenten dazu verleiten, eine Art Schubladendenken zu entwickeln, statt sich an den für einen bestimmten Patienten charakteristischen Zielreaktionen zu orientieren. Einem Anfänger kann es allerdings sehr nützlich sein, wenn er in der Lage ist, die verschiedenen typischen hypnotischen Sprachmuster voneinander zu unterscheiden.

Indem Erickson untersuchte, wie implizite Botschaften »Zustände« und anvisierte Reaktionen hervorrufen, begab er sich in einen Dschungel; seine Kommentatoren bemühten sich, aufgrund seiner weitgehend empirischen Untersuchungen eine angemessene Kartierung zu entwickeln und das, was er in den Behandlungen tat, in einem Kategoriensystem zu erfassen. Von ihnen stammen Definitionen wie »Dies ist eine dissoziationsfördernde Aussage« oder »Das ist ein implizites Kausativ«. Erickson hingegen dachte eher: »Welches Phänomen will ich und will der Patient hervorrufen?« Und: »Wo ist der Patient jetzt, und welches Ziel sollte man in dieser Situation sinnvollerweise ansteuern?« Mithilfe der Kommunikationsformen, die er entwickelte, wollte er die anvisierten phänomenologischen Wirkungen erzielen.

Bei manchen Studenten unterstützt es den Lernprozess, wenn sie alle Formen indirekter Suggestion auf der kognitiven Ebene kennen. Im Laufe der Zeit lernen sie dann, diese Formen von ihrem prozeduralen Gedächtnis aus zu nutzen, und sie können die Präsentation effektiver gestalten, indem sie beispielsweise komplexere, mehrere Ebenen umfassende Formen einbeziehen. Wenn man den American Waltz erlernt, beschränkt man sich zunächst auf die Grundschritte. Später fügt man nach und nach weitere Schritte und Gesten hinzu, wodurch der Tanz komplexer und fließender wird.

Man sollte stets bedenken, dass alle Formen indirekter Suggestion nichts weiter als »Geschenkverpackungen« sind. Sie sind nur Arten, eine anvisierte Idee ansprechend zu verpacken, damit der Patient das zentrale Konzept entdeckt. Der Patient selbst erschließt das, was der Therapeut ihm übermittelt, seinem Erleben. In der Hypnotherapie kann der Eindruck entstehen, dass der Therapeut aktiver ist als der Patient; doch in Wahrheit besteht die Kunst der Hypnotherapie darin, den Patienten zur Umsetzung seiner Ziele anzuspornen. Im Gegensatz zu weitverbreiteten Vorstellungen »weckt« Hypnose vorhandene Potenziale.

Durch die Nutzung hypnotischer Sprachformen kann der Therapeut handeln, als würde er ein Geschenk übergeben. Er muss entscheiden, was er schenken will, und sich dann eine Geschenkverpackung ausdenken, welche die Wirkung des Geschenks noch verstärkt. Allerdings wurde jede Verpackungsform der hypnotischen Sprache dafür entwickelt, einen bestimmten Effekt zu erzielen.

Hypnotische Sprache	Effekte
1. Gemeinplatz	Lenken der Aufmerksamkeit
2. eingebetteter Befehl	Lenken der Aufmerksamkeit
3. Zitate	Lenken der Aufmerksamkeit
4. Ja-Set	Lenken der Aufmerksamkeit
5. Vorannahme	Veränderung der Erlebensintensität
6. dissoziationsfördernde Aussage	Fördern von Dissoziation
7. dissoziationsfördernde Doppelaussage	Fördern von Dissoziation
8. implizites Kausativ	Elizitieren einer Reaktion
9. konversationelles Postulat	Elizitieren einer Reaktion

Tab. 10: Formen der hypnotischen Sprache und die mit ihnen verbundenen intendierten phänomenalen Effekte

Jede Form indirekter Suggestion elizitiert ihrem Wesen gemäß die implizite Reaktionsbereitschaft. Man kann die verschiedenen Formen modifizieren, um die aufgeführten Zielphänomene und alle therapeutischen Ziele zu erreichen. Die neun in Tabelle 11 genannten Sprachformen wurden dafür entwickelt, die Zielphänomene hervorzurufen, die für das Erleben einer Trance von zentraler Bedeutung sind.

Demonstration hypnotischer Sprachformen

Es folgt das Transkript einer Demonstration aus einem Workshop über die Grundlagen ericksonscher Hypnose. Es handelt sich um eine Praxisübung, bei der Alvin, der Proband, sich schützen und nicht zu tief in die Trance gehen sollte, weil es sich um eine Übung handelte, in deren Verlauf ich bestimmte Techniken demonstrieren wollte. Deshalb konnte ich mich nicht völlig auf ihn konzentrieren.

Der Leser kann sich in diesem Fall an der korrekten Identifikation der im Transkript vorkommenden hypnotischen Sprachformen beteiligen.

Nun also die Demonstration mit Alvin.

JEFF: Sie können es sich bequem machen und die Augen schließen, und ... Sie können dann etwas von dem angenehmen Gefühl der Trance erleben ... Und erkennen, dass Sie, Alvin, herausfinden können, wie Sie das Behagen einer Trance erleben ... Und Sie können bei sich denken: »Es ist an der Zeit, jetzt ist es Zeit, eine Trance zu entwickeln.« ... Und Sie sind hier, und Sie hören, und Sie verstehen, und Sie können ... einige Veränderungen erleben, an denen Sie erkennen, dass Sie sich dem angenehmen Gefühl einer Trance nähern ... Und ich weiß nicht, wie Sie noch mehr tranceartiges Behagen erleben können ... Aber ich weiß, dass Sie ein Bewusstsein und ein Unbewusstes haben, und Ihr Bewusstsein kann Ihre momentane Körperhaltung spüren, während Ihr Unbewusstes die Trance nur für Sie entwickeln kann ... Und Ihre Ohren können hören, während Ihr Körper die Trance erleben kann, oder Ihr Körper kann hören, während Ihre Ohren sich darauf einstimmen, wie Sie ... die Trance erleben können. Und wenn Sie wissen, dass Sie an der Entwicklung Ihres Behagens in Trance arbeiten, können Sie, mit geschlossenen Augen, einfach auf den obersten Punkt Ihres Kopfes schauen, ja genau so, und leicht atmen und sich wirklich loslassen, sodass Sie wirklich ein wenig von den tieferen Gefühlen der Entspannung und des Wohlbefindens erleben.

Es ist wirklich schön, wenn Sie ein tieferes Behagen erleben ... damit Sie, Alvin, erkennen können, wie Sie etwas von den pulsierenden Tiefen des Behagens, das Hypnose genannt wird, erleben. Denn ich weiß, ich habe viele Male zu Patienten gesagt: »Nehmen Sie sich Zeit ... und erleben Sie die Tiefen Ihrer Trance, so wie es für Sie gut ist.« Und Ihre Füße können leicht auf dem Boden ruhen, während Ihre Hände bequem auf Ihrem Schoß ruhen können, und Ihre Hände können leicht auf Ihrem Schoß ruhen, sodass Sie wirklich spüren, wie sich das Gefühl des Behagens der Trance entwickelt ... Und Sie können weiter wirklich die Tiefen Ihres persönlichen Behagens erleben ... Und Ihre Ohren können hören, und Ihr Körper kann tief erleben, was es für Sie bedeutet, wenn Sie die Trance vertiefen, etwas, das Sie nur für sich selbst tun ... Und Ihr Bewusstsein kann meine Stimme nutzen, während Ihr Unbewusstes einige der intensiver werdenden Empfindungen erforschen kann. Oder Ihr Unbewusstes kann meine Stimme nutzen, während Ihr Bewusstsein ... die intensiver werdenden Empfindungen erforschen kann. Und da Sie hier sitzen, können Sie noch einmal ... einfach emporschauen, einen leichten Atemzug tun und zulassen, dass Sie nach innen gehen. So ist es gut.

Und es gibt Dinge zu lernen ... und Dinge zu erkennen ... und Dinge in Erinnerung zu rufen; Erinnerungen zu erleben ...

Zum Beispiel kann es sehr schön sein, wenn Sie zurück nach innen gehen, damit Sie die lebendigen Erinnerungen auf eine für Sie angenehme Weise erkennen. Und es kann so schön für Sie sein, Alvin, wenn Sie sich wirklich an ein ganz besonderes, sehr angenehmes Erlebnis erinnern. Und Sie können bei sich denken: »An welches Erlebnis kann ich mich jetzt wirklich gut erinnern?« Und Ihr Körper kann sich erinnern, und Ihr Geist kann sich auf eine bestimmte Art erinnern; und Ihr Bewusstsein kann sich auf seine Art erinnern; und Ihr Unbewusstes kann sich an einige Erlebnisse sehr gut erinnern. Und ich weiß nicht, welche Erinnerung Ihr Unbewusstes jetzt leicht genießen kann. Aber Ihr Körper kann sich entspannen, während Ihr Geist sich erinnern kann, weil Sie das nur für sich selbst tun können. Und während Ihr Bewusstsein lernen kann, kann Ihr Unbewusstes das Erlebnis wiedererleben. Und während Ihr Unbewusstes lernen kann, kann Ihr Bewusstsein mit dem Wiedererleben dieser Erinnerung fortfahren und erkennen, dass Sie, wenn Sie sich diese besondere persönliche Erinnerung anschaulich vergegenwärtigen, erneut mit geschlossenen Augen zum obersten Punkt Ihres Kopfes hinaufschauen und einfach leicht atmen und sich wirklich loslassen ...

Und dann werde ich Ihnen einen Augenblick Zeit lassen, in dem Sie einfach still in sich selbst ruhen können ... Und dann, Alvin, können Sie sich allmählich reorientieren, auf angenehme Weise und vollständig, voll und ganz, sich voll und ganz und auf leichte Art reorientieren, indem sie einmal oder zweimal oder dreimal leicht atmen ... Atmen Sie einfach ein- oder zwei- oder dreimal leicht, und kommen Sie dann vollständig und völlig, völlig und vollständig zurück, ausgeruht und voller Energie und hellwach, überall, und das können Sie *jetzt* tun. Hallo!

Dialog:

JEFF: Wie war das für Sie?

ALVIN: Es war okay.

JEFF: Welche Technik habe ich benutzt?

ALVIN: Das spielte für mich keine Rolle. Ich habe die Trance genossen.

JEFF: Sie hat nur interessiert, was Sie erlebt haben; Sie haben die Technik, die ich benutzt habe, nicht analysiert. Meine Technik war nicht besonders gut, weil Sie nicht auf Sie abgestimmt war. Ich habe sie nur zu Übungs- und Demonstrationszwecken benutzt.

Spricht zur Gruppe:

Obwohl die Technik ziemlich starr war, hat sie Alvins Fähigkeit, einige Trancephänomene zu erleben, nicht beeinträchtigt. Bei der Anwendung dieser ungewöhnlichen Sprachformen wird der Proband aktiv, um die in ihnen enthaltenen Geschenke auszupacken und die persönliche Bedeutung zu enthüllen, die diese verpackten Ideen für ihn enthalten könnten.

Dialog:

ALVIN: Ich bin immer wieder zu anderen Erinnerungen gesprungen.

JEFF: Ich habe mir wirklich keine Mühe gegeben, die Arbeit auf Sie persönlich abzustimmen, um Sie möglichst tief zu erreichen. Ich habe eine sehr starre Technik verwendet. Meine Methode hätte Ihnen niemals ermöglichen können, das ganze Ausmaß Ihrer persönlichen Tranceparameter zu erleben, weil ich diese Technik auch bei jedem anderen Patienten hätte anwenden können. Ich hätte jeden Anwesenden herausgreifen und ihn auf die gleiche Weise behandeln können. Es gab keinen direkten Bezug zu Ihrer Erlebenswelt. Ich habe mich darauf konzentriert, die Technik richtig zu demonstrieren.

Die Technik bestand darin, eine Liste von acht häufig benutzten Formen der hypnotischen Sprache durchzuarbeiten. (Ich hatte dieser Gruppe noch nicht erklärt, wie man konversationelle Postulate benutzt.) Diese Liste bin ich dreimal durchgegangen. Beim ersten Durchgang habe ich acht unterschiedliche Techniken benutzt, um die Idee »Geh in Trance« als Geschenk zu verpacken. Beim zweiten Durchgang durch die Liste habe ich auf die Idee »Intensiviere, vertiefe das Tranceerlebnis« fokussiert. Als ich die Liste dann das dritte Mal durchging, verpackte ich die Idee, das hypnotische Phänomen der Hypermnesie zu elizitieren – das Wiederbeleben einer Erinnerung.

Es folgt die Liste der acht sprachlichen Formen in der benutzten Reihenfolge:

1) Gemeinplatz
2) eingebetteter Befehl
3) Zitate
4) Ja-Set
5) Vorannahme
6) dissoziationsfördernde Aussage
7) dissoziationsfördernde Doppelaussage
8) implizites Kausativ.

Bei dieser Demonstration habe ich mich darin geübt, unterschiedliche Formen hypnotischer Sprache zu nutzen, um zu lernen, diese Formen besser einzusetzen. Und trotz meiner starren Technik hatte Alvin ein hypnotisches Erlebnis.

Ich möchte noch darauf hinweisen, dass ich die Suggestionen durch einfache Konjunktionen wie »und«, »oder«, »da« und »während« miteinander verbunden habe, um den Prozess zu intensivieren.

Zusammenfassend können wir feststellen, dass in diesem Bereich eine Anzahl ungewöhnlicher Kommunikationsformen präsentiert wurde, die häufig dafür benutzt werden, indirekte Suggestionen zu kreieren.

Patienten können diese Formen nicht bewusst analysieren. Wenn Menschen sich einen Film anschauen, analysieren sie nicht seine Struktur. Die Gestalt ruft die Wirkung hervor. Wenn Menschen Kunst rezipieren, realisieren sie, was Coleridge »eine freiwillige Außerkraftsetzung des Unglaubens« genannt hat.

Bezüglich des Prozesses der Präsentation von Suggestionen wurde dargelegt, wie man den Prozess initiiert (Set up), wie man darin interveniert (Intervene) und wie man ihn abschließt (Follow through).

Die Beschäftigung mit Hypnose bringt den Therapeuten dazu, die laufenden Reaktionen des Patienten zu nutzen und sie mithilfe eines dynamischen Prozesses zu verstärken. Der Therapeut muss für das Ziel, das er ansteuern will, eine Strategie entwickeln, und er muss diese Idee möglichst geschickt verpacken, um die Wahrscheinlichkeit zu erhöhen, dass er eine heilsame Reaktion erzielen wird. Es kann gar nicht nachdrücklich genug wiederholt und es sollte immer wieder darauf hingewiesen werden, dass die Kommunikation aufgrund der erzielten Reaktion beurteilt werden muss, nicht aufgrund ihrer besonders raffinierten Struktur.

Nachdem wir uns einige mikrodynamische Aspekte der Hypnose vergegenwärtigt haben, ist es an der Zeit, uns einer größeren Struktur zuzuwenden, in die Komponenten eingefügt werden können. Diese größere Struktur, das ARE-Modell, bildet das Rückgrat der ericksonschen Induktion.

12 Das ARE-Modell

Einleitung

Hypnose wird elizitiert, nicht induziert, obwohl der Vorgang »Induktion« genannt wird. Der Hypnotherapeut schafft eine Situation, in der es dem Patienten möglich wird, Trancekomponenten wie Veränderungen der Aufmerksamkeit und der Erlebensintensität, Dissoziation, Veränderungen der Reaktionsbereitschaft und der kontextuellen Definition der Situation zu aktivieren. Das Entstehen einer Verbindung zwischen einigen dieser Komponenten bringt Patienten dazu, über eine Trance zu berichten. Der Hypnotherapeut strukturiert die Induktion so, dass sich für den Patienten die beste Möglichkeit ergibt, Trancekomponenten zu verwirklichen. Eine flexible Struktur ist deshalb von großem Vorteil, weil sie es ermöglicht, die Induktion auf die Besonderheiten der Situation eines bestimmten Patienten abzustimmen. Insbesondere Klinikern, die sich erst seit Kurzem mit Hypnotherapie beschäftigen, wird empfohlen, ihre Arbeit mithilfe des ARE-Modells zu strukturieren.

Das ARE-Modell wurde dafür entwickelt, für Hypnose charakteristische Phänomene zu elizitieren. Die Vertiefungsphase eignet sich ganz besonders dazu, Veränderungen hinsichtlich der Aufmerksamkeit, des Gewahrseins und der Erlebensintensität zu realisieren. In der Vertiefungsphase kann man mithilfe hypnotischer Sprachmuster Induktionsziele fördern, um hypnotische Phänomene hervorzurufen. Hypnotische Sprachformen werden entwickelt und strategisch genutzt, um bestimmte Arten von hypnotischen Phänomenen zu elizitieren. Dies macht die Induktionsstruktur einem holografischen und damit rekursiven, mehrschichtigen Gebilde ähnlich.

In einigen der frühen Hologramme wurde ein Laserstrahl durch einen speziell behandelten Plastikfilm geleitet, der es dem Betrachter ermöglichte, ein dreidimensionales Bild zu sehen. Die Information in dem Plastikfilm war redundant. Ganz gleich, auf welchen Teil des Films der Laser gerichtet wurde, das Hologramm, das sichtbar wurde, war immer gleich.

Eine andere Metapher für die Induktionsstruktur ist die russische Matroschka, eine Puppe in einer Puppe in einer Puppe usw. Ähnlich werden Methoden zur Erschließung hypnotischer Phänomene sowohl in die ARE-Struktur als auch in die Techniken, die innerhalb dieser Struktur genutzt werden, rekursiv eingebettet.

Das ARE-Modell

Im Rahmen des von der Milton H. Erickson Foundation angebotenen Intensivtrainings vermitteln Brent Geary und ich eine dreigliedrige Prozedur, die als eine Art »Bühne« fungiert, auf der strategisch hypnotische »Requisiten« platziert werden können, die es ermöglichen, hypnotische Phänomene hervorzurufen. Entscheidet sich der Patient dafür, mit diesen Requisiten zu »spielen«, kann er in eine Trance gelangen. Die Struktur, in der die »Induktions«-Prozedur durchgeführt wird, nennen wir ARE-Modell, wobei A für A*bsorb* (vertiefen), R für R*atify* (ratifizieren/bestätigen) und E für E*licit* (elizitieren/hervorrufen) steht. Erickson benutzte das ARE-Modell häufig, um eine Induktion zu strukturieren. Das Modell ist aufgrund einer gründlichen Auseinandersetzung mit seinen Induktionen entstanden.

Therapeuten können das ARE-Modell sequenziell (also in der Reihenfolge der drei Begriffe) benutzen. Vertiefung (A) wird durch die Nutzung spezieller Werkzeuge und Techniken erreicht, die meist indirekter Art und auf eines oder mehrere Zielphänomene gerichtet sind, in der Regel darauf, die Aufmerksamkeit zu steuern und die Erlebensintensität zu modifizieren. Ratifizierungen (R) werden in einfachen deklarativen Sätzen angeboten, wobei es primär um die Verbesserung der Responsivität geht. Die Elizitationsphase (E) verläuft indirekter, weil es in ihr gewöhnlich darum geht, die Responsivität zu verbessern und eine Dissoziation hervorzurufen, was beides autonom (willensunabhängig) geschehen kann.

Das ARE-Modell ist ein Skelett, das erst durch seine Auskleidung mit »Fleisch« multidimensional oder multilateral wird.

Vertiefung

Es gibt Vertiefungswerkzeuge und Vertiefungstechniken. Die Techniken unterstützen die Werkzeuge und werden innerhalb der Struktur der Werkzeuge benutzt.

Absorb → Werkzeuge →
→ Techniken →
Ratify
Elicit

Vertiefungswerkzeuge können sowohl semitraditionell als auch ericksonianisch sein. Zu den semitraditionellen Induktionswerkzeugen zählen die Vertiefung in eine Empfindung, Wahrnehmung, Fantasie und/oder in hypnotische Phänomene. Erickson brach mit der Tradition und nutzte als Induktionswerkzeug oft natürlich auftauchende Erinnerungen. Weitere ericksonsche Vertiefungswerkzeuge sind die Förderung der Vertiefung in ein alltägliches Erlebnis, Utilisationsstrategien, sequenzierte und metaphorische Induktionen. Weil es in diesem Buch hauptsächlich um die grundlegenden Techniken geht, werden die drei letztgenannten fortgeschrittenen Techniken nicht umfassend beschrieben. Es wurde bereits erläutert, dass ericksonsche Techniken eine spezielle Charakteristik haben. Die Induktion wird durch sie zu einer Methode des Ansprechens therapeutischer Aspekte; sie ist also nicht nur ein Mittel, das den Patienten in eine Trance versetzen soll.

Der nachstehenden Liste semitraditioneller Werkzeuge folgen ericksonsche Techniken *in Kursivschrift*. Je weiter unten sie auf der Liste stehen, umso anspruchsvoller sind sie.

Absorb → Werkzeuge →

- Empfindung
- Wahrnehmung
- Fantasie
- hypnotisches Phänomen
- Erinnerung
- alltägliches Erlebnis
- Utilisationsstrategien
- sequenzierte Induktion
- metaphorische Induktionen.

Grundlegende Vertiefungstechniken

Um die Nutzung von Vertiefungswerkzeugen verständlicher zu machen, müssen zunächst die im Rahmen von Vertiefungswerkzeugen benutzten Vertiefungstechniken erläutert werden. Die drei wichtigsten Vertiefungstechniken sind: (1) die umfassende Beschreibung von Details; (2) die Nutzung der Sprache der Möglichkeiten; und (3) das Reden in Gegenwartsform. Diese drei Vertiefungstechniken sind nützlich, wenn man einem Patienten helfen will, Veränderungen der Aufmerksamkeit und der Erlebensintensität hervorzurufen; es handelt sich dabei um »Requisiten«, die auf der Bühne des Patienten platziert werden. Entscheidet er sich dafür, mit den Requisiten zu spielen, kommt es bei ihm zu Veränderungen hinsichtlich der hypnotischen Phänomene. Schauen wir uns einmal an, wie man die Vertiefungstechniken in Verbindung mit dem ersten Induktionswerkzeug – der Vertiefung in eine Empfindung (dies ist eine semitraditionelle Technik) – verwenden kann.

Absorb → Werkzeuge → Empfindung
→ Techniken → primär (Details/Möglichkeiten/Gegenwartsform)

Es folgt ein kurzes hypothetisches Beispiel für Vertiefungssprache, wobei die Empfindung von Wärme als Vertiefungswerkzeug fungiert. Man beachte, wie die Details angesprochen werden. Insbesondere die Verwendung von Möglichkeitswörtern und -phrasen wie »vielleicht« und »ich weiß nicht« ist von Interesse. Wichtig ist, dass die sprachlichen Äußerungen in Gegenwartsform präsentiert werden. Achten Sie insbesondere auf die Nutzung evokativer Sprachformen zur Strukturierung der Vertiefungsphase. Noch einmal sei darauf hingewiesen, dass diese Methoden in erster Linie das Gewahrsein und die Erlebensintensität verändern sollen. Eine weitere angestrebte Wirkung ist die Destabilisierung durch Nutzung einer ungewöhnlichen Syntax:

»Sie können es sich bequem machen ... und die Augen schließen, sodass Sie ... sich auf Empfindungen der Wärme konzentrieren können. Vielleicht können Sie sich zunächst auf die Wärme im Raum konzentrieren ... und vielleicht können Sie die Wärme in Ihren Händen spüren ... Und ich weiß nicht, ob Sie die Wärme auf den Oberflächen Ihrer Hände voll und ganz würdigen können ... Vielleicht wäre es aber auch interessanter, wenn Sie auf die Wärme Ihrer Handflächen achten ... Es könnte angenehm sein, wenn Sie die Wärme Ihrer Finger spüren ... Und wenn Sie erkennen, wie sich die Wärme entwickelt ...«

Vertiefungswerkzeuge

Indem der Hypnotherapeut während der Vertiefung Details und Möglichkeiten in Gegenwartsform beschreibt, orientiert er den Patienten strategisch auf das Erleben bestimmter hypnotischer Phänomene hin. Mithilfe der Vertiefungswerkzeuge und -techniken wird der Patient dazu angeregt, sein Gewahrsein zu verändern, seine Aufmerksamkeit eventuell nach innen zu richten und Dinge lebhafter oder weniger lebhaft zu erleben. Obwohl es in der Vertiefungsphase in erster Linie um Veränderungen des Gewahrseins und der Erlebensintensität geht, können auch dissoziationsfördernde Suggestionen und Anspielungen, die der Weiterentwicklung der impliziten Responsivität dienen, einbezogen werden. Wichtig ist, dass der Hypnotherapeut Möglichkeiten suggeriert, unter denen der Patient eine Wahl treffen kann; nicht die Befehle des Hypnotherapeuten sind für das Resultat der Arbeit entscheidend. Der Patient muss selbst aktiv werden, um die suggerierten Phänomene zu erleben. Der hypnotische Zustand tritt ein, wenn der Patient erlebte Teilphänomene des Trancezustands zusammenfügt.

Semitraditionelle Vertiefungswerkzeuge involvieren den Patienten in eine Empfindung, Wahrnehmung, Fantasie oder ein hypnotisches Phänomen. Insbesondere für Hypnoseanfänger empfiehlt es sich, ein bestimmtes Vertiefungswerkzeug zu wählen und es in der ganzen Vertiefungsphase zu benutzen. Nach der Darstellung der vier semitraditionellen Vertiefungswerkzeuge werden noch zwei weitere Werkzeuge beschrieben, die im Rahmen einer ericksonschen Induktion genutzt werden können. Wir schauen uns nun zunächst kurz die vier traditionellen Vertiefungswerkzeuge an. In unterschiedlichen Kombinationen sind diese vier Werkzeuge die Grundlage aller traditionellen, skriptbasierten Induktionen.

Empfindung:
Absorb → Werkzeuge → Empfindung

Der Patient kann in eine detaillierte Untersuchung jeder Empfindung vertieft sein, unter anderem von Empfindungen der Wärme und der Kälte, des Behagens und natürlich der Entspannung. Die Exploration kann auf Fakten basieren, sie kann in der Vorstellung stattfinden, und es kann sich um eine Kombination von beidem handeln. Die weiter oben vorgestellte hypothetische Wärmeinduktion ist ein einfaches Beispiel für Vertiefung in eine Empfindung.

Wahrnehmung:
Absorb → Werkzeuge → Empfindung
→ Wahrnehmung (innerlich oder äußerlich)

Der Therapeut kann den Patienten dazu anleiten, sich in eine innere oder äußere Wahrnehmung zu vertiefen, die zudem real oder imaginativ sein kann. Er kann den Patienten auffordern, die Augen zu schließen und sich eine bestimmte Form oder Farbe vorzustellen. Oder er kann den Patienten nach den Formen oder Farben fragen, die er sieht, wenn er die Augen schließt, und anschließend kann der Therapeut die hypnotische Induktion um diese Bilder aufbauen. Er kann auch in Gegenwartsform über Details oder Möglichkeiten sprechen. Es folgt ein hypothetisches *Beispiel:*

»Sie können die Augen schließen und hinter Ihre Augen schauen, wo Sie ein Kaleidoskop von Farben entdecken, und ich weiß nicht, ob es eine bestimmte Farbe, eine bestimmte Form gibt, die Sie besonders fasziniert, sodass Sie sich nun wirklich auf diese Form oder Farbe konzentrieren und realisieren, wie sie sich auf interessante Weisen bewegen und verändern kann …« Usw.

Der Patient kann durch die Instruktion, die Augen offen zu halten und sich auf einen Punkt an der Wand oder ein Objekt im Raum zu konzentrieren, in einen Zustand äußerer Vertiefung gelangen. Einige Menschen können mit offenen Augen Vorstellungsbilder projizieren; sie können sich eine Form oder Farbe an einer Wand vorstellen, obwohl sie in der Realität nicht vorhanden ist. Manche Patienten können sich sogar noch komplexere Dinge vorstellen. Erickson hat einmal eine Überraschungsinduktion für ein Kind entwickelt, indem er es dazu brachte, sich im Behandlungsraum ein Hundejunges vorzustellen.

Fantasie:
Absorb → Werkzeuge → Empfindung
→ Wahrnehmung
→ Fantasie

Fantasieinduktionen werden normalerweise durchgeführt, nachdem der Patient seine Augen geschlossen hat. Bei den meisten Fantasieinduktionen wird der Patient aufgefordert, sich vorzustellen, er befinde sich am Strand oder gehe auf einem Pfad. Jede Fantasie, auch eine mythische Reise, eignet sich für diesen Zweck. Vertieft sich der Patient in die Fantasie, werden hypnotische Phänomene realisiert.

Fantasieinduktionen machen es erforderlich, indirekte Suggestionen zu benutzen, um das Erleben des Patienten nahtlos zu geleiten. Außerdem ist es ratsam, häufig mit dem Patienten zu sprechen, um die konkreten Einzelheiten seines Erlebens zu beobachten und zu nutzen.

Im Falle der Strandszene könnte ein Therapeut suggerieren: »Sie können Ihre Augen schließen und sich vorstellen, Sie gehen am Strand entlang.« Anschließend würde der Hypnotherapeut in diesem Fall in Gegenwartsform Einzelheiten und Möglichkeiten suggerieren, die mit dem Spaziergang am Strand verbunden sind.

Beim Anbieten einer Fantasieinduktion ist es erforderlich, permissive Verben und die Möglichkeitssprache zu benutzen. Damit verständlich wird, warum dies ratsam ist, folgt nun ein Beispiel für eine schlechte Fantasieinduktion, die sich auf die Strandszene bezieht: »Sie können die Augen schließen. Sie können sich vorstellen, Sie sind am Strand. Sie gehen durch den Sand. Sie spüren die Wärme der Sonne. Sie spüren die Kühle der Brise. Nun gehen Sie zum Wasser. Sie liegen auf dem Sand ...« Weshalb ist diese Induktion nicht besonders gut? Weil es keinen Grund gibt zu glauben, dass diese direkten Suggestionen das Erleben des Patienten angemessen repräsentieren.

Nun werden wir uns einmal anschauen, was passiert, wenn man permissive Verben und die Möglichkeitssprache benutzt: »Vielleicht liegen Sie jetzt in der Sonne. Oder Sie gehen am Ufer entlang. Vielleicht können Sie in diesem Augenblick die Möwen sehen, wie sie über die Wellen fliegen. Sie könnten jetzt ins Meer springen, sich darin treiben lassen und die Kühle und den Auftrieb Ihres Körpers im Wasser spüren ...« Usw.

Bei Fantasieinduktionen ist es wichtig, in Einleitungsformulierungen permissive Verben wie »können«, »mögen«, »könnten« und Möglichkeitswörter oder -phrasen wie »vielleicht«, »Ich weiß nicht, ob ...«, »Es könnte sein, dass...« zu benutzen. Auf diese Weise können Sie genauer spiegeln, was der Patient tatsächlich erlebt. Sie können ihn mithilfe von permissiven Suggestionen in eine bestimmte Richtung orientieren, ohne dass er sich zu etwas gezwungen oder durch etwas eingeschränkt fühlte. Natürlich können Sie als Therapeut auch mit dem Patienten sprechen und auf seinen Äußerungen aufbauen.

Eine weitere gute Technik bei der Ausführung von Fantasieinduktionen besteht darin, dem Patienten Gelegenheit zu dissoziativen Erlebnissen zu geben. Ein Beispiel: »Wenn Sie auf das Meer schauen, was sehen Sie dann am Horizont?« Oder: »Wenn Sie auf das Meer schauen, welche Vögel sehen Sie dann dort?« Erklärt ein Klient während einer Fantasieinduktion im Gespräch, dass er am Strand spazieren geht, kann der Therapeut dem hinzufügen: »Während Sie am Strand spazieren gehen, wer kommt da auf Sie zu?« So ermöglicht der Therapeut dem Klienten die Aktivierung dissoziativer Phänomene in der Fantasie, was dazu führen kann, dass im Kontext der Fantasie plötzlich »etwas passiert«.

Hypnotische Phänomene:
Absorb → Werkzeuge → Empfinden
→ Wahrnehmung
→ Fantasie
→ hypnotische Phänomene

Abgesehen von der Methode, den Patienten in Gegenwartsform auf die Einzelheiten und Möglichkeiten einer Empfindung, Wahrnehmung oder Fantasie hin zu orientieren, kann ein Therapeut auch ein hypnotisches Phänomen als Induktionswerkzeug nutzen.

Viele hypnotische Phänomene können als Vertiefungswerkzeuge fungieren, auch die Armlevitation. Ein Beispiel dafür, wie Erickson Armlevitation und Altersregression als Induktionstechnik zu nutzen pflegte, enthält Zeig (1980, dt. 1995, dt. S. 114 f.).

Es folgt nun ein Beispiel für eine semitraditionelle Induktion, bei der das hypnotische Phänomen der Armlevitation als Induktionswerkzeug verwendet wird. Sie wurde in einem Grundlagenworkshop durchgeführt zu dem Zweck, die Methode zu demonstrieren.

Armlevitationsinduktion mit Harry: »Okay, ich möchte, dass Sie bei dieser Demonstration Ihre Hände leicht auf Ihre Beine legen, sodass Sie den Stoff Ihrer Hosen kaum spüren ... Und während Sie das tun, können Sie auf Ihre Hände schauen, erst auf die eine ... und dann auf die andere ... Und Sie können ... langsam Ihre Hände untersuchen ... und allmählich bemerken, dass eine Ihrer Hände ... nach oben strebt. Und Sie können neugierig sein und entdecken, welche Hand und welcher Arm sich zu heben beginnen ... Und nun sieht es so aus, als ob sich Ihre rechte Hand hebt. Und Ihre linke Hand kann sich langsam senken ... Und während sich Ihre rechte Hand und Ihr rechter Arm allmählich Schritt für Schritt erheben, können Sie ... Ihre Augen schließen ... damit Sie sich auf die interessanten und ungewöhnlichen Empfindungen des Sichhebens konzentrieren können ... Und während sich Ihre rechte Hand erhebt, können Ihre linke Hand und Ihr linker Arm sich senken und sich ... an Ihr Bein geschmiegt ein wenig entspannter fühlen. Und während sich die rechte Hand erhebt, kann sich die linke Hand weiter senken und entspannen ... Und dann merken Sie vielleicht, dass sich Ihre rechte Hand und Ihr rechter Arm heben wollen, sodass sich diese Hand nach oben zu Ihrem Gesicht hin bewegen kann und Sie dies, sobald sie Ihr Gesicht berührt, als persönliches Signal nutzen können, Harry, den Prozess der Entwicklung noch größeren Behagens in der Trance zu genießen ... Und diese köstlichen Empfindungen des Emporstrebens, die Sie erforschen können ... Und diese köstlichen Empfindungen der Leichtigkeit, die Sie erleben können, sodass Sie fortfahren können, die Fähigkeiten Ihres eigenen Geistes zu schätzen und sich von ihnen geleiten zu lassen ... Und lernen Sie einige der Dinge, die so nützlich sein und Ihnen zu mehr Behagen in Trance verhelfen können ... Und vielleicht bemerken Sie ungewöhnliche Bewegungsempfindungen ... die Art, wie sich die Finger drehen können, die Art, wie Ihr Handgelenk das Emporstreben empfindet ... Und dann ist da auch noch diese andere Bewegung, weil Sie die ganze Zeit über stärker in die aufkommenden Empfindungen der Trance zurückstreben können [Harry hat seinen Kopf bewegt] ... Und etwas Interessantes, das Sie entdecken können; etwas Interessantes, das Sie lernen können; und noch etwas Interessantes, das Sie erleben können, ist, dass es Ihnen einen Augenblick lang so scheinen mag, als ob Ihre rechte Hand erstarrt, und dass es Ihnen, obwohl Sie möchten, dass Ihre rechte Hand Ihr Gesicht berührt, so scheinen mag, als ob Ihre rechte Hand ein wenig gelähmt und nicht in der Lage ist, die Bewegung zu vollenden ... Und das zu wissen kann interessant und ein merkwürdiges Gefühl sein ... Und achten Sie darauf, dass sich Ihre rechte Hand und Ihr rechter Arm irgendwie erstarrt anfühlen können. Das könnte ein wenig emotional und ungewöhnlich sein. Aber Sie können entdecken, wenn Ihre linke Hand und Ihr linker Arm sich zu erheben beginnen ... Und wenn Ihre linke Hand Ihre rechte Hand berührt, dann kann Ihre rechte Hand frei ihre Reise fortsetzen ... Und entdecken Sie, wie sich diese rechte Hand bewegen will, sodass Sie wirklich Ihr eigenes Gefühl, Behagen zu entwickeln, verstärken können ... Und bei alldem kann Ihr Körper sich wirklich behaglich fühlen, während Ihre Hände und Arme die Leichtigkeit und das interessante fließende Gefühl erleben können ...

Und die andere Haltung Ihrer Finger, die ungewöhnliche Haltung Ihrer Hände, Ihr Gefühl, desorientiert zu sein, nicht zu wissen, wo im Raum sich Ihre Hände und Arme befinden, und Ihre angenehme Erwartung, wie es sein könnte, wenn diese Hand ... Ihre linke Hand die rechte berührt ... fast, aber noch nicht ganz, fast ... So ist es gut ... Und dann kann die rechte Hand ihre Bewegung fortsetzen, sodass sie wirklich die Empfindung des Behagens entwickeln kann ... und dann, während sich Ihre linke Hand erhebt, kann sich Ihre linke Hand wieder senken, sodass eine Art Wechselbewegung entsteht ... und wie sich das Handgelenk beugen und sich das Emporsteigen Ihrer rechten Hand und Ihres rechten Arms fortsetzen kann. So ist es gut. Und dann ist da noch diese ruckartige Bewegung, während Sie sich leicht atmen lassen und dieses persönliche Behagen noch mehr genießen. Und Sie erleben die Erkenntnis, dass Sie einige wertvolle Dinge über Ihre Trancefähigkeiten lernen. Und Sie brauchen nicht darauf zu achten, wie sich Ihr Atemrhythmus verändert hat; und wie sich Ihr Schluckreflex verändert hat; und wie sich der Puls Ihres Erlebens, den ich an Ihrem Hals ablesen kann, verändert hat. Fast, aber noch nicht ganz ... so ist es gut ... Es kann ein so köstliches Erlebnis sein, ein so angenehmes Erlebnis, wenn Ihre Hände einander begegnen, wenn Ihre Hände in Kontakt treten und Sie leicht atmen und wirklich loslassen ... So angenehm, so interessant ... Und noch einmal, Harry, da ist nicht diese normale Neigung, dass Sie einfach Ihr Gesicht berühren und ... Ihre Hände auf dem Schoß ruhen lassen ... Und erkennen, dass Sie, wenn die rechte Hand zur Ruhe kommt und den Stoff der Hose auf Ihrem Bein berührt, allmählich zurückkehren können. Sie können zurückkehren, indem Sie einen oder zwei oder drei leichte Atemzüge tun. Kehren Sie vollständig hierhin zurück, jetzt, hier, ganz und gar hier. Atmen Sie einfach ein- oder zwei- oder dreimal leicht, und kehren Sie dann zurück, und öffnen Sie die Augen, völlig ausgeruht und erfrischt und voller Energie und ganz und gar hellwach. Hallo!

Wie war das für Sie?« (Es folgte ein Gespräch mit Harry und den übrigen Kursteilnehmern.)

Die Armlevitation zu nutzen hat einige Vorteile. Erstens wird der Klient, wenn man mit einer Armlevitation beginnt, sofort auf das Erleben des Phänomens der Dissoziation hin orientiert. Besteht ein Ziel der Arbeit darin, ein dissoziatives Erlebnis hervorzurufen, wie es oft bei einer Schmerzbehandlung der Fall ist, dann bereitet die anfängliche Nutzung einer Armlevitation zukünftigen konstruktiven dissoziativen Erlebnissen den Weg.

Traditionelle Induktionen beinhalten eine Kombination der ersten vier Induktionswerkzeuge. Nach der Induktion kann eine Vertiefungsmethode benutzt werden, die zu einer Challenge-Suggestion führt, wie in Kapitel 7, im Zusammenhang mit der traditionellen Hypnose erläutert wurde. Im Gegensatz dazu kann einer ericksonschen Induktion eine Ratifizierungsphase folgen. Bevor hier ein weiteres ericksonsches Vertiefungswerkzeug vorgestellt wird, werden nun zunächst die Ratifizierungsphase und die Orientierung auf die Elizitationsphase hin erläutert.

Bei Therapeuten, die sich an Erickson orientieren, gibt es keine separate Ratifizierungsphase. Ich persönlich nutze die Ratifizierung in fast allen meinen Induktionen. Dies entspricht dem, was ich von Erickson gelernt habe, der die Ratifizierung häufig zur Förderung der impliziten Responsivität nutzte.

Ratifizierung

In der Ratifizierungsphase bestätigt der Hypnotherapeut mithilfe einer Folge einfacher deklarativer Sätze die Trance. Dies kann durch die Spiegelung von Veränderungen geschehen, die beim Patienten nach dem Vertiefungsprozess eingetreten sind. Wichtig ist, dass der Therapeut bei der Ratifizierung nicht mehr Möglichkeiten, sondern Tatsachen beschreibt. In der Ratifizierungsphase spricht er nicht mehr in der Möglichkeitsform, sondern bevorzugt die vollendete Vergangenheit. Er leitet die Ratifizierungsphase mit einer Formulierung ein, die ich von Erickson gelernt und im Laufe meiner Tätigkeit Hunderte von Malen wiederholt habe:

»Während ich mit Ihnen geredet habe, haben sich einige Dinge verändert …«

Daran schließt sich eine Auflistung der Veränderungen an, die von Beginn der Vertiefungsphase bis zum Beginn der Ratifizierungsphase aufgetreten (oder wahrscheinlich aufgetreten) sind. Der Therapeut geht dabei auf Aspekte der hypnotischen Konstellation ein, die beim Patienten sichtbar geworden sind, und spiegelt sie in einfachen Aussagesätzen. Ein Beispiel:

»Während ich mit Ihnen geredet habe, haben sich einige Dinge verändert.

- Ihre Atemgeschwindigkeit hat sich verändert.
- Ihr Puls, den ich an Ihrem Hals beobachten kann, hat sich verändert.

- Ihr Schluckreflex hat sich verändert.
- Ihr Muskeltonus hat sich verändert.
- Ihre Körperempfindungen könnten Ihnen verändert vorkommen.
- Meine Stimme könnte näher klingen.«

In der Regel konzentriert man sich als Therapeut zunächst auf die offensichtlichen Verhaltensänderungen, die eintreten, wenn die Trance des Patienten tiefer wird. Man kann sich aber auch auf Erlebnisse beziehen, die mit hoher Wahrscheinlichkeit eingetreten sind.

Das eigentlich Wichtige ist die Implikation, die mit der Ratifizierungsaussage verbunden ist. Im Kontext der Induktion sind drei wichtige Implikationen möglich: Der Patient reagiert; seine Reaktionen sind »hypnotische« Veränderungen; und die Veränderungen bedeuten, dass der Patient die hypnotischen Entwicklungen korrekt erlebt. Häufig ratifizierte Verhaltensweisen sind die als Bestandteile der hypnotischen Konstellation genannten.

Nach der Ratifizierungsphase initiiert der Therapeut, basierend auf dem »R&R« der ericksonschen Hypnose, auf dem Elizitieren der *R*esponsivität mit dem Ziel, *R*essourcen zu elizitieren – die Elizitationsphase. Dissoziation kann sowohl eine Reaktion als auch eine Ressource sein.

Elizitation
Absorb
Ratify
Elicit

Die Elizitationsphase hat drei Aspekte, die im Folgenden nacheinander erläutert werden:

1. Elizitieren von Dissoziation
2. Elizitieren von Responsivität
3. Elizitieren von Ressourcen.

Elizitieren von Dissoziation

Dissoziation kann mithilfe von suggestiven Techniken elizitiert werden. Beispielsweise kann ein Hypnotherapeut zu diesem Zweck folgende Suggestion anbieten: »Es mag Ihnen so scheinen, als ob Sie ein körperloser Geist sind, der im Raum und in der Zeit treibt.« Erickson benutzte nach dem Ratifizieren der Trance häufig solche Suggestionen. Außerdem kann man großzügig Dissoziationsaussagen einstreuen. Dissoziation kann aber auch eine Begleiterscheinung elizitierter hypnotischer Phänomene sein, beispielsweise einer Armlevitation, einer Katalepsie sowie von positiven und negativen Halluzinationen, die alle subjektiv mehr oder weniger auf Dissoziation basieren. Elizitierte hypnotische Phänomene fördern das dissoziative Erleben, weil es ein integraler Bestandteil jedes hypnotischen Phänomens ist.

Weil die dissoziativen Erlebnisse mit den hypnotischen Phänomenen verbunden sind, kann der Patient die Dissoziation als etwas wahrnehmen, das »gerade geschieht« und/oder das sowohl »ein Teil des Erlebnisses als auch von ihm getrennt« (»a part of« and »apart from«) ist. Dissoziation ist auch eine Grundlage impliziter Responsivität.

Abgesehen davon, dass sie die Entwicklung hypnotischer Zielphänomene verstärkt, ist Dissoziation auch eine Plattform für die anschließende Entwicklung von Trancephänomenen und für die eigentliche therapeutische Arbeit. Da es in diesem Buch um die Grundlagen der Induktion geht, wäre es verfehlt, sich in die Möglichkeiten der therapeutischen Nutzung von Hypnose zu vertiefen. Schaut man sich jedoch die verschiedenen Arten psychischer Probleme an, stellt man fest, dass die Dissoziation bei allen eine mehr oder weniger wichtige Rolle spielt. Psychische Probleme basieren auf Dissoziation. Ein Patient klagt: »Meine Depression ist gerade entstanden.« Und ein Patient mit starkem Übergewicht sagt: »Ich habe den Teller doch nur kurz angeschaut, da war er schon leer.« Oder ein verheirateter Patient klagt: »Ich weiß nicht, wie es dazu gekommen ist, aber plötzlich habe ich meinen Ehepartner angebrüllt.«

Man kann Dissoziation aber auch aus einer völlig anderen Perspektive sehen – nämlich aus der, dass bestimmte Ressourcen dissoziiert sind. Ein Patient kann in einem bestimmten Lebensbereich über erstaunliche Fertigkeiten verfügen und sich in anderen Bereichen wie ein völliger Versager fühlen. Jemand kann im Sport sehr selbstbewusst auftreten, sich aber in sozialen Situationen passiv verhalten. Es ist nicht von Nutzen, dass wir einem Patienten erklären, wenn er in einem bestimmten Lebensbereich selbstbewusst auftreten könne, könne er diese Eigenschaft auch in anderen Bereichen für sich nutzen. Die Ressourcen eines solchen Patienten sind dissoziiert. Eine Therapie kann ihn dann dazu bringen, spontan zu seinen Ressourcen in Verbindung zu treten und sie konstruktiv zu nutzen.

Weil Probleme und Ressourcen auf Dissoziation basieren, kann die Lösung des Problems in einer konstruktiven Nutzung von Dissoziation bestehen. Patienten können plötzlich verborgene Ressourcen entdecken, die zu einer Veränderung führen oder sie dazu bringen, sich effektiver um die Bewältigung ihrer Probleme zu bemühen. Deshalb benutzt man Dissoziation in diesem Stadium sowohl, um die Manifestation hypnotischer Phänomene zu verstärken, als auch, um den Übergang zu therapeutischen Aktivitäten zu gestalten.

Elizitieren von Responsivität

Nachdem der Therapeut die Dissoziation elizitiert hat, entwickelt er die Responsivität weiter. Im folgenden Beispiel sagte Erickson nach der Vertiefungsphase zu einem Patienten: »Wenn ich das nächste Mal das Wort ›jetzt‹ sage, können Sie die Augen jetzt schließen.« Indem der Therapeut den Patienten dazu bringt, auf eine unerwartete Suggestion zu reagieren, stärkt er seine Reaktionen auf offene und implizite Direktiven. Zu den wichtigsten Funktionen der Hypnose zählt, ein gutes Klima für Kooperation zu schaffen. Es mag ein wenig banal klingen, aber man könnte sagen: So wie man im Leben nie genug Liebe bekommen kann, kann die implizite Responsivität, die man in Hypnose erreichen kann, nicht zu stark sein. Die Induktionsphase dient der Entwicklung der Responsivität hinsichtlich impliziter Suggestionen.

Man könnte das Entwickeln der Responsivität mit einem Klopfen an die Tür des Unbewussten eines Menschen vergleichen. Wenn der Patient auf implizite Direktiven anspricht und dadurch zur unbewussten Verarbeitung in Kontakt tritt, ist es, als würde er sagen: »Treten Sie nur ein in mein Wohnzimmer. Ich würde mich freuen, wenn Sie mir beim Umstellen der Möbel helfen würden.«

Man kann die Responsivität auf viele verschiedene Arten verbessern. Der Therapeut kann dabei auch hypnotische Sprachformen einfließen lassen, die teilweise dazu dienen, die Responsivität zu verstärken. Außerdem kann er strategisch hypnotische Erlebnisse und hypnotische Phänomene elizitieren. Im Übrigen findet er in dieser Phase meist etwas über bestehende Widerstände heraus und entwickelt Möglichkeiten, sie zu nutzen.

Elizitieren von Ressourcen

Sobald der Therapeut anfängt, Reaktionen zu elizitieren, insbesondere solche, die sich auf minimale Hinweise beziehen, ist der Prozess der »Induktion« vorüber. Das Elizitieren von Ressourcen ist Bestandteil der eigentlichen Hypnotherapie. Vorher muss die Responsivität entwickelt worden sein. Die Induktion dauert so lange, bis es gelungen ist, auf der psychologischen Ebene die Responsivität von Klient und Therapeut hinsichtlich der impliziten Botschaften maximal zu entwickeln. Sinn und Zweck der Induktion ist es primär, die Voraussetzungen für die anschließende Therapie zu schaffen. Will der Therapeut Techniken benutzen, welche die psychische Ebene ansprechen – beispielsweise Metaphern, Anekdoten oder Symbole –, um dem Patienten zu helfen, die für Veränderungsprozesse charakteristischen Phänomene hervorzurufen, bereitet die Induktion ihm den Weg, indem sie indirekt Reaktionen auf der psychischen Ebene hervorruft.

Grundsätzlich kann der Therapeut mithilfe von indirekten Methoden wie Anekdoten und Metaphern Ressourcen des Patienten aktivieren, die vorher nicht zugänglich waren. Beispielsweise verfügen Patienten mit einer spezifischen Phobie wie Angst vor dem Fliegen wahrscheinlich über viele Ressourcen, die es ihnen ermöglichen, sich in Situationen wohlzufühlen, die andere als schwierig empfinden. So könnten Sie über eine besondere Begabung darin verfügen, in der Öffentlichkeit zu sprechen. Oft besteht die Arbeit des Therapeuten darin, Patienten durch die Hypnotherapie zu helfen, »aufzuwachen« und schlafende Ressourcen zu erschließen.

Phänomene

Vier Arten von Phänomenen spielen in der Hypnotherapie eine Rolle: diejenigen, die das Problem zum Ausdruck bringen; diejenigen der Hypnose; diejenigen der Lösung; und diejenigen des Therapeuten. In der Assessmentphase identifiziert der Therapeut die für den Patienten spezifischen Komponenten des jeweiligen Symptoms. Nehmen wir an, ein Patient kommt wegen einer Depression zur Behandlung. Man kann eine Depression als ein erlebtes Phänomen verstehen, das Komponenten umfasst, welche eine Innenfokussierung der Aufmerksamkeit, Negativität, eine Orientierung auf die Vergangenheit hin, Inaktivität, Hoffnungslosigkeit, Anhedonie und einen Mangel an als sinnvoll empfundenen Zielen umfasst.

Während der Induktion schafft der Therapeut Raum für eine neue Art von Phänomenen – die Phänomene der Hypnose –, ein Amalgam aus Veränderungen der Aufmerksamkeit, der Erlebensintensität, der Dissoziation, der Reaktionsweise und der Kontextdefinition. Man kann die Auffassung vertreten, dass ein Patient, wenn er einmal in die Lage versetzt worden ist, die Phänomene, die er erlebt, zu verändern, dies auch nochmals tun und dann eine noch positivere Richtung einschlagen kann.

In der therapeutischen Phase der Hypnose (der Phase der Ressourcen-Elizitation) versucht der Therapeut, dem Patienten zu helfen, den für die Lösung entscheidenden Phänomenen Raum zu geben. Beispielsweise sind für das Erleben von Glück eine stärkere Außenorientiertheit sowie eine positivere, aktivere und hoffnungsvollere Einstellung und konstruktive, zukunftsorientierte Ziele charakteristisch. Alle depressiven Patienten kennen diese Komponenten aus früheren Lebensphasen und benötigen deshalb keine direkten Ratschläge, die ihnen helfen, sie wieder zu erreichen. Der Hypnotherapeut arbeitet daran, derzeit schlafende Komponenten zu wecken. Eine gute Regel für soziale Interventionen lautet: »Behandle keine Kategorien, sondern elizitiere Komponenten.« Wenn die Komponenten elizitiert werden, schafft der Patient die Kategorie selbst.

Die Phänomene, die der Therapeut erschließt, können produktive Veränderungen initiieren. Die flexiblen »Zustände«, die der Therapeut erschließen kann, sind für den Heilungsprozess sehr wichtig.

In diesem Sinne kann man die hypnotische Induktion als Brücke zwischen dem Reich des Problems und dem Reich der Lösungen verstehen. Der Patient kommt im »Rückwärtsgang« in den Therapieraum, verstrickt in die Phänomene des Problems und nicht in der Lage, in das Reich der Lösungen zu reisen. Der Hypnotherapeut elizitiert dann Trancephänomene, sodass der Patient sich empirisch in eine »neutrale« Position begeben kann – in den Zustand der Hypnose. Dann hilft der Therapeut dem Patienten, den »ersten Gang« einzulegen, nämlich eine adäquate Veränderung oder Bewältigung zu realisieren. Die höheren »Gänge« ermöglichen es dem Patienten, so zu »beschleunigen«, dass er zufriedener wird, und versetzen ihn in die Lage, Ressourcen, die vorher brachlagen, zur Verbesserung seiner Lebenssituation zu nutzen.

Hinsichtlich der Wahrnehmung der Hypnose gibt es ein merkwürdiges Paradox. Man unterstellt ihr oft eine einschläfernde Wirkung, die Hypnotisierte angeblich in einen »Zustand« des Nichtgewahrseins versetzt. In Wahrheit jedoch weckt Hypnose schlafende Potenziale. In der Induktionsphase arbeitet der Therapeut daran, Aspekte hypnotischer Phänomene aufzuwecken; und in der Therapie arbeitet er an der Aktivierung brachliegender Ressourcen.

Nachdem wir nun die Beschreibung der Facetten eines Prozesses hypnotischer Induktion im Stile Ericksons abgeschlossen haben, können wir uns wieder den Vertiefungswerkzeugen zuwenden und sie um zwei weitere ericksonsche Perspektiven ergänzen. Wir werden uns mit der Vertiefung in eine natürlich auftretende Erinnerung und mit frei entwickelten Induktionen befassen.

Traditionelle und ericksonsche Vertiefungsstrategien
Absorb → Werkzeuge → Empfindung
→ Wahrnehmung
→ Fantasie
→ hypnotische Phänomene
→ natürlich auftretende Erinnerung (ericksonsche Strategie)

Als ich Milton Erickson das erste Mal besuchte, hatte ich zwar in meiner Ausbildung schon ericksonsche Methoden kennengelernt, mich aber hauptsächlich mit semitraditionellen Techniken befasst. Anfangs verstand ich nicht, warum Erickson über eine alltägliche Situation aus der Kindheit sprach, um eine Hypnose zu induzieren. Als ich das erste Mal die Frühe-Lernhaltung-Induktion miterlebte, in der Erickson eine natürlich auftretende Erinnerung als Induktionswerkzeug benutzte, dachte ich: »Das ist doch keine Hypnose!« Damals glaubte ich noch, eine Hypnose entstehe nur, wenn man einen Patienten auffordere, auf einen Punkt an der Wand zu schauen, während man sage: »Ihre Augen werden schläfrig und werden sich schließen.« Erst später wurde mir klar, dass das, was Erickson entwickelt hatte, gegenüber dem traditionellen Induktionsmodell ein deutlicher Fortschritt war.

Es folgt ein Beispiel für Ericksons Frühe-Lernhaltung-Induktion, die ich in einem Grundlagenworkshop in Singapur als Gruppeninduktion benutzte. Ich werde erklären, warum die Nutzung einer natürlich auftretenden Erinnerung als Vertiefungswerkzeug einen deutlichen Vorteil beinhaltet.

Die Frühe Lernhaltung: Induktion für eine Gruppendemonstration

Diese Gruppendemonstration fand am zweiten Tag eines Grundlagenworkshops in Singapur statt. Ihr Sinn und Zweck war die Vorstellung des ARE-Formats anhand einer natürlich zutage tretenden Erinnerung. Es handelt sich dabei um eine Anwendung von Ericksons Frühe-Lernhaltung-Induktion mit einigen Zusätzen und Modifikationen.

»Machen Sie es sich bequem. Anschließend können Sie Ihre Hände leicht und in offener Haltung auf Ihrem Schoß ruhen lassen. Sie können sich auf Ihre Art innen verschließen ... indem Sie Ihre Augen schließen ... Und während Sie die Augen schließen und nach innen gehen, kann ich Sie an bestimmte Dinge erinnern ... Als Sie in die Schule kamen, war es für Sie sehr schwer, die Buchstaben des Alphabets und die Zahlen zu lernen ... Und als Sie die englischen Buchstaben und Zahlen zu lernen anfingen, war das für Sie schrecklich schwer. Da gab es die Kleinbuchstaben und die Großbuchstaben und merkwürdige Schnörkellinien: Wo auf die kurze, gerade Linie haben Sie den Halbkreis für das ›d‹ und das ›b‹ und das ›p‹ gesetzt? Haben Sie einen Punkt auf das ›t‹ und einen Querstrich auf das ›i‹ gezeichnet? Und wie viele Höcker hat ein ›n‹ und wie viele ein ›m‹? Und ist die ›2‹ eine umgekehrte ›5‹? Und ist eine ›3‹ ein ›n‹, das auf der Seite steht?

Und dann war da ein Lehrer ... Und der Lehrer hat vielleicht zu Ihnen gesagt: ›Mache leichte, fließende Bewegungen. Konzentriere dich auf das, was du im Moment tust. Bleibe innerhalb der Hilfslinien. Wenn du genug übst, wirst du lernen, wie man das leicht hinbekommt.‹

Und langsam und allmählich haben Sie, obwohl Ihnen das gar nicht bewusst war, geistige und visuelle Bilder von den Buchstaben und Zahlen entwickelt. Und diese geistigen und visuellen Bilder wurden irgendwo in den Milliarden und Abermilliarden von Gehirnzellen gespeichert und werden dort Ihr ganzes Leben lang bleiben.

Und während ich hier mit Ihnen spreche, treten gewisse Veränderungen ein, während Ihr Körper sich auf den Ruhezustand einstellt. Ihr Atemrhythmus verändert sich; und der Puls Ihres Erlebens verändert sich. Und auch die Art, wie Sie Ihren Körper erleben, kann sich verändern; es kann sich für Sie so anfühlen, als ob Ihre Füße weiter von Ihrem Kopf entfernt sind; und Sie können das Gefühl bekommen, dass Ihre linke Schulter weiter von der rechten entfernt ist.

Und bei alldem könnte es für Sie so scheinen, als ob Sie irgendwie ... irgendwo im Nirgendwo sind, ein intelligentes Wesen an einem ungreifbaren Ort, wo es weder Oben noch Unten ... weder Richtig ... noch Falsch gibt, mitten im Nirgendwo ... Und es kann so schön sein, wenn Sie einfach leicht atmen und sich wirklich als mitten im Nirgendwo erleben ... Und irgendwie kann meine Stimme Ihnen folgen, wohin auch immer im Raum und in der Zeit Sie gehen mögen. Und Sie können ... meine Stimme mitten im Nirgendwo erleben ... und die Empfindungen, so interessant, so eigenartig ... Und die Erinnerungen ... so merkwürdig, so interessant ... Erinnerungen, die mit dem Erlernen des Buchstabenschreibens zusammenhängen. Und je wohler Sie sich fühlen, umso leichter können Sie sich erinnern. Und je leichter Sie sich erinnern können, umso vollständiger können Sie gewisse Erinnerungen erleben.

Und es mag Ihnen so scheinen ... irgendwie mag es so scheinen, als ob diese Erinnerungen zum Leben erwachen können, sodass Sie ... diese Erinnerungen, die mit dem Erlernen der Buchstaben zusammenhängen, wirklich erleben können ... Und ich werde jetzt einen Augenblick still sein, damit Sie wirklich nach innen gehen können, damit Sie in aller Ruhe erforschen ... und sich wirklich erinnern können ... erinnern daran, dass Ihr Körper und Geist ... ein denkwürdiges Erlebnis mitten im Nirgendwo genießen können ...

Und gleich werde ich Sie bitten, wieder zurückzukommen. Ich möchte, dass Sie bald wieder völlig ins Hier und Jetzt zurückkehren ... Und ich möchte, dass Sie sich frei fühlen können ... und von diesen denkwürdigen Erlebnissen mit zurückbringen, was Sie wollen ... und sich wieder voll und ganz hierhin zurückversetzen, völlig in das Hier und Jetzt zurückkehren ... Sie können einfach ein- oder zwei- oder dreimal leicht atmen ... einfach ein- oder zwei- oder dreimal leicht atmen. Und dann können Sie sich sanft dehnen und hierhin zurückkehren, völlig ausgeruht und voller Energie, ganz und gar hellwach ... überall. Hallo.

Bei dieser Induktion fungierte eine natürlich auftauchende Erinnerung als Vertiefungswerkzeug. Die Methode bestand in der Vertiefung in die Details und Möglichkeiten beim Erlernen des Schreibens von Buchstaben und Zahlen in Gegenwartsform. Welchen Vorteil bietet diese Methode gegenüber den traditionellen Techniken?

Dass sie von Vorteil ist, hat vier Gründe, die im folgenden beschrieben werden.

1) Induktion als Methode, nicht nur als Mittel

Vergegenwärtigen Sie sich das letztendliche Ziel. Warum wenden wir überhaupt Hypnose an? Welches Ziel verfolgen wir damit? Wir wollen

Ressourcen aktivieren, die dem Patienten helfen, sich zu verändern oder mit Problemen besser fertigzuwerden. Wo befinden sich die Ressourcen? ... Natürlich im Gedächtnis bzw. in den Erinnerungen. Wenn man förderliche und therapeutisch nützliche Erinnerungen elizitieren und reassoziieren will, ist eine Induktion vorteilhaft, die dem Klienten hilft, lange vergessene Erinnerungen zu reaktivieren und so zu reorganisieren, dass eine konstruktive Veränderung des »Zustandes« möglich wird, was im Falle einer Induktion bedeutet, dass man eine Trance erreicht.

Ericksons Hervorhebung der Induktion war in der Geschichte der Hypnose eine völlig neue Entwicklung. Er nutzte die Induktion auf eine Weise, wie es vor ihm noch niemand getan hatte. Die Induktion wurde durch ihn zu einer Methode der Hinorientierung auf die nachfolgende Therapie und sogar zu einer Methode therapeutischen Arbeitens. Ihre Funktion war nicht mehr nur, Patienten in Trance zu versetzen, sondern sie war eine Art Vorstufe zur Therapie, die dazu diente, die für die Therapie erforderlichen Ressourcen zu aktivieren. Die Induktion schuf einen Kontext, in dem später die Therapie stattfand.

Vor Milton Erickson hatte die hypnotische Induktion mit der eigentlichen Therapie nicht viel zu tun. In der traditionellen hypnotischen Praxis führte man zuerst eine Induktion durch, und anschließend fand die Therapie statt. Die Induktion war nichts weiter als ein Mittel, mit dessen Hilfe man den Patienten in Trance versetzen konnte; die anschließende Therapie war etwas völlig anderes. Ein Hypnotherapeut konnte eine Induktion durchführen, indem er den Patienten auf einen Punkt an der Wand starren ließ und in gleichzeitig aufforderte, sich zu entspannen. Später bot er dem Patienten eine therapeutische Suggestion an, die mit der Induktion nicht das Geringste zu tun hatte.

Bei Erickson war die Induktion auf die anschließende Therapie abgestimmt. Er dachte strategisch. Die Induktion ging fließend in die Therapie über. Man könnte den Vorgang mit der Auswahl der Kleidungsstücke, die man trägt, vergleichen, die ja zusammenpassen sollen. Man würde kaum ein Hemd mit großen Punkten zu einer karierten Hose tragen, weil das nicht zusammenpassen würde. Man würde die verschiedenen Kleidungsstücke aufeinander abstimmen. Wenn es in der Therapie um die Reaktivierung von Ressourcen gehen soll, muss sich die Induktion mit Erinnerungen befassen.

Es gibt aber noch andere Vorteile einer Nutzung der Induktion als Vertiefungswerkzeug.

2) Verstärkung der Aktivierung

Die Frühe-Lernhaltung-Induktion wirkt aktivierender als die traditionellen Induktionsverfahren, weil es sich bei ihr um Parallelkommunikation handelt. Es geht dabei um Mehrebenenkommunikation, bei der die Empfänger der Botschaft selbst aktiv werden müssen, um den in der Kommunikation enthaltenen persönlichen Sinn zu erschließen. »Warum spricht er über diese Erinnerung? Was bedeutet sie für mich? Was hat das alles mit meinem Problem zu tun? Und was hat es mit Hypnose zu tun?« Der Patient muss die Verpackung entfernen, um die darin verborgenen Dimensionen der Botschaft zu entdecken. Mehrebenenkommunikation erhöht die Kommunikationsdichte, und je dichter die Kommunikation ist, umso aktiver wird der Empfänger der Botschaft, um herauszufinden, welchen Sinn sie für ihn persönlich hat. Dichtung ist sehr dichte Kommunikation. Das Gleiche gilt für Filme. Einzelne Elemente, darunter auch die Sprache der Hypnose, kann man in die Frühe-Lernhaltung-Struktur einbetten, um sie zu verdichten.

3) Säen

Ein weiterer multilateraler Aspekt der Frühe-Lernhaltung-Induktion ist, dass zukünftige Ziele schon zu einem frühen Zeitpunkt während der Induktion auf subtile Weise ausgesät werden können. Noch einmal sei hier darauf hingewiesen, dass es beim Säen darum geht, sich direkt oder versteckt auf ein zukünftiges Ziel zu beziehen.

Jeder große Bühnendichter gibt seinem Publikum kleine Hinweise, die preisgeben, in welche Richtung sich sein Drama entwickelt. Anton Tschechow sagte einmal im Scherz, wenn ein Bühnenvorhang sich öffne und auf dem Kaminsims liege eine Pistole, werde mit Sicherheit im dritten Akt jemand erschossen.

Große Komponisten säen schon in der Ouvertüre ein Thema, so wie Richard Wagner es in seinen Opern getan hat. Beethoven säte im 1. Satz seiner Fünften Sinfonie gleich zu Beginn ein Thema, das er im gesamten Verlauf des Satzes variierte. Diese Methode scheint dem menschlichen Ohr zu gefallen.

Sozialpsychologen haben Hunderte von Untersuchungen über den Priming-Effekt durchgeführt, die alle demonstrieren, wie durch

Priming psychische Repräsentationen entstehen, die das Verhalten eines Menschen in eine bestimmte Richtung lenken. Ich vermute, dass Erickson das Säen in die Therapie einbezogen hat, weil er sehr belesen war. Ihm war klar, dass er das Vorankündigen zukünftiger Entwicklungen sehr vorteilhaft einsetzen konnte, wenn doch auch Shakespeare und Spielberg dies getan hatten.

Würde es beispielsweise in der späteren Therapie darum gehen, die Selbstsicherheit des Patienten zu stärken, konnte die Idee, Buchstaben mit bestimmten Strichen aufs Papier zu bringen, in die Frühe-Lernhaltung-Induktion eingebettet werden. Würde es später in der Therapie um Gefühle der Angemessenheit gehen, konnte man in der Induktion das Konzept des adäquaten Schreibens von Buchstaben säen.

4) Der konversationelle Charakter der Induktion

Die Frühe-Lernhaltung-Induktion ist beiläufig und konversationell. Und weil sie nicht bedrohlich wirkt, entsteht geringerer Widerstand gegen sie. Sie wirkt unspektakulärer als Spiralen auf sich drehenden Scheiben und hypnotisch induzierte Ohnmachtsanfälle. Bei diesem Induktionsverfahren treten äußere dramatische Effekte in den Hintergrund, und die inneren dramatischen Vorgänge gewinnen an Bedeutung. Am wichtigsten ist die Aktivierung des hypnotisierten Patienten.

Freistilinduktionen

Es gibt zahlreiche ericksonsche Vertiefungstechniken, die man zur Weiterentwicklung von Induktionen benutzen kann. Doch wir werden uns hier nur noch mit einer weiteren beschäftigen: der Entwicklung von Induktionen mithilfe alltäglicher Erlebnisse.

> Ericksonsche Vertiefungsstrategien: Normale Alltagserlebnisse
> Absorb → Werkzeuge → Empfindung
> → Wahrnehmung
> → Fantasie
> → hypnotische Phänomene
> → natürlich auftauchende Erinnerung (ericksonsche Strategie)
> → alltägliches Erlebnis (ericksonsche Strategie)

Sobald es dem Therapeuten gelungen ist, die angestrebten Phänomene hervorzurufen, kann er mit der Entwicklung von Freistilinduktionen beginnen. Statt sklavisch ein bestimmtes Skript auswendig zu lernen und anzuwenden, kann er über etwas sprechen, das für den Patienten wichtig ist oder in der anschließenden Therapie eine Rolle spielen wird. Verdeckt arbeitet der Therapeut daran, die für die Induktion wichtigen Phänomene zu evozieren. Sofern er sich über die Ziele der Induktion und über das Wesen der hypnotischen Sprache im Klaren ist, kann er sein Vorgehen der Situation des Patienten anpassen, sodass er keine starren Skripte mehr braucht. Hier ein Beispiel.

Freistilinduktion unter Einbeziehung der Werte des Klienten: Demonstration

Die folgende Induktion, die ebenfalls aus dem bereits erwähnten Grundlagenworkshop in Singapur stammt, sollte demonstrieren, wie man eine Induktion entwickeln kann, indem man auf einer Ebene über etwas spricht, das dem Patienten wichtig ist, und auf einer anderen Ebene über die Induktionsphänomene, die man hervorrufen will. Man beachte, dass in diesem Fall verschiedene hypnotische Sprachformen in den Text eingewebt sind mit dem Ziel, die Wahrscheinlichkeit der Manifestation der angestrebten Trancephänomene zu erhöhen.

JEFF: Okay. Erzählen Sie mir ein wenig darüber, was Sie gerne tun – über Ihre Hobbys und Interessen …

SHUAY: Ich lese gerne.

JEFF: Lesen macht Ihnen Freude? Mögen Sie bestimmte Arten von Büchern ganz besonders … zum Beispiel Krimis? Oder eher Sachbücher?

SHUAY: Krimis.

JEFF: Aha, sehr gut, Krimis mögen Sie. Ist es okay für Sie, jetzt etwas darüber zu lernen, wie Sie in Trance gehen können? Also dann: Sie können in der Haltung, in der Sie sitzen, die Augen schließen, Shuay, weil Sie beispielsweise ein Buch lesen. Und wenn Sie sich in einer angenehmen Haltung befinden und sich bequem zurücklehnen, kann es sehr angenehm sein, wenn Sie mit einer neuen Geschichte beginnen; ein neues Kapitel aufschlagen; ein Buch öffnen, sodass Sie spüren, wie Sie das Buch festhalten, vielleicht auch den Geruch der Druckerschwärze einatmen … Und vielleicht können Sie, während Sie auf angenehme Weise dasitzen … einen sehr interessanten Kriminalroman öffnen … Und Sie können zu Hause sitzen, sich allein zu Hause fühlen … Und während Sie so dasitzen und allmählich tief in das Lesen eintauchen und sich vom Bann der Geschichte einfangen lassen ... und nicht einmal merken, wenn Sie eine Buchseite wenden ... und nicht einmal merken, dass Ihr Körper sich wohlfühlt und entspannt ist ... Sie sind so in Ihrer Neugier auf die Geschichte gefangen und in Erwartung ... zu entdecken, was als Nächstes geschieht ... Und vielleicht sind da auch die Geräusche eines Ventilators und die Bewegungen von Menschen im Raum und das Gefühl des Umblätterns einer Buchseite, und Sie entdecken, was in der Geschichte als Nächstes geschieht ... Und Sie brauchen sich nicht einmal auf irgendetwas von alldem zu konzentrieren, weil Sie sich so angenehm in den Verlauf der Geschichte vertiefen können ... Es ist so schön, wenn Sie sich wirklich in die Entwicklung der Geschichte vertiefen ... Dabei kann sich auch die Zeit verändern, und es kann so scheinen, als würde sie sich anders bewegen. Und bei alldem haben Sie die Entwicklung der Geschichte und das Schicksal der Personen darin aufgenommen und die Bilder, die Ihnen in den Sinn kommen, während Sie weiter zu Hause auf Ihrem bequemen Stuhl sitzen und sich noch stärker vom Geheimnis des Lesens faszinieren lassen. Und während Sie so vertieft sind, kann es plötzlich an die Tür klopfen, und wer ist da? Wer kommt in Ihr Haus? Und Sie nehmen sich einen Moment Zeit ... Sie können sich einen Moment Zeit nehmen und innehalten und sich unterhalten und wahrnehmen, wer Ihr Haus betreten hat ... Das ist okay und interessant, und dann können Sie zum Wenden der Buchseiten zurückkehren ... Und Sie bemerken nicht einmal die Wörter direkt vor Ihnen, weil Sie so in den Prozess vertieft sind, und Sie können erkennen ... erkennen, Shuay, während ich mit Ihnen rede, finden bestimmte Veränderungen ... Änderungen statt, während sich Ihr Körper an den Ruhezustand anpasst. Es gibt diese interessanten Veränderungen der Häufigkeit des Blinzelns, des Zuckens um Ihre Augen herum. Da verändert sich Ihre Atmung, der Rhythmus verändert sich. Und da sind ungewöhnliche Gefühle der Entspannung in Ihren Armen ... wie Sie ohne jede Anstrengung das Buch halten ... ohne jede Mühe, während Sie in das Lesen vertieft sind. Auch die Bewegungen Ihres Kopfes haben sich verändert, sodass Sie sich tiefer auf das, was Sie erleben, einlassen können. Diese Gefühle der Stille, so interessant ist das alles ... Und dieses merkwürdige Gefühl, das Gefühl, dass Sie eigentlich nur ... eine unermessliche Intelligenz sind, ein Intellekt, der im Raum dahintreibt und durch die Zeit fließt. Und wie Zeit und Raum weiter so scheinbar unwichtig bleiben können, weil, Shuay, das wirklich Wichtige ist, dass Sie sich noch wohler fühlen ... Und dann werde ich Sie in Kürze bitten, dass Sie hierher zurückkommen, sich wieder auf das Hier und Jetzt hin orientieren und erkennen, dass Sie die erlebten angenehmen Gefühle mitbringen können ... in dem beglückenden Wissen, dass diese guten Gefühle heute weiter anhalten können ... Stunden um Stunden. Kehren Sie nun wieder völlig hierher zurück. Sie können ein- oder zwei- oder dreimal tief atmen und dann hellwach zurückkommen. Hallo!

Erläuterungen: Bei meiner Arbeit mit Shuay habe ich parallele Kommunikation genutzt. Auf der sozialen Ebene habe ich über ein Buch gesprochen, auf der psychologischen Ebene potenzielle Trancephänomene eingestreut, darunter die Beeinflussung der Aufmerksamkeit, die Veränderung der Erlebensintensität, die Dissoziation und die implizite Reaktion. Außerdem habe ich auf der sozialen Ebene eine bestimmte Art von Stimmcharakteristik benutzt und auf der psychologischen Ebene eine etwas andere.

Es reicht nicht aus, sorgfältig ein Vertiefungswerkzeug auszuwählen; um die angestrebten Zielphänomene am besten erreichen zu können, braucht ein Therapeut eine Palette von Vertiefungstechniken.

Über die Auswahl von Vertiefungstechniken

Man sollte das Vertiefungswerkzeug, das man in einer Induktion nutzen will, sorgfältig auswählen. Es kann für die Elizitation hypnotischer Phänomene strategische Implikationen haben oder der Elizitation von Therapiezielen dienen oder auch beides.

Ein erfahrener Therapeut überlässt die Wahl des Vertiefungswerkzeugs nicht dem Zufall. Vielmehr versucht er bei der Auswahl, die Besonderheiten des Patienten und der Situation sowie die bei der Induktion und bei der späteren Therapie angestrebten Ziele zu berücksichtigen. Hat der Patient eine Lernschwäche, empfiehlt es sich nicht unbedingt, die Frühe-Lernhaltung-Induktion zu benutzen.

Zwar gibt es keine verbindlichen Regeln für diese Entscheidung, aber man sollte die folgenden Prinzipien beherzigen: Will der Therapeut auf das Erleben des Patienten eingehen, sollte er ein Werkzeug wählen, das den Werten des Patienten entspricht. Hat der Patient eine lebhafte Fantasie, sollte man diese Fantasie als Ressource nutzen. Ist der Patient eher visuell orientiert, sollte man ein Werkzeug nutzen, das die visuelle Wahrnehmung anspricht.

Manchmal ist es besser, ein Vertiefungswerkzeug zu nutzen, das sich gerade nicht auf die besondere Stärke des Klienten bezieht. Ein Therapeut kann sich aus strategischen Gründen, beispielsweise um ein Gefühl der Differenz zu kreieren, bei einem stark visuell orientierten Patienten für die Nutzung einer Empfindung als Vertiefungswerkzeug entscheiden. Eine Trance muss sich von dem als normal empfundenen Verhalten deutlich unterscheiden. Sind beide einander zu ähnlich, kann der Patient ihre Besonderheit nicht erkennen.

Die strategische Wahl eines Vertiefungswerkzeugs kann auch in anderer Form erfolgen. Man kann sie auch vom Charakter der anschließend geplanten Therapie abhängig machen. Dies mag für einen angehenden Therapeuten schwierig sein, aber je schneller er dies lernt, umso besser. Die Möglichkeit, diese Strategie zu nutzen, ist ein Fortschritt, den wir eindeutig Milton Erickson zu verdanken haben. Die Wahl des Induktionswerkzeugs wird aufgrund dieses neuen Verständnisses sehr wichtig.

Wenn es darum geht, einen depressiven Patienten in seiner Therapie zu mehr Aktivität anzuregen, sollte man dieses Ziel schon bei der Wahl des Induktionswerkzeugs ins Auge fassen. Will der Therapeut später eine therapeutische Metapher über einen Vogel nutzen, kann er den Patienten auf ein Bild von einem Vogel, das an einer Wand hängt, visuell fokussieren lassen. Falls es in der späteren Therapie darum gehen soll, wie der Patient in sozialen Beziehungen mehr Wärme zeigen kann, könnte das Vertiefungswerkzeug das Empfinden von Wärme aufgreifen. Der Therapeut kann die beabsichtigte Therapie in der Vertiefungsphase vorbereiten, indem er indirekte Anspielungen auf die bevorstehende Intervention einstreut. Im Prinzip geht es darum, *die Induktion strategisch mit der später folgenden Therapie zu koordinieren.*

Die Vertiefungsphase gibt die Möglichkeit, unerwartet therapeutische Direktiven einfließen zu lassen. Sie dient nicht nur dazu, eine Trance herbeizuführen, sondern sie kann auch für die Therapie genutzt werden. Die Nutzung mehrerer Techniken gleichzeitig und die Verdichtung der Kommunikation bietet dem Therapeuten die Möglichkeit, im Rahmen einer facettenreichen, mehrere Ebenen ansprechenden Struktur sowohl die Ziele der Induktionsphase als auch die der Therapie zu erreichen. Wir kommen nun auf die Sprache der Hypnose zurück und beziehen sie in den Kontext ein:

Die hypnotischen Sprachformen:
Absorb → Werkzeuge →
→ Techniken → primär: Details, Möglichkeiten, in Gegenwartsform
→ (die Sprache der Hypnose)

Indirekte Techniken, aus denen die hypnotischen Sprachformen resultieren, können außerdem zur Förderung der Zielphänomene in das Induktionsmuster eingefügt werden. Beispielsweise könnte man die hypothetische »Wärmeinduktion« wie folgt modifizieren.

> »Sie können es sich bequem machen ... und ... die Augen schließen, damit Sie sich ... auf die Wärmeempfindungen konzentrieren können. Vielleicht können Sie sich auf die Wärme im Raum konzentrieren ... und vielleicht können Sie die Wärme in Ihren Händen wahrnehmen ... und ich weiß nicht, ob Sie die Wärme auf den Oberseiten Ihrer Hände vollständig spüren können ... oder ob Sie es interessanter fänden, wenn Sie die Wärme in Ihren Fingern spüren würden ... und wenn Sie erkennen würden, wie die Wärme sich allmählich entwickelt ... *Und Sie können nun die Wärme in Ihren Füßen wahrnehmen. Und Sie können die Wärme in Ihren Beinen wahrnehmen. Und Sie können die Wärme in Ihrem Körper wahrnehmen. Und Sie können ... weiter die sich entwickelnde Wärme wahrnehmen* [Ja-Set und eingebetteter Befehl mit einer Vorannahme]. Und diese Wärmeempfindungen können so interessant sein ... Und vielleicht bemerken Sie, wie sich die Wärmeempfindungen verändern ... sich bewegen ... sich innen weiterentwickeln. *Und Ihr Bewusstsein kann die Wärme wahrnehmen, während Ihr Unbewusstes das entstehende Behagen empfindet ... so, wie es für Sie gut ist* [dissoziationsfördernde Aussage]. Die Empfindungen können sich auf angenehme Weise entwickeln ... Und Sie brauchen nicht auf alle Empfindungen zu achten. *Aber wenn Sie Wärmeempfindungen bemerken, dann atmen Sie tief, und erleben Sie tiefer das entstehende Behagen* [implizites Kausativ].

Achten Sie darauf, wie die »Induktion« durch die Einbeziehung hypnotischer Sprachformen zu einem multilateralen Geschehen wird und neue Möglichkeiten zum Erreichen der Zielphänomene erschließt. Das Einstreuen hypnotischer Sprachformen macht den Patienten mit neuen Hilfsmitteln bekannt. Auch therapeutische Direktiven können durch Nutzung direkter und indirekter Sprachformen in die Induktion eingestreut werden.

Man kann die hypnotischen Sprachformen als ein komplexeres Induktionswerkzeug verstehen. Weitere Induktionswerkzeuge einschließlich des Maßschneiderns von Induktionen dienen dazu, ein komplexeres Gewebe expressiver Induktionsmethoden zu erzeugen. Es gibt viele Werkzeuge, mit deren Hilfe man die Induktionsprozedur verdichten und anreichern kann, um sicherer zu den Zielphänomenen zu gelangen. Ebenso werden beim Tanz nach dem Erlernen der Grundschritte allmählich weitere Elemente hinzugefügt, bis schließlich eine Kunstform mit vielen Facetten entstanden ist.

Das ARE-Modell ist eine Basisstruktur für die Erzeugung einer Trance. In diesem Kapitel wurden Vertiefungswerkzeuge und -techniken beschrieben. Die Induktion kann auf die spätere Therapie abgestimmt werden, und sie kann als Medium für die Einleitung der Therapie fungieren.

13 Zum Abschluss

Maler verfügen über eine Farbpalette und eine Leinwand, mit denen sie ihre Kunstwerke schaffen. Dichter verfügen über Wörter und Papier. Komponisten nutzen Töne, Rhythmen und Harmonien.

Therapeuten verfügen über viele Kommunikationswerkzeuge, unter anderem über Gesten, Körper- und Gesichtsausdruck, Prosodie, Stimmklang und Sprechtempo. Therapeuten, die Hypnose studieren, lernen, mehr Outputkanäle zu nutzen, um hypnotische und therapeutische Wirkungen zu erzielen. Sie üben sich darin, die evokative Kommunikation zu strukturieren.

Beim Studium der Hypnose werden auch die »Zustände« der Therapeuten weiterentwickelt. Therapeuten machen sich teilweise aufgrund ihrer theoretischen Vorlieben bestimmte Haltungen zu eigen. Diese Haltungen sind eher »Zustände« als Techniken. Die Techniken entwickeln sich aus den Haltungen der Therapeuten.

Das Studium der Hypnose hilft Therapeuten, einzigartige und besonders wirksame »Zustände« zu entwickeln. In dieses Buch ist eine Anzahl von Therapeuten-»Zuständen« eingewoben, darunter Utilisation, Orientierung auf etwas hin, Präzision, strategisches Vorgehen, erlebensbasiertes Vorgehen und Maßschneidern von Direktiven.

Durch das Studium der Hypnose erlernen Therapeuten auch neue Orientierungen. Außerdem lernen sie, auf mehreren Ebenen gleichzeitig zu kommunizieren und systemisch zu intervenieren. Eine der systemischen Erwägungen, die in diesem Buch vertreten werden, lautet: »Behandle keine Kategorien; orientiere dich auf Komponenten hin.« Dementsprechend sollte man nicht versuchen, eine Hypnose zu elizitieren, sondern es geht darum, Hypnosekomponenten zu elizitieren. Überlassen Sie dem Patienten die Festlegung der Kategorie. Wenn man die Kunst der Hypnose beherrscht, kann man diese Orientierung auf jede Situation anwenden, die darauf zielt, einen »Zustand« zu elizitieren.

Wenn Sie sich darin üben, hypnotische Induktionen durchzuführen, werden Sie neue Haltungen entwickeln. Und indem Sie dies tun, verbessern Sie die Wirkung Ihrer klinischen Arbeit, Ihre Kommunikation und Ihr ganzes Leben.

Danksagung

Die Hilfe vieler war für die Entstehung dieses Buches entscheidend, und ich bin all diesen Menschen zu tiefem Dank verpflichtet.

Auch die vielen Kollegen, die mein Denken geprägt haben, kann ich unmöglich alle hier erwähnen. Ich möchte allerdings zumindest einige nennen, die Erickson persönlich gekannt haben, nämlich Stephen Lankton, Ernest Rossi, Bill O'Hanlon, Brent Geary und Stephen Gilligan. Zu denjenigen, die nicht die Ehre hatten, Erickson persönlich kennenlernen zu können, die aber dessen ungeachtet bei der Verbreitung und Weiterentwicklung seiner Ansätze eine wichtige Rolle spielen, zählen Michael Yapko und Dan Short. Diese beiden Experten haben mich sehr stark beeinflusst, und sie haben enorm zur Literatur über Erickson beigetragen. Ganz besonders bin ich Brent Geary zu Dank verpflichtet, der 25 Jahre lang als Organisator des Intensivtrainings der Milton H. Erickson Foundation fungierte. Er ist ein einzigartiger Vermittler der Grundlagen ericksonscher Hypnose, und mein Denken ist durch unsere Zusammenarbeit geprägt worden. Meine frühere Frau Lilian Borges – auch sie lehrt im Rahmen des Intensivtrainings – ist ebenfalls eine wichtige Vermittlerin ericksonscher Methoden, und ihre Ideen haben sich in diesem Buch untrennbar mit meinen eigenen vermischt.

Eine meiner wichtigsten beruflichen Aktivitäten ist seit Langem das Organisieren von Konferenzen, unter anderem des International Congress on Ericksonian Approaches to Hypnosis and Psychotherapy. Seit 1980 fand dieser Kongress elfmal statt. Ich habe mich mit dem Werk vieler, die auf einem dieser Kongresse gelehrt haben, gründlich auseinandergesetzt, und ich bin mir deshalb sicher, dass auch einige ihrer Ideen in dieses Buch Eingang gefunden haben.

Außerdem ist mein Denken von all den Teilnehmern beeinflusst worden, die in den letzten 35 Jahren meine Workshops besucht haben. Viele dieser Workshops wurden von Erickson-Instituten auf der ganzen Welt durchgeführt, von denen es über 140 gibt.

Das Personal der Erickson Foundation arbeitet unermüdlich an der Erfüllung von Ericksons Mission. Zu ihren verstorbenen Mitarbeitern zählen Susan Velasco, Jeanine Elder, Barbara Bellamy und Sylvia Cowen. Lori Weiers war ebenfalls früher Mitarbeiterin, und sowohl Lori als auch Barbara haben mir geholfen, das Manuskript für das Buch zusammenzustellen. Zu unserem Mitarbeiterstab zählen momentan

Chuck Lakin, Chandra Lakin, Karen Havlley, Stacey Moore, Rachel Shopwash Wu, Marnie McGann, Matthew Braman, Christina Khin, Fred Huang und Kayleigh Vacaro. Als Direktorin für Marketing und Publikationen hat Chuck Lakin für den Erfolg der Erickson Foundation eine wichtige Funktion erfüllt. Von ihm stammt auch die Titelseite der Originalausgabe dieses Buches.

Am Lektorat des Buches waren Connie Donaldson, Marnie McGann und Suzi Tucker beteiligt. Suzi kennenzulernen war ein großer Segen für mich.

Fernando Almendarez werde ich immer dafür dankbar sein, dass er das Transkribieren, Abtippen und Einfügen der Korrekturen in den Text übernommen hat.

Mitglieder der Familie Erickson waren getreue Unterstützer der Erickson Foundation. Ganz besonders dankbar bin ich Kristina Erickson und Roxanna Erickson-Klein für ihre langjährige Hilfe.

Literatur

Ackstein, D. (1973). Terpsichoretrancetherapy: A new hypnopsychotherapeutic method. *The International Journal of Clinical and Experimental Hypnosis* 21 (3): 131–143.

Bandler, R. a. J. Grinder (1975): Patterns of the hypnotic techniques of Milton H. Erickson, MD. Vol. 1. Cupertino, CA (Meta). [Dt. (1996): Patterns – Muster der hypnotherapeutischen Techniken Milton H. Ericksons. Paderborn (Junfermann).]

Barber, T. X. (1969): Hypnosis: A scientific approach. New York, NY (Brunner/Mazel).

Battino, R. a. T. L. South (1999): Ericksonian approaches: A comprehensive manual. Bethel, CT (Crown House).

Beahrs, J. O. (1971): The hypnotic psychotherapy of Milton H. Erickson. *American Journal of Clinical Hypnosis* 14 (2): 73–90.

Berne, E. (1972): What do you say after you say hello: The psychology of human destiny. New York (Grove). [Dt. (1978): Was sagen Sie, nachdem Sie Guten Tag gesagt haben? München (Kindler).]

Bernheim, H. (1889): Suggestive therapeutics: A treatise on the nature and uses of hypnosis. New York, NY (G. P. Putnam's Sons).

Bramwell, J. M. (1903): Hypnotism: Its history, practice, and theory. New York, NY (The Julian Press).

Brenman, M. a. M. M. Gill (1947): Hypnotherapy: A survey of the literature. New York, NY (International Universities Press).

Chabris, C. F. a. D. J. Simons (2009): The invisible gorilla: And other ways our intuitions deceive us. New York, NY (Crown).

Cheek, D. B. (1962): Some applications of hypnosis and ideomotor questioning methods for analysis and therapy in medicine. *American Journal of Clinical Hypnosis* 5 (2): 92–104.

Cheek, D. B. (1994): Hypnosis: The application of ideomotor techniques. Boston, MA (Allyn and Bacon).

Cheek, D. B. a. L. M. LeCron (1968): Clinical hypnotherapy. New York, NY (Grune & Stratton).

Cialdini, R. B. (2009): Influence: Science and practice. Boston (Pearson Education).[Dt. (2013): Die Psychologie des Überzeugens. Bern (Huber).]

Conn, J. (1982): The myth of coercion under hypnosis. In: J. K. Zeig (ed.): Ericksonian psychotherapy. Vol. I. New York, NY (Brunner/Mazel), pp. 357–368.

Cooper, L. F. a. M. H. Erickson (1959): Time distortion in hypnosis: An experimental and clinical investigation. Baltimore, MD (Williams & Wilkins). [Dt. (1995): Zeitverzerrung in der Hypnose. In: E. L. Rossi (Hrsg.) (2015):

Gesammelte Schriften von Milton H. Erickson. (Studienausgabe in 6 Bänden.) Heidelberg (Carl-Auer), Bd. 3, S. 304–316, 317–364.]

de Shazer, S. (1988): Utilization: The foundation of solutions. In: J. K. Zeig a. S. R. Lankton (eds.): Developing Ericksonian therapy: State of the art. New York, NY (Brunner/Mazel), pp. 112–124.

Dolan, Y. (1985): A path with heart: Ericksonian utilization with resistant and chronic patients. Levittown, PA (Brunner/Mazel).

Edgette, J. H. a. J. S. Edgette (1995): The handbook of hypnotic phenomena in psychotherapy. New York, NY (Brunner/Mazel).

Edmonston, W. E. (1981): Hypnosis and relaxation: Modern verification of an old equation. New York (Wiley).

Erickson, M. H. (1964a): Pantomime techniques in hypnosis and the implications. *American Journal of Clinical Hypnosis* 7 (1): 64–70. [Dt: (2015): Pantomimentechniken in der Hypnose und deren Bedeutung. In: E. L. Rossi (Hrsg.): Gesammelte Schriften von Milton H. Erickson. (Studienausgabe in 6 Bänden.) Heidelberg (Carl-Auer), Bd. 1, S. 462–473.]

Erickson, M. H. (1964**b**): The confusion technique in hypnosis. *American Journal of Clinical Hypnosis* 6 (3). [Dt. (2015): Die Konfusionstechnik in der Hypnose. In: Rossi, E. L. (Hrsg.): Gesammelte Schriften von Milton H. Erickson. (Studienausgabe in 6 Bänden.) Heidelberg (Carl-Auer), Bd. 1, S. 359–406.]

Erickson, M. H. (2010): An experimental investigation on the possible antisocial use of hypnosis. In: E. L. Rossi, R. Erickson-Klein a. K. L. Rossi (eds.): The collected works of Milton H. Erickson, M.D. Vol. 8: General and historical surveys of hypnosis. Phoenix, AZ (The Milton H. Erickson Foundation). [Dt. (2015): Eine experimentelle Untersuchung zur möglichen antisozialen Verwendung von Hypnose. In: E. L. Rossi (Hrsg.): Gesammelte Schriften von Milton H. Erickson. (Studienausgabe in 6 Bänden.) Heidelberg (Carl-Auer), Bd. 2, S. 164–206.]

Erickson, M. H. a. E. M. Erickson (2008): Concerning the nature and character of posthypnotic behavior. In: E. L. Rossi, R. Erickson-Klein a. K. L. Rossi (eds.): The collected works of Milton H. Erickson, M.D. Vol. 2: Basic hypnotic induction and suggestion (S. 263–300): Phoenix, AZ (The Milton H. Erickson Foundation), pp. 263–300. [Dt. (2015): Über das Wesen und den Charakter posthypnotischen Verhaltens. In: E. L. Rossi (Hrsg.): Gesammelte Schriften von Milton H. Erickson. (Studienausgabe in 6 Bänden.) Heidelberg (Carl-Auer), Bd. 2, S. 10–51.]

Erickson, M. H. a. S. Rosen (1982): My voice will go with you: The teaching tales of Milton H. Erickson, M.D. New York, NY (Norton). [Dt. (1985): Die Lehrgeschichten von Milton H. Erickson. Hamburg (ISKO).]

Erickson, M. H. a. E. L. Rossi (1979): Hypnotherapy: An exploratory casebook. New York, NY (Irvington). [Dt. (1981): Hypnotherapie: Aufbau – Beispiele – Forschungen. München (Pfeiffer).]

Erickson, M. H. a. E. L. Rossi (1981): Experiencing hypnosis: Therapeutic approaches to altered states. New York, NY (Irvington). [Dt. (2004): Hypnose erleben: Veränderte Bewusstseinszustände therapeutisch nutzen. Stuttgart (Pfeiffer bei Klett-Cotta).]

Erickson, M. H. a. E. L. Rossi (1989): The february man: Evolving consciousness and identity in hypnotherapy. New York, NY (Routledge). [Dt. (1991): Der Februarmann. Persönlichkeits- und Identitätsentwicklung in Hypnose. Paderborn (Junfermann).]

Erickson, M. H. a. E. L. Rossi (2008): Varieties of double bind. In: E. L. Rossi, R. Erickson-Klein a. K. L. Rossi (eds.): The collected works of Milton H. Erickson, M.D. Vol. 2: Basic hypnotic induction and suggestion. Phoenix, AZ (The Milton H. Erickson Foundation), pp. 161–180. [Dt. (2015): Varianten der Doppelbindung. In: E. L. Rossi (Hrsg.): Gesammelte Schriften von Milton H. Erickson. (Studienausgabe in 6 Bänden.) Heidelberg (Carl-Auer), Bd. 2, S. 52–75.]

Erickson, M. H., J. Haley a. J. H. Weakland (1959): A transcript of a trance induction with commentary. *American Journal of Clinical Hypnosis* 2: 49–84.

Erickson, M. H., E. L. Rossi a. S. Rossi (1976): Hypnotic realities: The induction of clinical hypnosis and forms of indirect suggestion. New York, NY (Irvington). [Dt. (1978): Hypnose – Induktion – Psychotherapeutische Anwendung – Beispiele. München (Pfeiffer).]

Fromm, E. a. D. P. Brown (1986): Hypnotherapy and hypnoanalysis. Hillsdale, NJ (Lawrence Erlbaum).

Geary, B. B. (1994): Seeding responsiveness to hypnotic processes. In: J. Zeig (ed.): Ericksonian methods: The essence of the story. New York, NY (Brunner/Mazel), pp. 295–314.

Geary, B. B. a. J. K. Zeig (eds.) (2002): The handbook of Ericksonian therapy. Phoenix, AZ (Zeig, Tucker & Theisen).

Gibbons, D. E. (1979): Applied hypnosis and hyperempiria. *American Journal of Clinical Hypnosis* 24 (1): 68 ff.

Gill, M. M. a. M. Brenman (1959): Hypnosis and related states: Psychoanalytic studies in regression. New York, NY (International Universities Press).

Gilligan, S. G. (1987): Therapeutic trances: The cooperation principle in Ericksonian hypnotherapy. Philadelphia, PA (Brunner/Mazel). [Dt. (1989): Therapeutische Trance. Das Prinzip Kooperation in der Ericksonschen Hypnotherapie. Heidelberg (Carl-Auer), 5. Aufl. 2008.]

Gilligan, S. G. (1988): Symptom phenomena as trance phenomena. In: J. Zeig a. S. Lankton (eds.): Developing Ericksonian psychotherapy: A state of the art. New York, NY (Brunner/Mazel).

Greenleaf, E. a. L. R. McCartney (2000): A wicked witch. In: E. Greenleaf (ed.): The problem of evil. Phoenix, AZ (Zeig, Tucker & Theisen), pp. 22–36.

Gruenewald, D., E. Fromm a. M. I. Oberlander (1972): Hypnosis and adaptive regression: An ego-psychological inquiry. In: E. Fromm a. R. E. Shor (eds.): Hypnosis: Research developments and perspectives. Chicago, IL (Aldine-Atherton), pp. 495–509.

Haley, J. (1973): Uncommon therapy: The psychiatric techniques of Milton H. Erickson, M. D. New York, NY (Norton). [Dt. (1978): Die Psychotherapie Milton H. Ericksons. München (Pfeiffer).]

Haley, J. (1984): Ordeal therapy. San Francisco (Jossey-Bass). [Dt. (1989): Ordeal-Therapie. Hamburg (ISKO).]

Haley, J. ([1963/]1990): Strategies of psychotherapy. Bethel, CT (Crown House).[Dt. (1978): Gemeinsamer Nenner Interaktion. München (Pfeiffer).]

Hilgard, E. R. (1968): The experience of hypnosis. New York, NY (Harcourt, Brace & World).

Hilgard, E. R. a. E. R. Hilgard (1977): Divided consciousness: Multiple controls in human thought and action. New York (Wiley).

Kershaw, C. J. (1992): The couple's hypnotic dance: Creating Ericksonian strategies in marital therapy. New York, NY (Brunner/Mazel).

Kihlstrom, J. F. a. F. J. Evans (1979): Memory retrieval processes during posthypnotic amnesia. Functional disorders of memory. Hillsdale, NJ (Erlbaum), pp. 179–218.

Kilian, U. (Red.) (2012): Duden. Wörterbuch medizinischer Fachbegriffe. Mannheim/Zürich (Dudenverlag), 9., überarb. u. erg. Aufl.

Kirsch, I. (2011): The altered state issue: Dead or alive? *The International Journal of Clinical and Experimental Hypnosis* 59 (3): 350–362.

Kleinhauz, M. (1982): Ericksonian techniques in emergency dehypnotization. In: J. K. Zeig (ed.): Ericksonian approaches to hypnosis and psychotherapy. New York, NY (Brunner/Mazel).

Kroger, W. S. (1977): Clinical and experimental hypnosis in medicine, dentistry, and psychology. Philadelphia (Lippincott).

Lankton, S. R. a. C. H. Lankton (1983): The answer within: A clinical framework of Ericksonian hypnotherapy. Bethel, CT (Crown House).

Maslach, C., G. Marshall a. P. Zimbardo (1972): Hypnotic control of peripheral skin temperature: A case report. *Psychophysiology* 9: 600–605.

Milgram, S. (1963): Behavioral study of obedience. *The Journal of Abnormal and Social Psychology* 67 (4): 371–378.

Milton H. Erickson Foundation (Producer) (1983): The process of hypnotic induction: Milton Erickson, M. D. [DVD.] Available from: https://erickson-foundation.org/product/the-process-of-hypnotic-induction/ [14.6.2015].

Nemetschek, P. (2012): Milton Erickson lives! A personal encounter. Phoenix, AZ (The Milton H. Erickson Foundation).

O'Hanlon, W. H. (1987): Taproots: Underlying principles of Milton Erickson's therapy and hypnosis. New York, NY (Norton). [Dt. (1990): Eckpfeiler: Grundlegende Prinzipien der Therapie und Hypnose Milton H. Ericksons. Hamburg (ISKO).]

O'Hanlon, W. H. a. M. Martin (1992): Solution-oriented hypnosis: An Ericksonian approach. New York, NY (Norton).

O'Hanlon, W. H. a. M. Weiner-Davis (1989): In search of solutions: A new direction in psychotherapy. New York, NY (Norton).

Orne, M. T. (1959): The nature of hypnosis: Artifact and essence. *The Journal of Abnormal and Social Psychology* 58 (3): 277.

Overlade, D. C. (1976): The product of fasciculations by suggestion. *The American Journal of Clinical Hypnosis* 19 (1): 50–51.

Pettinati, H. M. (1982): Measuring hypnotizability in psychotic patients. *The International Journal of Clinical and Experimental Hypnosis* 30 (4): 404–416.

Pyun, Y. D. (2013): The effective use of hypnosis in schizophrenia: Structure and strategy. *The International Journal of Clinical and Experimental Hypnosis* 61 (4): 388–400.

Richeport, M. (1982): Erickson's contribution to anthropology. In: J. Zeig (ed.): Ericksonian approaches to hypnosis and psychotherapy. New York, NY (Brunner/Mazel).

Richeport, M. (1982): Erickson's contribution to anthropology. In: J. Zeig (ed.): Ericksonian approaches to hypnosis and psychotherapy. New York, NY (Brunner/Mazel).

Rossi, E. L. (Hrsg.) (2015): Gesammelte Schriften von Milton H. Erickson. (Studienausgabe in 6 Bänden.) Heidelberg (Carl-Auer).

Rossi, E. L. a. D. B. Cheek (1988): Mind-body therapy: Methods of ideodynamic healing in hypnosis. New York, NY (Norton).

Ruesch, J. a. G. Bateson (1951): Communication: The social matrix of psychiatry. New York, NY (Norton). [Dt. (2012): Kommunikation. Die soziale Matrix der Psychiatrie. Heidelberg (Carl-Auer), 2., korr. Aufl.).]

Sacerdote, P. (1970): An analysis of induction procedures in hypnosis. *American Journal of Clinical Hypnosis* 12 (4): 236–253.

Sarbin, T. R. a. W. C. Coe (1972): Hypnosis: A social psychological analysis of influence communication. New York, NY (Holt, Rinehart and Winston).

Scagnelli, J. (1977): Hypnotic dream therapy with a borderline schizophrenic: A case study. *American Journal of Clinical Hypnosis* 20 (2): 136–145.

Scagnelli, J. (1980): Hypnotherapy with psychotic and borderline patients: The use of trance by patient and therapist. *American Journal of Clinical Hypnosis* 22 (3): 164–169.

Shor, R. E. (1959): Hypnosis and the concept of the generalized reality-orientation. *American Journal of Psychotherapy* 13: 582–602.

Spiegel, H. (1970): A single treatment method to stop smoking using ancillary self-hypnosis. *International Journal of Clinical and Experimental Hypnosis* 18: 235–250.

Spiegel, H. a. D. Spiegel (1978): Trance and treatment: Clinical uses of hypnosis. New York, NY (Basic Books).

Tart, C. T. (1972): Measuring the depth of an altered state of consciousness, with particular reference to self-report scales of hypnotic depth. In: E. Fromm a. R. E. Shor (eds.): Hypnosis: Research developments and perspectives. Chicago, IL (Aldine-Atherton).

Tart, C. T. (1975): States of consciousness. New York, NY (E. P. Dutton).

Thompson, K. F. (1988): Motivation and the multiple states of trance. In: J. K. Zeig a. S. R. Lankton (eds.): Developing Ericksonian therapy: State of the art. New York, NY (Brunner/Mazel), pp. 149–163.

Wark, D. M. (1998): Alert hypnosis: History and applications. In: W. J. Matthews a. J. H. Edgette (eds.): Creative thinking and research in brief therapy: Solutions, strategies, narratives. Vol. 2. Philadelphia, PA (Brunner/Mazel), pp. 287–306.

Watzlawick, P. (1985): Hypnotherapy without trance. In: J. Zeig (ed.): Ericksonian psychotherapy. Vol. I: Structure. New York, NY (Brunner/Mazel).

Watzlawick, P., J. H. Weakland a. R. Fisch (1974): Change: Principles of problem formulation and problem resolution. New York, NY (W. W. Norton). [Dt. (1974): Lösungen. Zur Theorie und Praxis menschlichen Wandels. Bern/Stuttgart/Wien (Huber).

Weitzenhoffer, A. M. (1953): Hypnotism: An objective study in suggestibility. New York, NY (Wiley).

Weitzenhoffer, A. M. (1989): The practice of hypnotism. New York, NY (Wiley).

Weitzenhoffer, A. M. (1994): Ericksonian myths. In: J. K. Zeig (ed.): Ericksonian methods: The essence of the story. New York, NY (Brunner/Mazel), pp. 227–239.

Weitzenhoffer, A. M. a. E. R. Hilgard (1962): Stanford Hypnotic Susceptibility Scale, Form C. Palo Alto, CA (Consulting Psychologists).

Yapko, M. D. (1984): Trancework: An introduction to clinical hypnosis. New York, NY (Irvington).

Yapko, M. D. (1985): The Erickson hook: Values in Ericksonian approaches. In: J. K. Zeig (ed.): Ericksonian psychotherapy. Vol. I: Structure. New York, NY (Brunner/Mazel).

Yapko, M. D. (1994): Memories of the future: Regression and suggestions of abuse. In: J. K. Zeig (ed.): Ericksonian method: The essence of the story. New York, NY (Brunner/Mazel).

Zeig, J. K. (1974): Hypnotherapy techniques with psychotic inpatients. *American Journal of Clinical Hypnosis* 17: 56–59.

Zeig, J. K. (1980): Teaching seminar with Milton H. Erickson. New York, NY (Brunner-Routledge). [Dt. (1995): Meine Stimme begleitet Sie überallhin. Stuttgart (Klett-Cotta).]

Zeig, J. K. (1982): Ericksonian approaches to cigarette smoking. In: J. K. Zeig (ed.): Ericksonian approaches to hypnosis and psychotherapy. New York, NY (Brunner/Mazel).

Zeig, J. K. (1985a): Experiencing Erickson: An introduction to the man and his work. New York, NY (Brunner/Mazel).

Zeig, J. K. (1985b): The clinical use of amnesia: Ericksonian methods. In: J. K. Zeig (ed.): Ericksonian psychotherapy. Vol. I: Structure. New York, NY (Brunner/Mazel).

Zeig, J. K. (1987): Therapeutic patterns of Ericksonian influence communication. In: J. K. Zeig (ed.): The evolution of psychotherapy. New York (Brunner/Mazel). [Dt. (1991): Therapeutische Muster der Ericksonschen Kommunikation der Beeinflussung. In: J. K. Zeig (Hrsg.): Psychotherapie – Entwicklungslinien und Geschichte. Tübingen (DGVT).]

Zeig, J. K. (1988a): An Ericksonian phenomenological approach to therapeutic hypnotic induction and symptom utilization. In: J. K. Zeig a. S. R. Lankton (eds.): Developing Ericksonian therapy: State of the art. New York, NY (Brunner/Mazel), pp. 353–375. [Dt. (2011): Ein ericksonscher Hypnoseansatz. In: W. A. Leeb, B. Trenkle u. M. F. Weckenmann (Hrsg.): Der Realitätenkellner. Hypnosystemische Konzepte in Beratung, Coaching und Supervision. Heidelberg (Carl-Auer), S. 67–88.]

Zeig, J. K. (1988b): The grammar of change: An Ericksonian orientation. *Journal of Integrative & Eclectic Psychotherapy* 7 (4): 410–414.

Zeig, J. K. (1990): Seeding. In: J. K. Zeig a. S. G. Gilligan (eds.): Brief therapy: Myths, methods, and metaphors. New York, NY (Brunner/Mazel), pp. 221–246. [Dt. (2012): Säen. In: J. K. Zeig: Confluence: Ausgewählte Schriften. Bd. 1. Wien (Literatur-VSM), S. 205–234).]

Zeig, J. K. (2013): Einzelunterricht bei Erickson. Hypnotherapeutische Lektionen bei Milton H. Erickson. Heidelberg (Carl-Auer), 4., unveränd. Aufl.

Zeig, J. K. a. B. B. Geary (eds.) (2000): The letters of Milton Erickson. Phoenix, AZ (Zeig, Tucker & Theisen).

Über den Autor

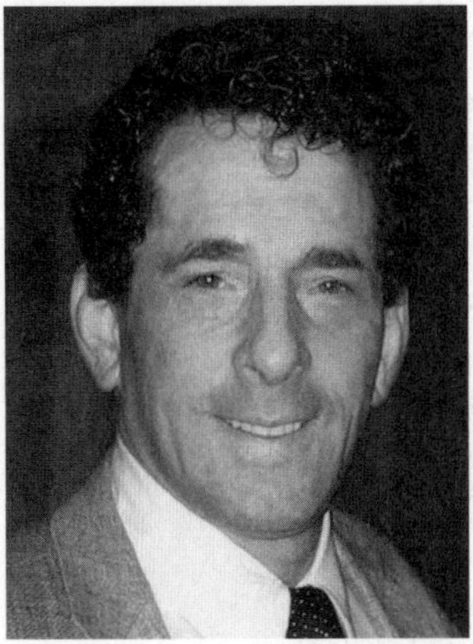

Jeffrey K. Zeig, Ph. D., ist Gründer und Direktor der Milton H. Erickson Foundation, Mitglied der American Psychological Association, der American Psychotherapy Association und der American Society of Clinical Hypnosis. Er ist Autor, Herausgeber und Mitherausgeber von 20 Fachbüchern und fünf Monografien über Ericksons Psychotherapie, Hypnose und Kurztherapie, darunter *Einzelunterricht bei Erickson. Hypnotherapeutische Lektionen bei Milton H. Erickson* (4. Aufl. 2013); Mitherausgeber zahlreicher Zeitschriften. Seine Bücher sind in zwölf Sprachen übersetzt. Im März 2015 erhielt er den Milton-Erickson-Preis der Milton H. Erickson Gesellschaft für Klinische Hypnose (M.E.G.).

Kontakt: Jeffrey K. Zeig, Ph. D.,
The Milton H. Erickson Foundation,
2632 East Thomas Road, Ste. 200,
Phoenix, AZ 85016:
jeff@erickson-foundation.org